A DOSE CERTA

TJ POWER

A DOSE CERTA

OTIMIZE SEU CÉREBRO
E SEU CORPO AUMENTANDO
OS NÍVEIS DE

DOPAMINA, OCITOCINA, SEROTONINA E ENDORFINA

Tradução de
Maria Beatriz de Medina

HarperCollins
Rio de Janeiro, 2025

Título original: *The DOSE Effect*

Produção editorial	Jacob Paes
Copidesque	Elisabete Branco
Revisão	Juliana da Costa e Amanda Fabbro
Capa	Adaptada do projeto original de Kerry Rubenstein
Adaptação de capa	Estúdio Insólito
Imagem de capa	Jomic/Shutterstock
Diagramação	Abreu's System
Ilustrações de miolo	Chris Robinson

Dados Internacionais de Catalogação na Publicação (CIP)
(Câmara Brasileira do Livro, SP, Brasil)

Power, Tj
A dose certa : otimize seu cérebro e seu corpo aumentando os níveis de dopamina, ocitocina, serotonina e endorfina / Tj Power ; tradução Maria Beatriz de Medina. – Rio de Janeiro : HarperCollins Brasil, 2025.

Título original: The dose effect.
ISBN 978-65-5511-751-6

1. Cérebro – Aspectos de saúde 2. Hormônios
3. Neurociência I. Título.

25-277217 CDD-616.8

Índice para catálogo sistemático:

1. Cérebro : Neurociências : Medicina 616.8
Eliete Marques da Silva – Bibliotecária – CRB-8/9380

HarperCollins Brasil é uma marca licenciada à Casa dos Livros Editora LTDA.

Rua da Quitanda, 86, sala 601A – Centro
Rio de Janeiro/RJ – CEP 20091-005
Tel.: (21) 3175-1030
www.harpercollins.com.br

Dedico este livro a você e à jornada de transformação da saúde que está prestes a vivenciar. Obrigado por estar aqui.

Sumário

BEM-VINDO À *DOSE CERTA* 9

QUEM É TJ POWER 19

PARTE 1: DOPAMINA 23

Capítulo 1	Desenvolva seu poder de concentração	43
Capítulo 2	Crie disciplina em casa	57
Capítulo 3	Rompa o vício em celular	67
Capítulo 4	Adote o desconforto	81
Capítulo 5	Procure seu objetivo na vida	91

PARTE 2: OCITOCINA 103

Capítulo 6	Priorize os outros	115
Capítulo 7	Crie conexões físicas	125
Capítulo 8	Priorize a conexão social	135
Capítulo 9	Seja grato todos os dias	151
Capítulo 10	Acredite em você	161

PARTE 3: SEROTONINA 173

Capítulo 11 Redescubra o mundo natural 183
Capítulo 12 Aproveite o poder do sol 193
Capítulo 13 A boa saúde é criada no intestino! 201
Capítulo 14 Desacelere o corpo, desacelere a mente 217
Capítulo 15 Recarregue à noite para prosperar de dia 227

PARTE 4: ENDORFINAS 239

Capítulo 16 Mexa-se! 247
Capítulo 17 Relaxe com o calor 261
Capítulo 18 Quem canta o estresse espanta 269
Capítulo 19 Você ri o suficiente? 277
Capítulo 20 Levante-se da cadeira 283

CONCLUSÃO 296
SUA AÇÕES DA DOSE 304
EMPILHAMENTO DA DOSE 309
A REVOLUÇÃO DA DOSE 311
AGRADECIMENTOS 313
REFERÊNCIAS 317

Bem-vindo à *DOSE* certa

Neste livro, vou lhe contar uma história científica: a história de uma rota alternativa de avanço para nós no mundo moderno, na qual abraçamos a mudança constante da experiência tecnológica que está por vir e nos reconectamos ao caminho que nos trouxe aqui. Vou lhe trazer um novo modo de ver como você se engaja na tecnologia, na vida, no trabalho, nos relacionamentos e na saúde, em que a disciplina e a motivação surgem naturalmente e com facilidade. E a vida se torna uma bela experiência energizante que será sua nova realidade todos os dias.

DOSE é uma sigla para as quatro substâncias básicas que existem no corpo e no cérebro: dopamina, ocitocina, serotonina e endorfinas. Essas substâncias evoluíram conosco durante os 300 mil anos do desenvolvimento humano.[1] São nossas amigas. Existem para nos guiar até a melhor experiência de vida possível.

Nossa meta em *A DOSE certa* é, simplesmente, aprender a escutá-las. Quando entender como essas substâncias afetam seus sentimentos, você aprenderá a ser guiado por elas. Todas têm uma função muito específica para nós.

ENTENDA

as substâncias

D — Dopamina

A SUBSTÂNCIA **MOTIVACIONAL**

Produzida com esforço e muito trabalho, a dopamina proporciona ímpeto e motivação para buscar metas importantes.[2]

O — Ocitocina

A SUBSTÂNCIA DA **CONEXÃO**

A ocitocina nos conecta com as pessoas que amamos e estimula a crença em nós mesmos.[3]

S — Serotonina

A SUBSTÂNCIA DO **HUMOR** E DA **ENERGIA**

A serotonina cria mudanças imensas e positivas do humor e energia e nos impele a buscar comportamentos saudáveis.[4]

E — Endorfinas

AS SUBSTÂNCIAS QUE **DESESTRESSAM**

Criadas pelo movimento físico, as endorfinas desestressam e acalmam o cérebro.[5]

Em primeiro lugar, vejamos como nós, humanos, passamos 99,9% de nosso tempo aqui na Terra.

Começamos profundamente mergulhados no mundo natural; sobrevivemos e prosperamos como comunidades tribais. Estima-se que, na maior parte da história humana, passamos 85% do tempo ao ar livre. Agora, no mundo moderno, são apenas 7%.[6] É fascinante imaginar de que modo a química cerebral de nossos ancestrais se formou acompanhando esse estilo de vida. O nível de dopamina, a substância motivacional criada com esforço e trabalho duro, subiria, dada a busca constante e desafiadora pela sobrevivência. O nível de ocitocina, a substância da conexão, aumentaria todo dia, pois, para eles, era essencial permanecer conectados como grupo a fim de sobreviver. O nível de serotonina, a substância do humor e da energia, explodiria com os dias passados ao ar livre, na natureza, ao sol, comendo alimentos não processados. E o nível de endorfinas, as substâncias desestressantes, criadas pelo movimento físico, dispararia com a caça, a construção e a sobrevivência em grupo.

Durante a maior parte da história passamos **85%** do nosso tempo ao ar livre	No mundo moderno passamos apenas **7%**

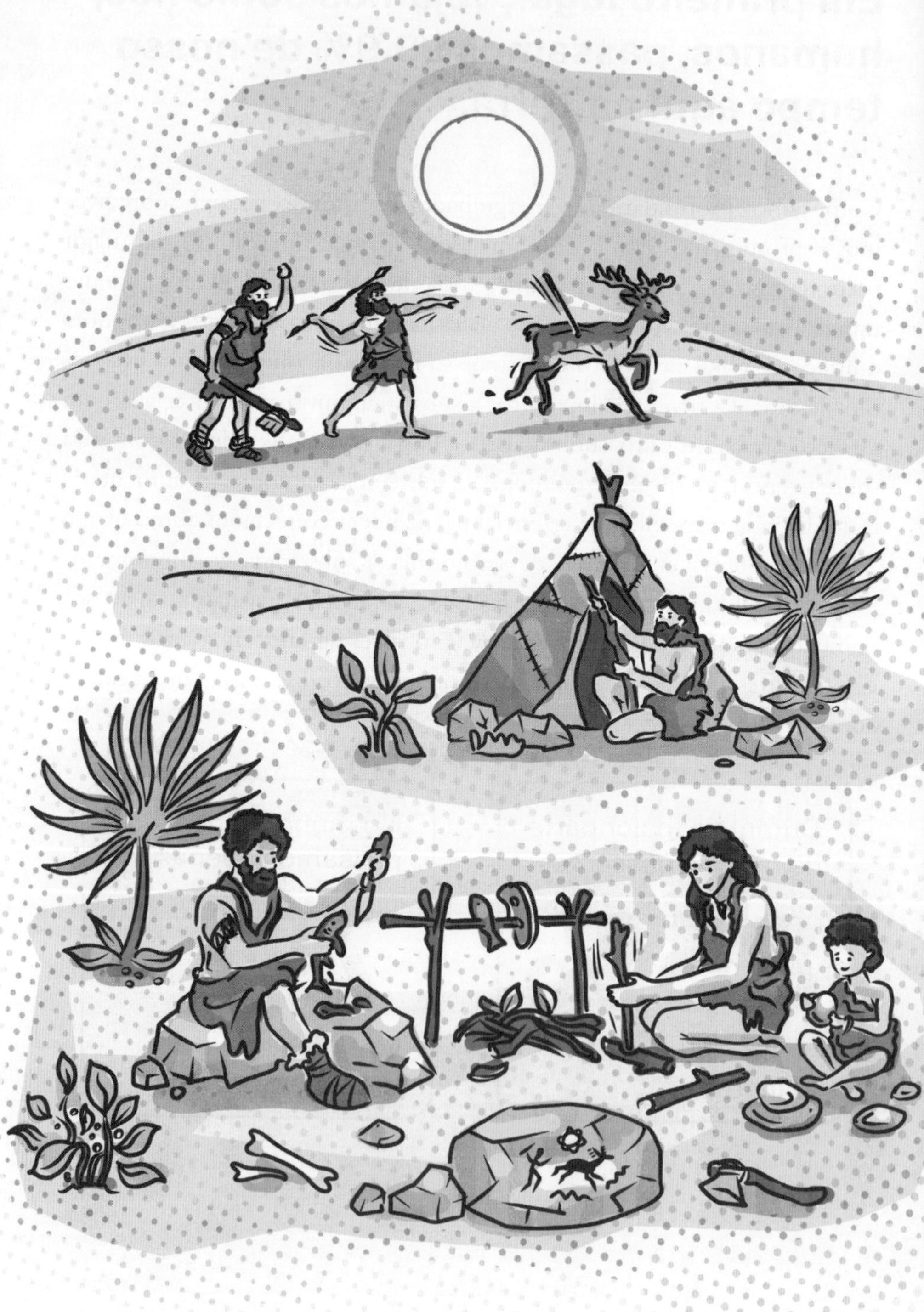

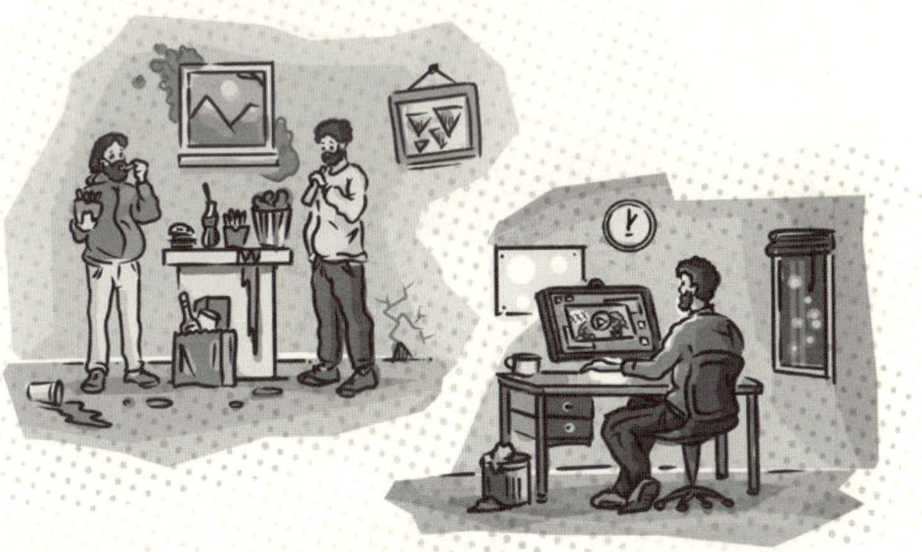

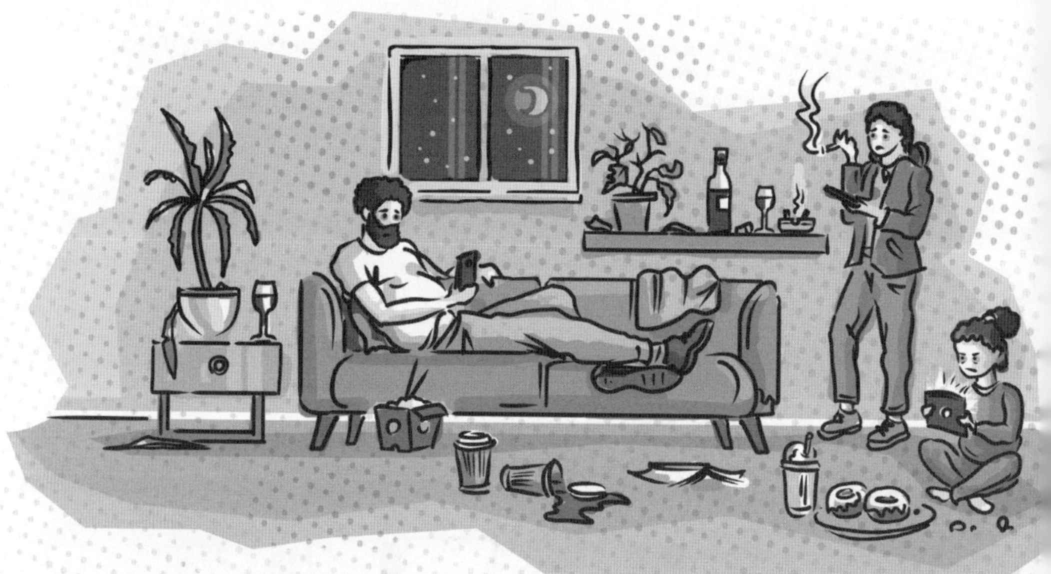

Vamos imaginar os caçadores--coletores no mundo de hoje.

De repente, eles têm acesso a alimentos processados e açucarados, e o nível de dopamina começa a diminuir. São constantemente distraídos pelo celular e pelas redes sociais, e o nível de ocitocina despenca. Começam a passar o tempo todo em ambiente fechado e ficam acordados até tarde; o nível de serotonina cai. Tornam-se sedentários, sentados o tempo todo à mesa, e o nível de endorfinas reduz.

É assim que estamos agora como sociedade. Muitos têm um estilo de vida que impede a produção de quantidade suficiente dessas substâncias essenciais. No entanto, uma vez que esse processo é compreendido, a resposta é simples. E você a tem nas mãos neste momento.

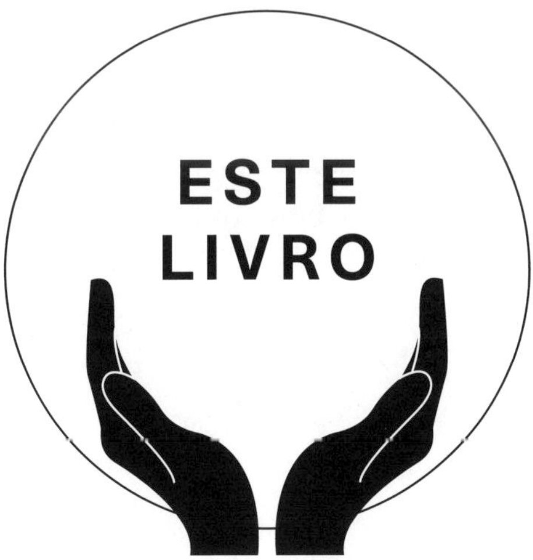

Sua jornada da DOSE começa aqui.

Em cada seção de *A DOSE certa*, você vai explorar uma das quatro principais substâncias cerebrais. Em cada uma delas, descobrirá cinco Ações da DOSE – atividades respaldadas pela ciência que otimizam aquela substância específica. Recomendo experimentar uma Ação da DOSE por semana. Logo, elas se tornarão parte essencial de seu cotidiano. Esse processo será factível e causará um impacto incrível. O mundo é magnífico, e nosso progresso como sociedade é fenomenal. Os caçadores-coletores jamais conseguiriam sonhar com o mundo em que vivemos hoje. Agora, devemos sonhar com o mundo deles e encontrar um equilíbrio entre quem somos instintivamente como seres humanos e quem estamos nos tornando em nosso mundo que não para.

Para obter o máximo possível com este livro e realmente transformar sua vida, há um impulso decisivo com o qual você precisa se conectar logo no início. Falo dos sentimentos e das mensagens do corpo e do cérebro que você ouve todo dia. A princípio, isso pode soar incomum. Mas tenho certeza de que, às vezes, você sente as emoções na barriga e, em outros momentos, no cérebro. Os sentimentos de insatisfação, solidão, pouca confiança, cansaço, preocupação e estresse surgem por uma razão. Existem para guiá-lo rumo às mudanças. Mudanças na maneira como você leva a vida.

É preciso entender que o cérebro é um mecanismo de sobrevivência. Ele nos ajuda a sobreviver como espécie há mais de 300 mil anos, e não tem sido fácil. Tente imaginar a sobrevivência ao ar livre durante o frio do inverno sem o conforto moderno. É inimaginável que ainda estejamos aqui. A razão disso são os instintos poderosos que nos guiaram rumo à sobrevivência. Eles nos levaram a querer caçar, cuidar dos filhos, construir abrigos e continuar a inovar em todos os aspectos da vida para prosperar. Quando nos dedicamos a esses comportamentos, temos no corpo e no cérebro sentimentos de recompensa que nos levam a querer realizá-los mais vezes. Esses sentimentos de recompensa são a ativação das substâncias cerebrais.

Hoje a vida é muito diferente. Porém a química cerebral funciona da mesma maneira. Ela ainda tenta nos guiar do mesmo modo que nos recompensava pelos comportamentos que criavam condições ótimas de sobrevivência. Agora, faz a mesma coisa com os comportamentos que causam nosso declínio. Por exemplo, quando você procrastina, rolando a tela do celular durante horas, não é coincidência que depois se sinta esgotado e desmotivado. É que o cérebro sabe que esse não é o melhor caminho para seu futuro. Assim, ele faz você se sentir péssimo, em uma tentativa de levá-lo a ajustar seu comportamento. O mesmo acontece quando você come bastante açúcar, passa tempo demais em um lugar fechado, fica sentado o dia inteiro, bebe demais ou assiste a pornografia em excesso. Todas essas ações, que se tornaram uma parte normal da vida moderna, reduzem nosso potencial como espécie. Portanto, as substâncias cerebrais continuarão a nos enviar mensagens negativas até lhes darmos ouvidos, até mudarmos.

De modo muito simples, você precisa começar a escutar. A dar ouvidos a como o cérebro e o corpo se sentem com seus comportamentos cotidianos. A ter mais consciência, por exemplo, do impacto do açúcar e das redes sociais sobre a mente. Então, quando começar a se engajar nas Ações da DOSE e a reequilibrar o cérebro, preciso que você também perceba como se sente. Observe o aumento da motivação, o sentimento de confiança, a melhora do humor, o relaxamento da mente. Se observar as mudanças, o desejo de buscar uma vida mais saudável fica mais fácil. A motivação começa a vir de dentro, e esses hábitos não parecerão trabalhosos. Serão como uma dádiva.

Criei e projetei este livro de maneira muito específica, com base em como o cérebro funciona. Em *A DOSE certa*, você entenderá o funcionamento de cada substância cerebral específica; descobrirá como se sente quando o nível dessa substância está alto ou baixo; e identificará as causas principais que criam essa experiência. Então, de modo mais objetivo, você começará a cumprir os desafios. Este livro trata da verdadeira mudança comportamental. Os desafios são específicos e viáveis. Seu estilo de vida mudará aos poucos, e essa mudança causará uma transformação no modo como seu cérebro funciona todo dia.

A DOSE certa

Juro, se seguir esta fórmula, você vai atingir as metas que considera mais importantes; terá confiança em quem é e estará conectado a quem ama; acordará cheio de energia e pronto para o dia; e se sentirá verdadeiramente em paz e relaxado. Fico muito feliz por você estar aqui. Há uma vida nova no horizonte.

Quem é Tj Power

Olá. Eu me chamo Tj Power, e vou guiar você na jornada da DOSE. Estou empolgadíssimo por sua decisão de ler este livro. A partir da conexão que criaremos no decorrer da leitura, acho que seria valioso você conhecer um pouco da minha história e o que me trouxe até aqui.

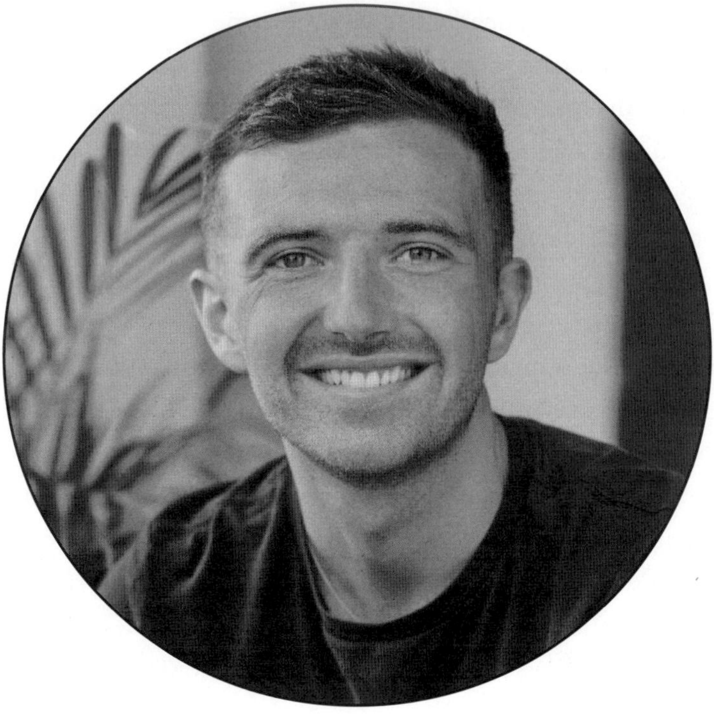

Tive muita dificuldade na escola. Achava dificílimo me conectar com matérias que não considerava interessantes. Com 16 anos, fui para um centro de educação superior no Reino Unido e descobri a psicologia. Imediatamente, me apaixonei por ela e quis aprender mais. Nos cinco anos seguintes, passei por tempos difíceis como jovem adulto. Perdi algumas pessoas, jovens e velhas, das quais eu era bem próximo. Aos 21 anos, eu já tinha carregado quatro caixões. Essa época da vida amadureceu minha mente, e com frequência me sentia péssimo. Nesse período, adotei o estilo de vida festeiro, o que é muito comum. Infelizmente, comecei a me engajar de forma muito regular em comportamentos viciantes em dopamina, conforme vamos descobrir. Fiz isso porque buscava diversão, mas também para evitar minhas emoções.

Ao mesmo tempo, continuei amando estudar Psicologia e, no verão anterior ao início do mestrado, decidi, pela primeira vez, que queria ter mente e corpo saudáveis. Para isso, escolhi morar com meu avô no interior. Aproveitei o tempo para me concentrar em escutar a mente e reconhecer meus sentimentos instintivos. Foi o início de um novo caminho rumo a uma vida mais feliz e concentrada. Eu simplesmente tentava entender minha mente deprimida e viciada.

Durante o mestrado, concentrei-me na jornada para me tornar neurocientista, estudando Ciências da Saúde, Psicologia e Neurociência. Aos 21 anos, tive uma sorte incrível de me oferecerem a oportunidade de criar minha própria série de palestras na Universidade de Exeter, onde subi ao palco para falar da pesquisa por trás dos temas que amava – psicologia, neurociência, estado de flow e muito mais. Minha jornada para me tornar um neurocientista respeitado logo ganhou ímpeto. Alguns meses depois, dei uma palestra na Universidade de Oxford e, em seguida, em muitas outras. Nessa época, a concepção de "O efeito DOSE", o método que transmito neste livro, começava a surgir: seria uma fórmula simples baseada em ciência, fácil de entender e factível para todos. Uma fórmula que se concentrasse no lado positivo, que servisse de estrela-guia – uma meta para a direção que as pessoas queriam tomar. Logo descobri que seria muito melhor se as pessoas buscassem a ideia de se sentir bem, em vez de fugir de se sentirem mal.

Depois do mestrado e das palestras, fui um dos fundadores da empresa Neurify, enquanto me tornava o principal neurocientista de nosso centro de pesquisas The DOSE Lab. A Neurify é uma importante empresa internacional de treinamento em desempenho e saúde mental. Nos primeiros anos da Neurify, fiz muitas vezes o DOSE Live. Treinei pessoalmente mais de 50 mil pessoas em dois anos e mal pude acreditar no resultado. Começamos a testar as pessoas em métricas básicas antes e depois do treinamento. O resultado foi impressionante.

Algumas das nossas descobertas:

48%	DE MELHORA DA CONCENTRAÇÃO E DO FOCO PROFUNDO.
49%	DE MELHORA DA MOTIVAÇÃO DURANTE O DIA.
50%	DE MELHORA DO USO SAUDÁVEL DO CELULAR.
59%	DE MELHORA DO NÍVEL DIÁRIO DE ENERGIA.
30%	DE MELHORA DA CRENÇA EM SI E DO DIÁLOGO INTERNO POSITIVO.
54%	DE MELHORA DA QUALIDADE DO SONO.
32%	DE MELHORA DA CAPACIDADE DE LIDAR COM O ESTRESSE ELEVADO.
29%	DE MELHORA DA CAPACIDADE DE LIDAR COM A ANSIEDADE.
40%	DE MELHORA DA MOTIVAÇÃO PARA SE EXERCITAR.
41%	DE MELHORA DA NUTRIÇÃO SAUDÁVEL.

* Os dados registrados usam uma medida de 1 a 7 na escala Likert, antes e depois da experiência de treinamento do DOSE Live. Saiba mais em **www.thedoselab.com**.

Nem acreditei. Tínhamos um método que, aparentemente, todos entendiam. Que reverberava nas pessoas e funcionava de verdade. Com isso, fiquei focado. Ainda mais do que antes. Começamos a criar uma equipe incrível, uma plataforma tecnológica extraordinária, produtos físicos... e isso nos trouxe ao dia de hoje e à maior honra de minha vida até agora: a oportunidade de escrever este livro. Depois de mais de uma década de pesquisas intensas, além de ensinar milhares de pessoas, compilei tudo em *A DOSE certa.*

O livro lhe dará a solução mais clara imaginável para prosperar no mundo moderno. Espero que seja divertido e interessante e, mais importante, que cause um impacto transformador em sua vida.

Obrigado por estar aqui.
Vamos começar.

Tj

PARTE 1

Desenvolva a capacidade de atingir suas metas

DOPAMINA
DOPAMINA
DOPAMINA
DOPAMINA
DOPAMINA
DOPAMINA
DOPAMINA
DOPAMINA
DOPAMINA
DOPAMINA
DOPAMINA

Entenda a DOPAMINA

A dopamina é uma substância cerebral que se tornou conhecidíssima no mundo moderno. Você já deve estar familiarizado com a ideia de que recebe pequenos "baratos" de dopamina quando rola o *feed* das redes sociais no celular, toma bebidas alcoólicas ou come alimentos açucarados.[1]

Isso é verdade, mas a dopamina é responsável por muito mais. Aprender a aumentar a quantidade de dopamina que produzimos naturalmente a cada dia terá um impacto monumental sobre o nível de motivação e, com isso, sobre a capacidade de buscar o que você deseja na vida.[2]

Você precisa aprender a aumentar naturalmente a quantidade de dopamina que produz por dia.

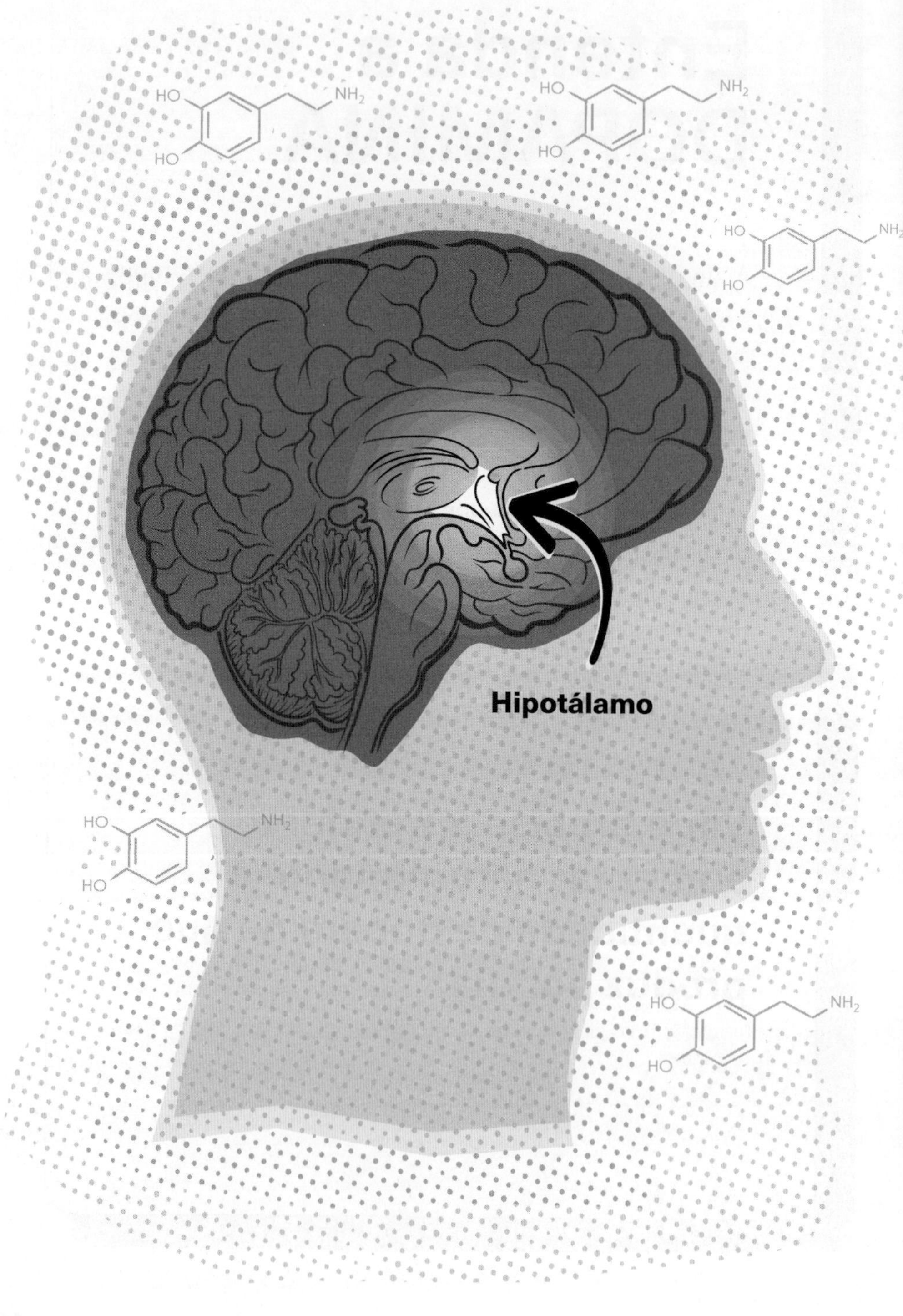
HO
NH2
HO
HO
NH2
HO
HO
NH2
HO
Hipotálamo
HO
NH2
HO
HO
NH2
HO

Os princípios da dopamina

PRINCÍPIO 1
TORNA AGRADÁVEL O TRABALHO ÁRDUO

Primeiramente, é preciso entender a função primária da dopamina. Em nossa antiga versão caçadora-coletora, a dopamina era responsável por criar em nós o impulso de concluir as tarefas árduas que nos manteriam vivos.[3] Vejamos como exemplo a atividade diária vital de caçar alimentos. A execução disso exigia imensa motivação e foco profundo. A dopamina aumentava no cérebro, criando o forte desejo de encontrar comida.[4]

Então, durante a caça, a dopamina continuava subindo enquanto nos aproximávamos da meta. Quando conseguíamos caçar um animal, ela aumentava de novo e criava no cérebro uma imensa experiência de alegria e recompensa. Esse sentimento de recompensa reforçava o desejo de concluir regularmente essa atividade desafiadora e, assim, maximizava a probabilidade de sobrevivência.[5] O segredo para entender a dopamina é que, para obtê-la, é preciso se concentrar em concluir tarefas que, a princípio, exigem esforço e, aos poucos, ter a sensação de progresso para realmente se sentir bem depois. Um exemplo simples seria arrumar a casa,[6] atividade que é comum procrastinarmos. No entanto, quando a casa está finalmente arrumada, há um sentimento de satisfação e realização. Esse sentimento surge pela consequência do aumento da dopamina no cérebro.

PRINCÍPIO 2
CONTROLA O EQUILÍBRIO DOR-PRAZER

Agora, vamos entender de que modo o mundo moderno atrapalha essa importantíssima substância cerebral. Um jeito incrivelmente simples e eficaz de compreender é com o brilhante conceito popularizado por Anna Lembke, no livro *Nação dopamina*, denominado o equilíbrio dor-prazer.[7] A recente pesquisa neurológica mostrou que as partes do cérebro que sentem prazer e dor "moram juntas". Ou seja, ficam uma ao lado da outra numa área chamada hipotálamo.

Isso é muito interessante porque, por causa da localização, ambas funcionam como uma gangorra. Quando você pratica atividades difíceis e "dolorosas" que resultam em tensão física ou mental, como se esforçar na academia ou se concentrar no trabalho por um período prolongado, a gangorra pesa mais para o lado da dor. Voltemos aos nossos ancestrais para entender isso melhor. Imagine que você tenha passado cinco horas ao ar livre, no frio, em busca de comida e abrigo. Como seria uma atividade muito difícil, era fundamental que o cérebro desenvolvesse um mecanismo de sobrevivência para assegurar que concluir atividades como essa realmente nos desse uma sensação boa. Com a gangorra inclinada para o lado da "dor", o lado do "prazer" subiria e criaria uma sensação positiva de recompensa na mente de nossos ancestrais. Então, isso levaria ao reforço das atividades "dolorosas" e essenciais à sobrevivência.

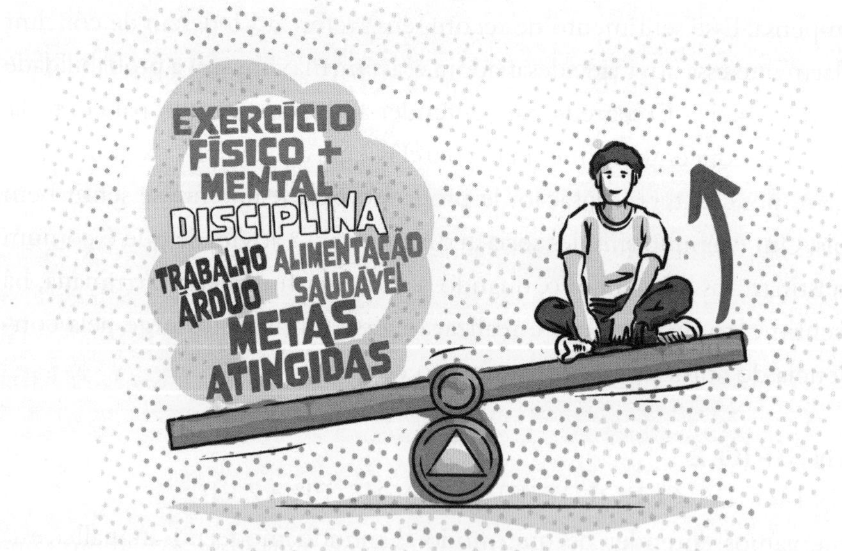

Originalmente, a única maneira de aumentar o nível de dopamina era com essas atividades difíceis e "dolorosas", como caçar, coletar alimentos, construir abrigos, acender fogo e encontrar moradia. Com o tempo, no entanto, logo descobrimos maneiras de estimular o sistema da dopamina sem esforço, com cigarros, álcool, drogas, pornografia, *junk food* e, atualmente, redes sociais.[8]

Voltemos à gangorra do equilíbrio dor-prazer. De forma semelhante às atividades "dolorosas" que, no cérebro, resultavam em experiência de "prazer", essas atividades inclinarão a gangorra no sentido oposto e farão o cérebro vivenciar "dor". Isso é simplesmente a evolução nos ajudando a sobreviver. É genial que tenhamos no cérebro um mecanismo que nos recompensa quando nos dedicamos a comportamentos básicos que aumentam a probabilidade de sobrevivência e nos traz um sentimento desagradável quando nos dedicamos aos que a reduzem.

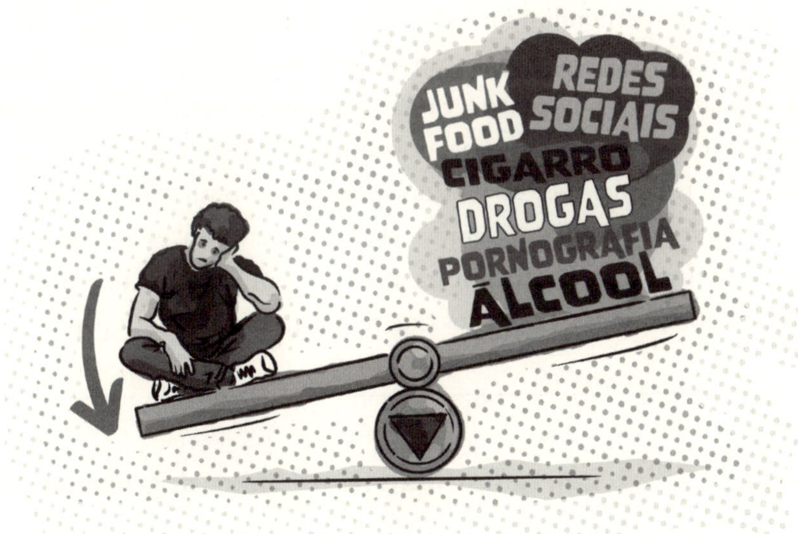

Nessas atividades dopaminérgicas altamente prazerosas, o cérebro também produz uma substância neuroquímica adicional e bastante inteligente chamada dinorfina. Para nos dissuadir ainda mais de nos dedicarmos por muito tempo a elas, a dinorfina é liberada e causa desconforto no cérebro.[9] Esse desconforto pode ser sentido como sensações depressivas e abatimento grave – o tipo de sensação que surge depois de passar o dia bebendo em excesso, comendo muito doce ou vendo as redes sociais o tempo todo.

Neste livro, você descobrirá como se tornar um caçador-coletor moderno e incorporar progressivamente atividades básicas que inclinarão essa gangorra do equilíbrio dor-prazer para o lado da dor natural, que é mais sustentável e levará a uma versão mais feliz e motivada. Nossa meta não é a busca de caça nem a construção de abrigos; agora, durante essa jornada, a procura estará concentrada em seus sonhos, paixões, relacionamentos e saúde física e mental.

Seu nível de dopamina é baixo?

Agora que há um entendimento claro da dopamina, preciso que, primeiro, você descubra quais são os comportamentos primários a que você se dedica regularmente que podem causar baixa dopamina. Vamos nos referir a esses comportamentos como dopamina rápida. No estado de baixa dopamina, a princípio você se sentirá desmotivado e vai procrastinar.[10] Se exaurir com frequência seu sistema da dopamina com esses comportamentos por tempo prolongado, ficará abatido, com sintomas depressivos.[11] Os seis comportamentos primários que reduzem o nível de dopamina são:

As SEIS causas principais da baixa dopamina:

1. ALIMENTOS AÇUCARADOS
2. ÁLCOOL E DROGAS (INCLUSIVE VAPES)
3. PORNOGRAFIA
4. REDES SOCIAIS[12]
5. JOGOS DE AZAR
6. COMPRAS PELA INTERNET

Caso você tenha lido essa lista e pensado: "uau, sempre faço várias dessas coisas", saiba que isso é muito comum no mundo atual. Desde jovem, eu considerava essas atividades atraentes e viciantes. Comecei a me dedicar a elas na adolescência e estive numa jornada interessante de descoberta nos últimos dez anos para aprender a controlá-las. Em um dia típico nos tempos de universidade, por exemplo, eu acordava e, imediatamente, começava a rolar a tela do celular antes de me convencer a levantar. A caminho da aula, com música ou um podcast tocando nos fones, eu continuava a olhar freneticamente o celular. Então, pegava algo rápido e insalubre para comer, sentava-me e tentava trabalhar um pouco no notebook, mas logo me distraía com vídeos do YouTube ou mensagens dos amigos para não me sentir entediado e solitário. Ia à aula e achava impossível me concentrar. Voltava para casa e começava cedo a beber com os amigos; muitas vezes, ficava na farra até tarde da noite. Acordava me sentindo ansioso e repetia esse comportamento muitas e muitas vezes.

Sinto imensa empatia pelo fato de estarmos no mundo moderno, com todos esses vícios em qualquer estágio da vida. Por isso, sei que posso guiar você por esse tópico. No decorrer deste livro, vou oferecer as ideias e as estratégias mais valiosas que aprendi para ajudá-lo a se orientar neste mundo dopaminérgico tão viciante.

Antes de entrarmos nas causas da baixa dopamina, quero demonstrar como essas atividades têm impacto negativo sobre o nível dessa substância. Como se sabe, a dopamina é uma substância projetada para ser lentamente "conquistada" pelo esforço.[13] Veja o momento em que você está agora, lendo este livro. É o exemplo perfeito do oposto dessas atividades de dopamina rápida: nós chamamos a leitura de dopamina lenta. Quando começa a ler um livro, você não sente imediatamente um pico de prazer no cérebro. No entanto, depois de algum tempo de concentração, talvez cinco a dez minutos, notará que surge um sentimento de satisfação e realização. Isso acontece porque você está "conquistando" o prazer. Dê uma olhada no gráfico na página a seguir e entenda melhor.

No gráfico, o nível de dopamina está à esquerda (no eixo Y). A linha de base é a quantidade de dopamina que o cérebro produz naturalmente a qualquer momento. Então, a dopamina baixa está abaixo da linha de base; a alta, acima dela. Da esquerda para a direita, o eixo X representa o tempo; é o período necessário para o nível de dopamina subir.

No exemplo da leitura, o nível de dopamina sobe aos poucos enquanto você lê, como resultado do esforço feito pelo cérebro. Assim, cria-se um sentimento positivo de recompensa e satisfação. Quando você para de ler, o nível de dopamina retorna aos poucos à linha de base.

Efeito da dopamina lenta

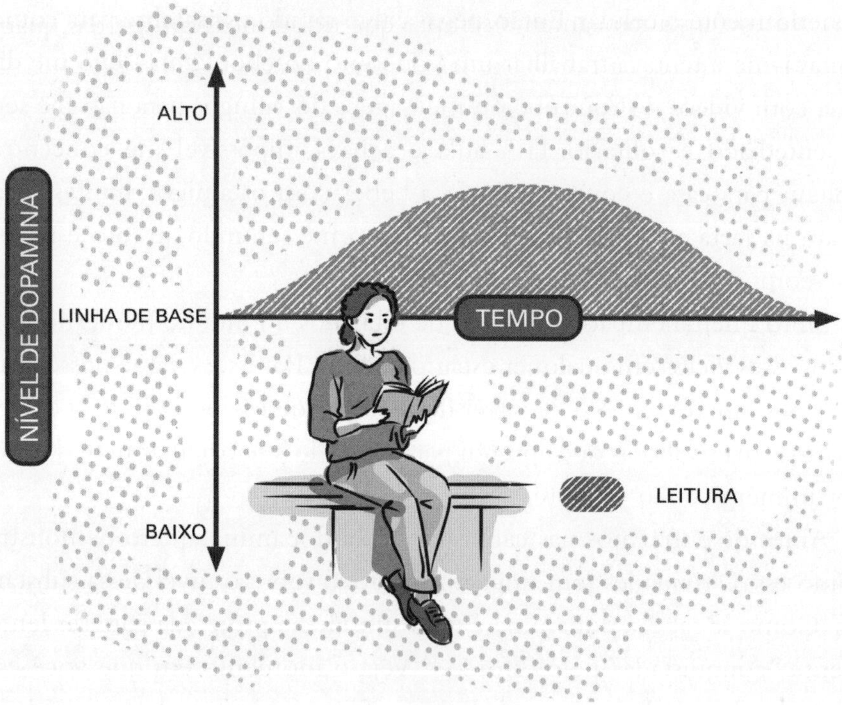

Agora, vejamos o que ocorre no cérebro quando rolamos o *feed* das redes sociais, uma atividade de dopamina rápida. Você abre o aplicativo e, na mesma hora, nota que se sente muito bem; o nível de dopamina sobe com rapidez incrível e o prazer é sentido no cérebro.[14] O desafio que isso cria é o mesmo em todo o universo: como explicam as leis da física, "tudo o que sobe tem de descer". O cérebro e o corpo estão sempre atrás da chamada "homeostase", ou seja, o equilíbrio. Com isso em mente, quando o nível de dopamina sobe rapidíssimo vendo as redes sociais, o cérebro pensa:

"caramba, como pode meu nível de dopamina estar tão alto?". Para obter homeostase ou equilíbrio, a quantidade de dopamina precisa cair igual e rapidamente abaixo da linha de base para reequilibrar, e você se sente pior do que antes de rolar a tela.[15]

Vamos dar uma olhada no segundo gráfico. Observe que, assim que acessou a rede social, a dopamina subiu dentro do cérebro. Por isso, essa atividade é tão tentadora e viciante. Para nossos ancestrais, seria preciso quatro horas de caça para obter o mesmo nível de dopamina. Agora, podemos senti-lo instantaneamente sempre que quisermos, em vez das quatro horas de conquista da dopamina lenta como seria necessário outrora. No gráfico, vê-se que, ao largamos o celular, sobem os sintomas de baixa dopamina: desmotivação, procrastinação e abatimento.

Mais uma vez, lembre-se: é apenas o cérebro tentando ajudar. Ele sabe que ficar duas horas na cama rolando a tela em vez de dormir não é bom para você prosperar como pessoa. Quando aprender a não resistir e a dar ouvidos à condução do cérebro, uma nova experiência mágica de vida o aguarda.

Efeito da dopamina rápida

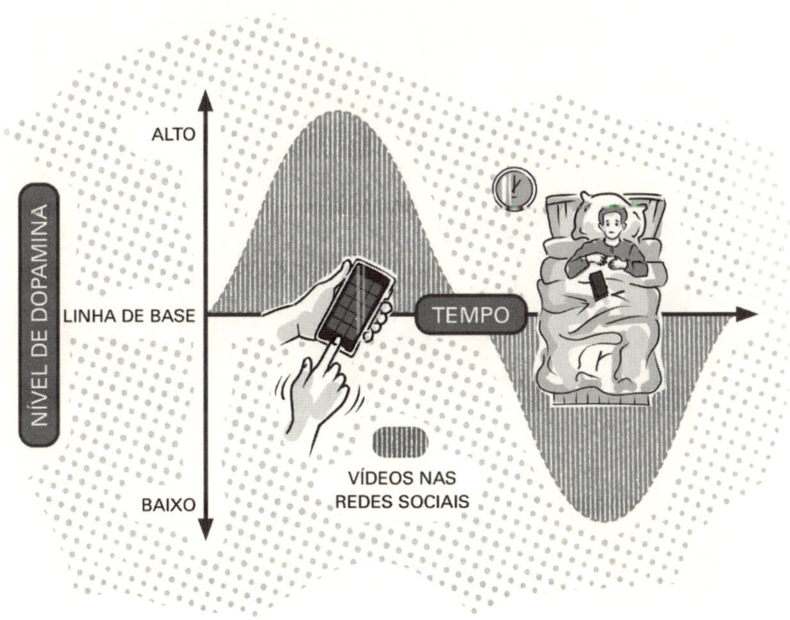

Quando o nível sobe e desce de forma repetida, o sistema de dopamina se exaure. Se entrar no carro toda manhã e acelerar durante cinco minutos sem engatar a marcha correta e sair dirigindo, você vai acabar fundindo o motor. Do mesmo modo, atualmente muitos queimam o sistema da dopamina com comportamentos prazerosos. Essa é a causa primária dos sintomas depressivos e da desmotivação que talvez você tenha na vida.[16]

Qualquer um dos comportamentos já mencionados (alimentos açucarados, álcool, drogas, pornografia, jogos de azar e redes sociais) resulta em

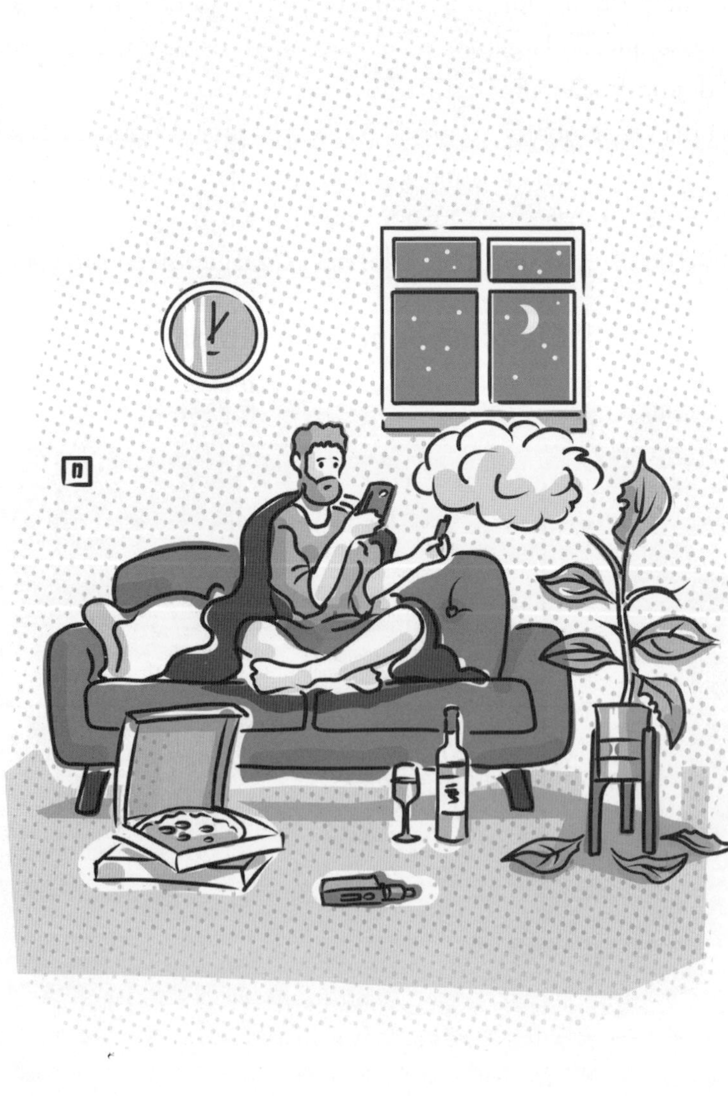

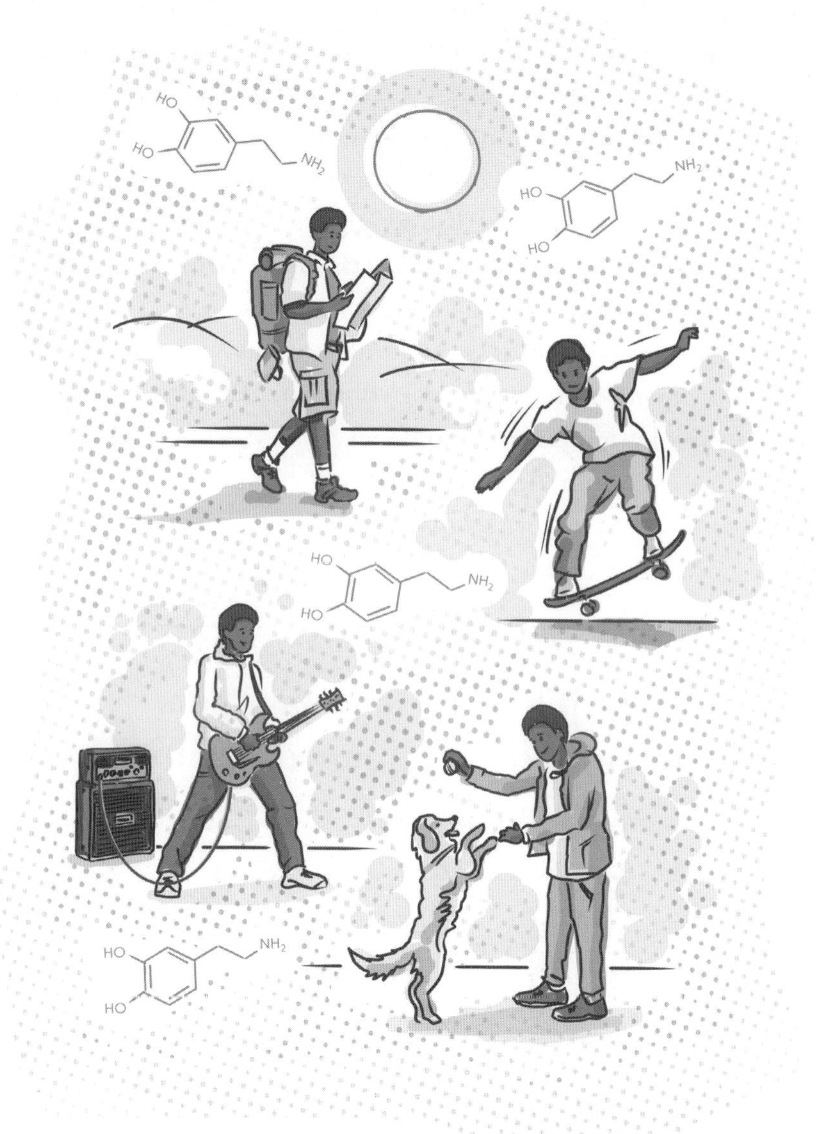

picos e quedas significativos do sistema da dopamina. São os picos rápidos que tornam esses comportamentos viciantes.

O conhecidíssimo neurocientista Andrew Huberman define o vício como "o estreitamento progressivo das coisas que dão prazer".[17]

Quero que você releia essa frase e pense se é o que está sentindo. Com certeza, foi o que senti em boa parte da vida. "O estreitamento progressivo das coisas que dão prazer." Talvez você descubra que muitos momentos prazerosos da vida surgem principalmente enquanto rola a tela da rede social comendo doces ou bebendo alguma coisa alcoólica.

Mais uma vez, isso é normal; não se julgue. O desafio que se cria é ter o nível de dopamina constantemente alterado, pois esses comportamentos esgotam a substância cerebral que lhe daria impulso para criar a vida que você quer. Quando olhamos o lado alternativo da frase de Huberman – "a boa vida é a expansão progressiva das coisas que dão prazer" –, podemos começar a explorar um novo modo de viver.[18]

Queremos encontrar alegria além desses comportamentos de dopamina rápida e descobrir formas mais naturais de felicidade.

As formas naturais de felicidade são:

1. FORMAR CONEXÕES SOCIAIS PROFUNDAS
2. MOVIMENTAR O CORPO
3. COMER ALIMENTOS NUTRITIVOS
4. LER LIVROS
5. DORMIR PROFUNDAMENTE
6. CUIDAR DA CASA
7. TRABALHAR RUMO A SUAS METAS

No decorrer deste livro, vou ajudar você a contrabalançar o efeito negativo do viciante mundo moderno e lhe mostrar como descobrir o verdadeiro prazer nas alegrias naturais que o mundo oferece.

Como é o nível alto de dopamina

Quando você se dedica com mais frequência a atividades que exigem esforço, aumenta a capacidade de ter dopamina alta.

No estado de dopamina alta, você terá dois sintomas principais. Vai se sentir produtivo; o nível de motivação ficará mais alto, e concluir as atividades que você sabe que lhe fazem bem parecerá mais viável.[19] Você também sentirá mais entusiasmo.[20] Sabe aquela sensação de ficar genuinamente empolgado com a vida? Isso é dopamina alta. Um ótimo modo de entender isso é examinar como nos sentimos numa semana comum. Em geral, você acha que uma manhã de segunda-feira não é nada empolgante; na verdade, se sente um pouco lento e desmotivado. Em contrapartida, na quinta e na sexta você se sente mais empolgado. Como sociedade, pensamos que isso ocorre pela proximidade do fim de semana. No entanto, a coisa é mais complexa. Em geral, na sexta, no sábado e no domingo nos engajamos muito mais na dopamina rápida. Bebemos mais, comemos mais açúcar e ficamos no celular por mais tempo. Então, isso causa a baixa dopamina na manhã de segunda-feira e, portanto, a falta de empolgação, motivação e capacidade de se concentrar. Assim, na segunda, terça, quarta e quinta, nos engajamos em comportamentos de dopamina lenta que exigem mais esforço. Pode ser trabalhar muito, manter a casa organizada ou ir mais vezes à academia. Quando nos dedicamos a esse esforço na primeira parte da semana, a dopamina se acumula e leva ao sentimento de entusiasmo e motivação.

Sentir-se empolgado com o futuro é essencial para a saúde da mente. Descobriremos exatamente como conseguir isso conforme avançarmos por *A DOSE certa*.

Quando examinamos a capacidade de resistir aos comportamentos viciantes que consideramos prazerosos e de garantir a incorporação das atividades cotidianas que exigem esforço e que sabemos que beneficiarão o futuro, é preciso considerar até que ponto vai nossa força de vontade. A ciência da força de vontade é fascinante, e todos precisamos desesperadamente intensificá-la para prosperar no mundo moderno. A força de vontade pode ser definida como a capacidade de resistir às tentações de curto prazo para atingir as metas de longo prazo. Para dar um exemplo simples, se você decidir que sua meta em longo prazo é comer alimentos mais saudáveis e melhorar a saúde física, resistir ao chocolate e aos biscoitos e escolher produtos naturais atenderia a essa missão.

Agora, a ciência: há uma área específica do cérebro chamada córtex cingulado médio anterior (CCMA).[21] Toda vez que você resiste a um comportamento viciante ou se dedica intencionalmente a um comportamento saudável, esse componente do cérebro se acende. O fascinante aqui é que, quanto mais acende, mais ele se fortalece, de maneira semelhante a ir à academia fazer rosca bíceps, que fortalece os braços. A cada repetição, os braços ficam mais fortes. A cada ativação do CCMA, a força de vontade aumenta.[22] O interessante é que, conforme esse componente do cérebro fica mais forte, manter a disciplina se torna mais fácil. Por exemplo, se ao sair do trabalho você pensa "Eu devia ir à academia" e o cérebro contrapõe com "Ah, é muito chato", mas mesmo assim você se forçar a ir, o CCMA vai se acender e se fortalecer; aí, na próxima vez que essa negociação ocorrer em sua mente, ficará um pouco mais fácil vencer. Sabe quando você encontra aquele tipo de pessoa muito disciplinada, que come bem, se exercita bastante e trabalha muito, e fica pensando "Como será que ela faz isso tudo?"? Essa pessoa ativou o CCMA.

ATIVIDADE RÁPIDA

Quero que você escolha um comportamento viciante que gera dopamina em sua vida e o use para fortalecer o CCMA e a força de vontade.

Primeiro, escolha seu comportamento:

1. ALIMENTOS AÇUCARADOS
2. ÁLCOOL E DROGAS (INCLUSIVE VAPES)
3. PORNOGRAFIA
4. REDES SOCIAIS
5. JOGOS DE AZAR
6. COMPRAS PELA INTERNET

No restante da semana, toda vez que sentir vontade de se entregar a esse comportamento, pense sobre esta seção do livro. No momento, o meu são as redes sociais. Enquanto escrevo este livro, neste exato momento, sinto uma forte vontade de parar de escrever, pegar o celular, rolar a tela e obter dopamina rápida. Estou me lembrando de que, cada vez que resisto, meu CCMA se acende, a força de vontade aumenta e a capacidade de me manter num estado de foco mais profundo cresce. O seu pode ser os alimentos açucarados, a pornografia ou as bebidas alcoólicas. Lembre-se: cada vez que consegue resistir, você faz uma série na academia do cérebro. Quanto menos se dedicar a esses comportamentos de dopamina rápida, mais motivado e positivo seu cérebro se tornará.

Parabéns por ter lido a introdução à dopamina. Não é fácil priorizar a leitura em vez de outras atividades da vida. Comemore essa realização. Agora você está dando passos importantes rumo a um futuro positivo. Nosso mundo moderno é cheio de prazer e distrações. Quem desenvolve a disciplina de controlá--los prospera. Você está na jornada para se tornar uma dessas pessoas.

A seguir, você vai encontrar um resumo dos fundamentais princípios, funções, sentimentos e comportamentos associados à otimização da dopamina.

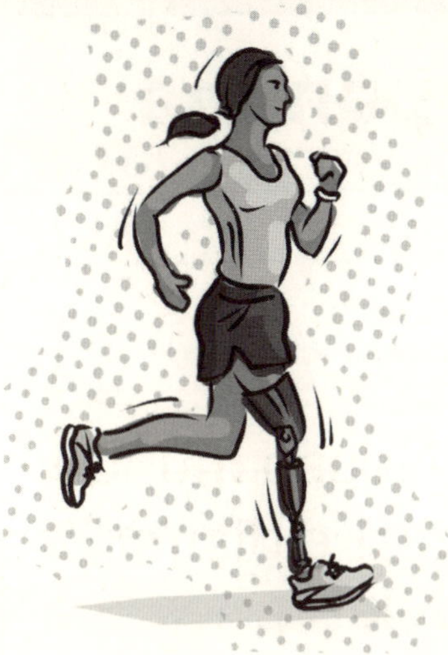
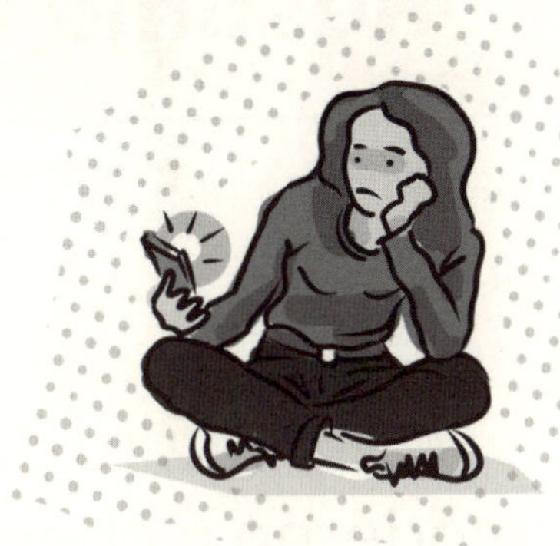
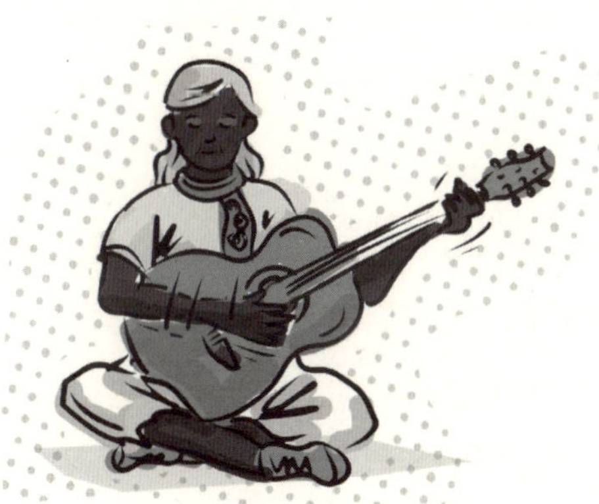
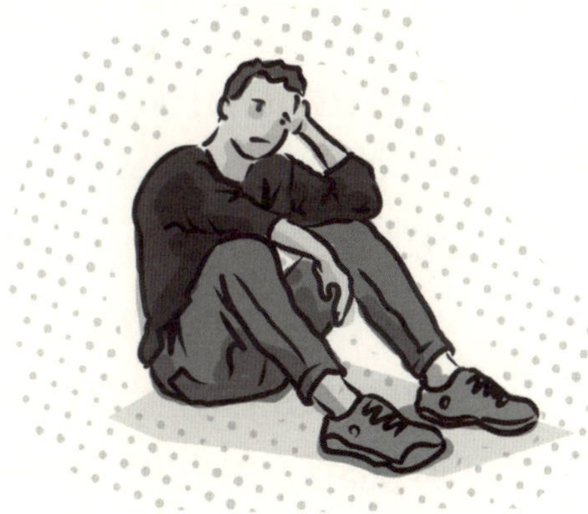
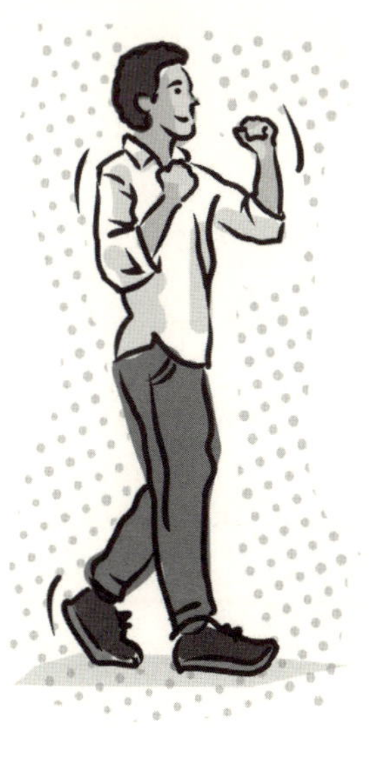
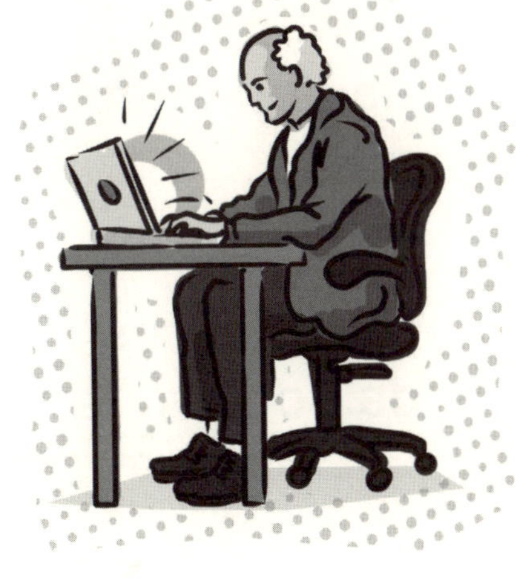

Resumo da dopamina

Função →	• Motivação • Concentração
Princípios →	• Torna agradável o trabalho árduo • Controla o equilíbrio dor-prazer
Sentimentos da dopamina baixa →	• Desmotivação • Distração • Depressão
Causas da dopamina baixa →	• Alimentos açucarados • Álcool e drogas • Pornografia • Jogos de azar • Compras pela internet • Redes sociais
Sentimentos da dopamina alta →	• Motivação • Determinação • Excitação
Promotores da dopamina →	• Estado de flow • Disciplina • Jejum de celular • Água fria • Meu propósito

1

Desenvolva seu poder de concentração

DOPAMINA
ESTADO DE FLOW
DOPAMINA
ESTADO DE FLOW
DOPAMINA
ESTADO DE FLOW
DOPAMINA
ESTADO DE FLOW
DOPAMINA
ESTADO DE FLOW
DOPAMINA
ESTADO DE FLOW
DOPAMINA

Primeiro, vamos avaliar sua capacidade de atenção.

Dê uma nota de 1 a 10 à sua capacidade de se concentrar. Seja franco.

1 → 10

1 = terrível
10 = incrível

Entenda o ESTADO DE FLOW

Uau, como ficou difícil se concentrar hoje em dia! Ao conversar com alguém, trabalhar no computador ou até assistir à TV, está incrivelmente desafiador fazer o cérebro se concentrar numa única atividade por períodos prolongados.

Isso não surpreende, pois a cada momento há uma oportunidade de distração. Agora, como sociedade, quase sempre aceitamos isso e desistimos de tentar. Você ouve as pessoas dizerem: "Não consigo mais me concentrar, é impossível". No entanto, essa realidade não precisa ser a sua: nós podemos treinar o cérebro para que ele desenvolva a capacidade de se concentrar, assim como faríamos com qualquer outra habilidade. É absolutamente essencial para o futuro redesenvolvermos a capacidade de atingir estados de concentração profunda.

Há uma razão muito específica para sua primeira Ação da DOSE ser o estado de flow: o ato diário de ler este livro é um método para você se treinar. O estado de flow é um conceito que, durante o mestrado, comecei a pesquisar profundamente, sobre o qual passei a escrever e me apaixonei. O conceito foi desenvolvido e popularizado pelo psicólogo húngaro-americano Mihaly Csikszentmihalyi.[23] Trata-se do estado de concentração profunda que ocorre quando alguém fica mergulhado numa atividade. No estado de flow, os indivíduos perdem a percepção do tempo, se desconectam da distração e chegam a um novo nível de desempenho e produtividade.[24] Se considerarmos novamente nossos ancestrais, o nível de estado de flow ou concentração profunda que atingiam na caçada, na coleta, na construção ou na luta seria inacreditável. O estado de flow é algo que sentíamos com muito mais regularidade algumas décadas atrás, antes da distração tecnológica que temos hoje. Agora, a qualquer momento em que tentamos concentrar a mente com profundidade quando trabalhamos ou mesmo ao assistir a um programa de TV em casa, nos distraímos muito antes que esse estado de concentração profunda possa começar.

O estado de flow tem uma relação incrivelmente complexa com o sistema da dopamina.[25] Quando estamos nesse estado profundo de concentração, o cérebro exerce muito esforço e, em consequência, o nível de dopamina aumenta de forma significativa.[26] Vamos pegar como exemplo o momento em que você está agora, lendo este livro. O cérebro se engaja no esforço de absorver as palavras. É muito mais demandante do que se você estivesse rolando o *feed* nas redes sociais. Você vai notar que, quanto mais se engaja na leitura, mais rápido e sem esforço fica esse engajamento. É seu cérebro começando a entrar no estado de flow, quando ocorre o abandono progressivo da distração e dos pensamentos dispersivos, e você passa a se concentrar cada vez mais nas palavras da página. O interessante da concentração numa tarefa, seja este livro ou um projeto em que você esteja trabalhando, é que, quando ultrapassamos o desejo inicial de distração e mantemos a concentração, começamos a "ganhar ímpeto". Isso significa que o cérebro começa a funcionar e a processar informações cada vez mais rápido.[27] Talvez você já tenha passado por isso quando precisou concluir um projeto dentro do prazo, e então trabalhou com o único objetivo de finalizá-lo. Você eliminou as distrações, focou a atenção e atingiu um nível elevado de produtividade. Quando trabalha ou lê dessa maneira, você nota que, depois, há um sentimento muito mais compensador e satisfatório no cérebro. Isso acontece porque você começou a entrar no estado de flow, e o nível de dopamina em seu cérebro subiu lentamente.[28]

Agora, quero que você reserve um tempo para pensar onde sente o estado de flow em sua vida neste momento. Você pode senti-lo ao trabalhar no computador, mas também pode atingi-lo em várias outras atividades.

O estado de flow é uma experiência que a mente humana ama e deseja profundamente. É importantíssimo fazer um esforço para identificar em que momento isso ocorre em sua vida e como arranjar mais tempo para vivenciá-lo. Ele vai lhe dar suporte enquanto você otimiza o nível de dopamina e cria um crescente nível progressivo de motivação. Outro lado bom do estado de flow é o alívio dos pensamentos mais ansiosos ou preocupantes que ele nos traz. Como descobriremos no Capítulo 14, pensar demais é um desafio enfrentado por muitos. As atividades que permitem o estado de flow mergulham a mente de forma tão profunda no presente, na tarefa a ser cumprida, que os pensamentos excessivos, a preocupação com o passado ou o temor do futuro diminuem para dar lugar a uma produtividade pacífica.

Práticas para entrar no ESTADO DE FLOW:

1. CORRER OU IR À ACADEMIA
2. TOCAR UM INSTRUMENTO MUSICAL
3. PINTAR OU DESENHAR
4. ESCREVER OU ANOTAR EM SEU DIÁRIO
5. CODIFICAR OU RESOLVER PROBLEMAS
6. FAZER JARDINAGEM
7. LIMPAR A CASA
8. LER

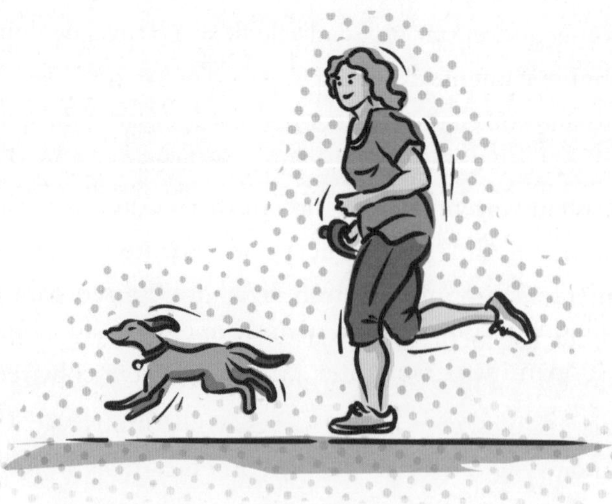

Estratégia

Por mais simples que pareça, você pode dizer: "Tj, literalmente não consigo me concentrar, não consigo parar de olhar o celular; meu cérebro fica muito entediado e anseia por distração". Saiba que estou com você nisso: nos últimos três anos, precisei seguir todas as técnicas que mostro neste livro para desenvolver minha capacidade de concentração. Há poucos anos, jamais conseguiria me concentrar tempo suficiente para escrever este livro. Não fui abençoado com a habilidade do estado de flow, mas preciso disso em meu trabalho e sei que ela beneficia imensamente o cérebro e a saúde mental. Pesquisei a fundo a neurociência da concentração e explorei muitas estratégias para aprimorar a capacidade de me concentrar.

E agora vou apresentar para você um guia simples com quatro etapas para treinar a concentração e entrar no estado de flow. Vamos nos concentrar especificamente na vida profissional, porque ela será a maior beneficiada. No entanto, dado o que discutimos sobre a ampla variedade de atividades em que se pode entrar no estado de flow, esses passos podem ser aplicados em qualquer área da vida.

1ª ETAPA

ESCOLHA A TAREFA

Selecione com precisão e cuidado a tarefa específica que deve ser concluída e avalie se é factível dentro do tempo que você tem. Garantir que a tarefa seja desafiadora, mas realizável, cria, durante a sessão de concentração, o sentimento de que você está se aproximando da meta desejada. O sentimento de que a conclusão da meta se aproxima aumentará ainda mais o nível de dopamina para manter a motivação. Descobriremos mais a importância disso no Capítulo 5, sobre propósito. Para entrar no estado de flow, precisamos ter em mente uma meta muito específica que gostaríamos de atingir. Lembre-se, a dopamina é criada com o esforço.[29] Quanto mais difícil a tarefa, maior o esforço necessário e, portanto, mais dopamina é criada. Se você se dedicar a uma tarefa difícil pela manhã, obterá um aumento significativo do nível de dopamina pelo restante do dia.

Um desafio para muita gente é a imensa lista de afazeres. Essas enormes listas podem nos sobrecarregar e levar à "procrastirrolagem", estado em que ignoramos completamente as tarefas e ficamos no celular. É preciso aprender a evitar isso. Quando está trabalhando, ao contrário de focar em uma tarefa, você faz várias ao mesmo tempo, pulando de uma para a outra sempre que a atual fica chata ou difícil. Já se demonstrou que trocar de tarefa dessa maneira reduz a produtividade total em 40%.[30] Isso significa que você faz cada tarefa durar quase o dobro do tempo necessário. Depois de escolher sua tarefa, passe para a segunda etapa.

2ª ETAPA
CONTE A ALGUÉM

A cobrança é um modo potente de se comprometer com a realização de seus desejos. Em sua jornada por este livro, vou orientá-lo a contar a pessoas próximas os desafios da DOSE que você vai concluir e, assim, aumentar a probabilidade de atingir sua meta. Portanto, depois de escolher a tarefa, você precisa contá-la a alguém. Isso significa, por exemplo, enviar mensagem a um amigo ou colega de trabalho e dizer: "Agora vou me concentrar em terminar aquela apresentação". Assim você se compromete com a tarefa no instante em que a começa. Depois de falar com alguém sobre sua tarefa, passe para a terceira etapa.

3ª ETAPA
ELIMINE AS DISTRAÇÕES

Um dos componentes mais difíceis para ter concentração é se entediar ou achar a tarefa difícil demais. Nesses momentos, é bem fácil se distrair e clicar em outra coisa no computador: e-mails, mensagens instantâneas, redes sociais, entre outros. Depois de escolher sua tarefa e contar a um amigo ou colega que você vai se dedicar a ela, feche TODOS os aplicativos no computador e só os abra depois de ter concluído a tarefa. Assim que remover todas as distrações, passe para a quarta etapa.

4ª ETAPA

DESAFIO DO CRONÔMETRO

Agora, a parte final e mais impactante. É preciso treinar o cérebro para se concentrar por períodos prolongados, a fim de estar capacitado a entrar no estado de flow e atingir a verdadeira produtividade. É importantíssimo entender que o início da tarefa é a parte mais difícil, muitíssimo mais difícil. Como já descobrimos, depois de entrar profundamente no estado de concentração, o cérebro ganha ímpeto, só que, para atingi-lo, é preciso ultrapassar os primeiros quinze minutos de foco. Esse tempo inicial é o que dá mais trabalho, porque é quando o nível de dopamina está baixo, mal começou a subir. É quando você fica mais vulnerável a distrações. Forçar-se durante esse desconforto inicial é o segredo para transformar o foco e a produtividade.

Para se manter na atividade, assim que começar a tarefa escolhida, pegue o celular e abra o cronômetro. Dica importante: deixe o aparelho no modo avião, para evitar a chegada de quaisquer notificações! Quando começar a tarefa, deixe o celular em outra sala e abra o cronômetro, virado para cima, e a contagem será iniciada: 00:00, 00:01, 00:02, 00:03.

Volte à área de trabalho e se concentre. Você vai descobrir que logo terá vontade de se distrair. Se for até o celular e ver que está marcando 01:07, você vai pensar: "Nossa, só consigo me concentrar um minuto e sete segundos". Então, diga a si mesmo: "Tudo bem, claro que consigo me concentrar mais do que isso". Em seguida reinicie o cronômetro, volte à tarefa e faça um esforço para continuar. Alguns instantes depois, retorne ao celular e verifique que o cronômetro marca 8:37. Tudo bem, brilhante, agora você se concentrou oito minutos. Transforme esse processo num joguinho individual e, a cada dia, veja se consegue aumentar progressivamente esse número e retreinar sua capacidade de concentração. De início, a meta será quinze minutos; depois, aumente para trinta minutos; em seguida, para 45. O mais incrível é que, quando conseguir ficar quinze minutos concentrado, você vai saber que está começando a entrar no estado de flow, e evitar as distrações ficará mais fácil, porque você vai pensar: "Investi todo esse esforço para aumentar a dopamina; não vou derrubá-la agora!".

Resumo do estado de flow

1ª ETAPA Escolha a tarefa

2ª ETAPA Conte a alguém

3ª ETAPA Elimine as distrações

4ª ETAPA Desafio do cronômetro

No estado de flow, as atividades mergulham a mente no presente, na tarefa a ser executada.

Dopamina e TDAH

Quando pensamos na habilidade de entrar nesses estados de concentração profunda, é essencial também levar em conta o desafio moderno e crescente do transtorno de déficit de atenção com hiperatividade (TDAH). O TDAH vem crescendo no mundo moderno. É claro que um componente para o aumento da estatística é o avanço da capacidade de diagnosticá-lo. No entanto, também é preciso avaliar com que rapidez a dopamina afeta essa prevalência e as dificuldades associadas ao transtorno.[31]

Quem lida com o TDAH vivencia duas coisas: desatenção – a capacidade reduzida de se manter concentrado numa tarefa – e impulsividade – o aumento do desejo de estímulo e prazer.[32] Indivíduos com TDAH têm um nível básico reduzido de dopamina.[33] Se pensarmos nos gráficos da dopamina das páginas 32 e 33, a linha de base será mais ou menos como demonstrado a seguir.

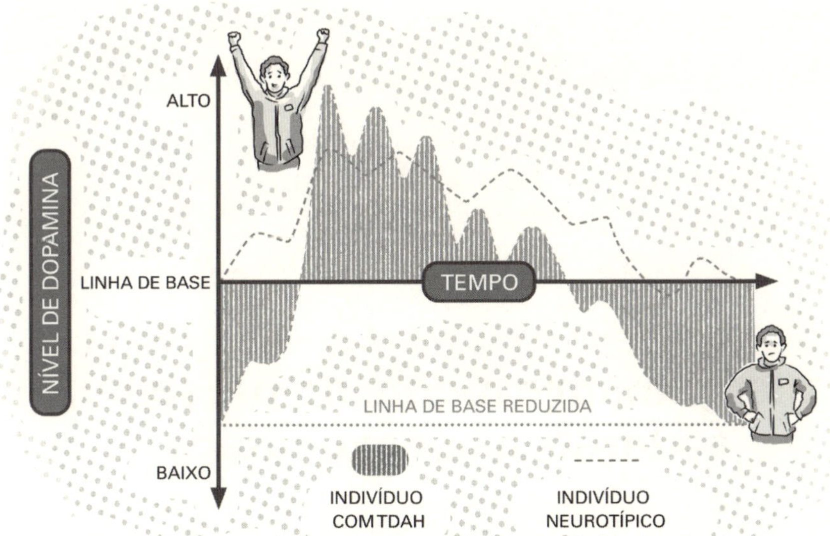

Isso significa que esses indivíduos sentem "baratos" maiores com os comportamentos da dopamina rápida, que assim se tornam mais atraentes. Também significa que têm maior suscetibilidade à dopamina baixa e dificuldade com a procrastinação e a falta de foco.[34] Sabemos há décadas que o TDAH está intimamente ligado à dopamina, e, por isso, os medicamentos atuais para o transtorno são substâncias como anfetamina e metilfenidato, projetados para elevar a linha de base da dopamina.[35]

Há muitos anos já foi demonstrado que existe um forte componente genético para o TDAH, que predispõe os indivíduos a uma linha de base mais baixa da dopamina. No entanto, com o aumento da acessibilidade da dopamina rápida, agora temos capacidade de criar esses picos e quedas constantes. Isso leva muita gente a ter sintomas de dopamina baixa e, portanto, a mostrar alguns sintomas do TDAH, principalmente impulsividade e falta de foco.

O importante aqui é que, se você tem TDAH ou apresenta alguns sintomas do transtorno, precisa aceitar a importância de começar a administrar melhor sua dopamina. Isso significa incorporar à rotina diária mais atividades que ajudem a elevar a linha de base desse neurotransmissor.

Atividades importantes se você tem TDAH:

1. UMA ROTINA MATINAL ESTRUTURADA QUE INCLUA FAZER A CAMA E SE EXPOR À LUZ NATURAL.
2. EXERCITAR O CORPO COM A MÁXIMA FREQUÊNCIA POSSÍVEL, PRINCIPALMENTE ANTES DE SE CONCENTRAR NUMA TAREFA QUE SEJA DIFÍCIL.
3. REDUZIR O CONSUMO DE ALIMENTOS AÇUCARADOS DE DOPAMINA RÁPIDA, PRINCIPALMENTE PELA MANHÃ.
4. REDUZIR O TEMPO EM QUE FICA PRESO NOS VÍDEOS CURTOS EM REDES SOCIAIS.

PROCURE ALGO QUE VOCÊ AME

O fascinante nos indivíduos que lidam com o TDAH é que, quando encontram uma atividade que amam, eles não apenas a executam bem, mas se destacam nela. Uma razão importante para isso é o nível mais baixo da linha de base da dopamina, ou seja, eles têm um aumento maior de dopamina com essa atividade. Isso tornará a atividade muito mais compensadora e agradável, e assim os indivíduos com TDAH conseguem ter hiperfoco nas atividades que amam.

Portanto, é importantíssimo experimentar atividades diferentes e identificar qual você gosta mais. Por ter crescido com muitos sintomas de TDAH, durante anos tive dificuldade com minha inclinação para todos os comportamentos viciantes do mundo moderno. Quando encontrei o conceito da DOSE, as atividades de falar em público, escrever e fazer vídeos deram à minha mente algo em que eu conseguia realmente me concentrar para aumentar a dopamina e, portanto, acessar o estado de flow. Reserve um momento para pensar em qual atividade você mais ama, que lhe dá a sensação mais ampla de recompensa. A atividade que você selecionar é essencial para prosperar com um cérebro com TDAH. Veja algumas ideias a seguir.

ARTÍSTICAS	EDUCATIVAS	ESPORTIVAS
Desenho	Estudo	Futebol
Escrita	Resolução de problemas	Natação
Pintura	Quebra-cabeças	Musculação
Música	Podcasts	Dança
Vídeo	Leitura	Golfe
Artesanato	Aprender uma nova	Ioga
Colagem	habilidade	Ciclismo

Enquanto avança neste livro, essas ideias ficarão cada vez mais claras. Logo você terá um cérebro mais disciplinado, concentrado e realizado.

Desafio

Proponho agora que você aceite o "Desafio do estado de flow". Para cumpri-lo, você precisa conseguir um período de trabalho profundamente concentrado toda manhã e outro toda tarde nos próximos sete dias. Isso pode incluir se concentrar num projeto essencial e importante para você, trabalhar numa solução criativa para um problema profissional, desenvolver um projeto artístico, arrumar a garagem ou apenas se concentrar profundamente na leitura diária de *A DOSE certa.*

Com o desafio do estado de flow selecionado, não se esqueça de contar a alguém o que vai fazer. Pode ser um amigo, o cônjuge ou um membro da família. Isso aumenta sua responsabilidade de conseguir, além de oferecer a oportunidade de conversar com a pessoa sobre esse tópico.

DICA FUNDAMENTAL:

Pense na ciência da força de vontade explicada na introdução à dopamina quando quiser entrar no estado de flow. A cada momento de sucesso ao evitar a distração e se manter concentrado, seu CCMA se acende, e a capacidade de entrar no estado de flow aumenta.

2

Crie disciplina em casa

DOPAMINA
DISCIPLINA
DOPAMINA
DISCIPLINA
DOPAMINA
DISCIPLINA
DOPAMINA
DISCIPLINA
DOPAMINA
DISCIPLINA
DOPAMINA

Primeiro, vamos classificar sua disciplina.

Aqui nos referimos especificamente à sua disciplina no ambiente doméstico. Dê uma nota de 1 a 10 à sua capacidade de manter seu quarto arrumado. Seja franco.

1 → 10

1 = terrível
10 = incrível

Entenda a DISCIPLINA

Nosso ambiente externo reflete o ambiente interno. Crie um espaço limpo para sentir a mente limpa.

Nossa próxima Ação da DOSE é uma das mais simples e importantes. Para otimizar a química do cérebro, você precisa desenvolver Disciplina. Ser disciplinado é uma característica fundamental da pessoa feliz e altamente funcional no mundo moderno. No entanto, ser disciplinado num mundo que luta constantemente para puxar você para o prazer de curto prazo e afastá-lo de suas metas é dificílimo. Nesta fase da leitura, você vai desenvolver autocontrole. Agir assim aumentará seu nível de dopamina,[36] além de aprimorar a capacidade de se engajar em todas as ações que virão na jornada da DOSE.

Na busca de desenvolver disciplina, é interessante pensar em alguns grupos de pessoas, como os integrantes das Forças Armadas, os atletas e os monges e as freiras, todos inacreditavelmente disciplinados. A disciplina, nessas áreas, é desenvolvida, de forma gradativa, pelo modo como essas pessoas se engajam no ambiente onde vivem.

A meta não é apenas reforçar sua disciplina, mas ajudá-lo a desenvolver um nível ótimo de amor e atenção pelo ambiente onde vive, cuidar do lar, de seu quarto, da sala de estar, da área de trabalho. Torná-los ambientes tranquilos e aconchegantes para descansar, trabalhar e socializar é importante. Durante minha criação, minha mãe fez algo inteligentíssimo que me ajudou a desenvolver essa habilidade de cuidar do ambiente doméstico. Quando eu tinha uns 5 anos, ela costumava dizer: "Adoro que você adora manter seu quarto bem organizado". Leia de novo. "Adoro que você adora." Desde pequeno, minha mente começou a sentir e acreditar profundamente que eu adorava ter um quarto organizado. Quando cresci, esse amor se tornou muito real. Mesmo quando estou meio abatido e preciso de uma dose de produtividade para me motivar, ou num processo mental mais ansioso e preocupado e preciso criar mais calma à minha volta, adoro organizar meu ambiente para ter o espaço mental que procuro.

1º DIA:

TAREFA

Você já notou que, embora a tarefa seja potencialmente incômoda, quando termina de limpar e organizar a casa vem um sentimento de satisfação e realização? É para isso que serve a dopamina: para você se engajar em atividades que exigem esforço e acrescentam valor à vida.[37]

Hoje, a meta é simples: limpar um cômodo de sua casa. Aconselho escolher seu quarto. O quarto é uma externalização da mente. Limpe-o e observe o que acontece. A atividade e a realização da faxina aumentarão o nível de dopamina e limparão a mente.[38] Para obter o máximo aumento de dopamina, você precisa, de fato, limpar. Pode ser necessário abrir o armário e as gavetas, e reorganizá-los. Talvez precise desfazer a cama, lavar os lençóis e até passar o aspirador. Lembre-se de cumprir uma etapa de cada vez. Por exemplo, comece com a cama. Depois, arrume as roupas. Então, organize as coisas aleatórias que estão na mesinha de cabeceira. Fazer uma etapa de cada vez reduz a sensação de sobrecarga, caso a tarefa pareça assustadora. Eu orientaria você a colocar sua *playlist* favorita (veja mais ideias sobre música na Parte 4, Endorfinas) enquanto faxina o quarto. A meta é criar no quarto um ambiente aconchegante.

2º DIA:

TAREFA

Depois de concluir o quarto, vamos para o ambiente onde você trabalha. Pode ser uma área do quarto ou outro ponto da casa. Seja onde for, é importantíssimo para sua produtividade que essa área se torne limpa e organizada e assim permaneça. Reserve algum tempo hoje para arrumá-la. Isso dará ainda mais apoio à nossa missão de ajudar você a atingir o estado de flow quando estiver trabalhando. Observação: se sua profissão não envolve ter um ambiente de trabalho em casa, concentre-se em arrumar a cozinha.

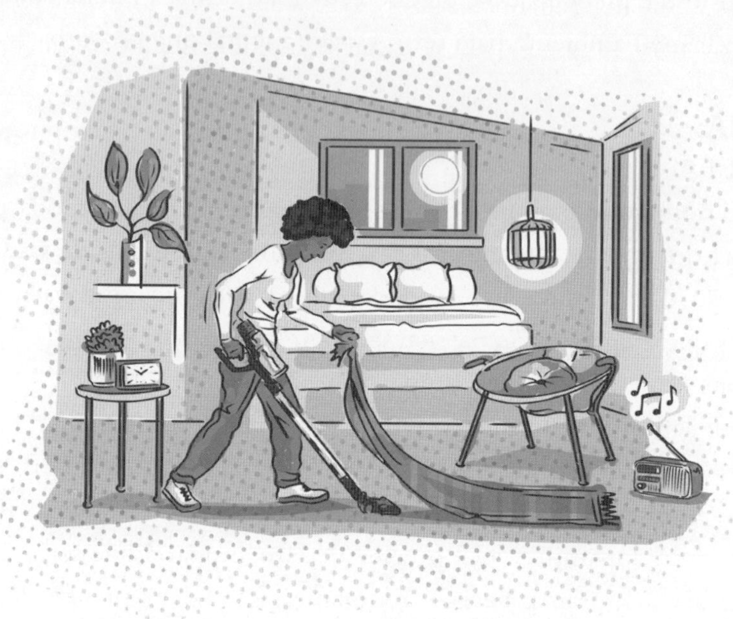

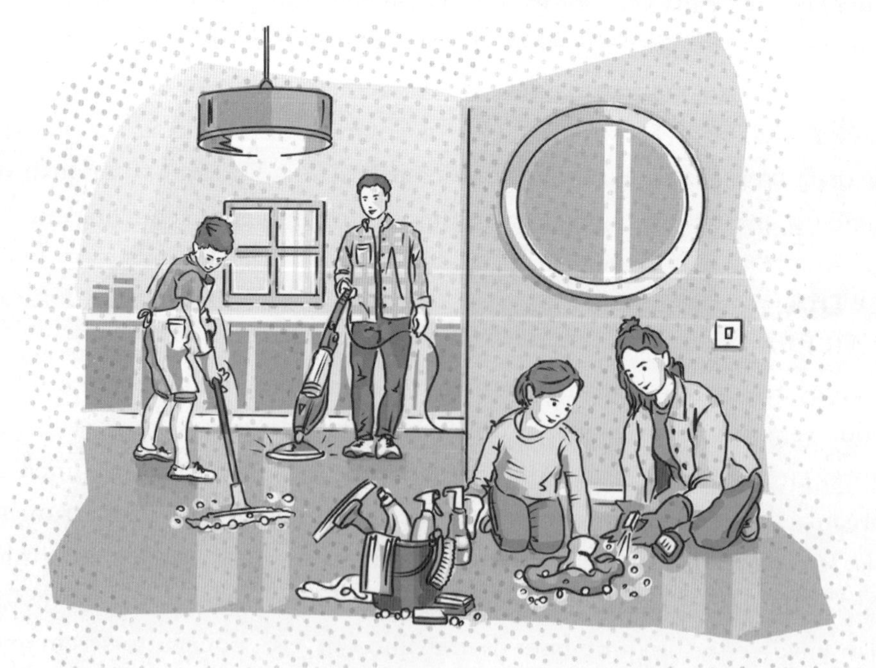

Enquanto progride, note o sentimento de satisfação e realização que surge. Nos dias seguintes, seu foco primário deve ser organizar progressivamente a casa inteira, uma etapa de cada vez. Sei que essa é uma tarefa significativa a cumprir. Avance em seu ritmo. Se mora com outras pessoas, como cônjuge, amigos, pais ou filhos, seria valiosíssimo envolvê-las de algum modo, se possível. Diga-lhes que está lendo *A DOSE certa* e que isso seria ótimo para elas também aumentarem a dopamina. Tenho certeza de que gostariam disso!

Colaborar coletivamente para garantir que o ambiente doméstico seja organizado é um ato simples de contribuição e bondade com os outros. Contribuição é algo que exploraremos com profundidade na Parte 2, Ocitocina.

Agora, com o lar mais organizado, nossa meta é mantê-lo assim. Isso se inicia com o modo como você começa seu dia.

A primeira coisa que quero que você faça todo dia, imediatamente após se levantar, é arrumar a cama.

Quero que faça isso antes de pegar o celular, antes de qualquer outra coisa. Esse simples ato de disciplina e realização dará o tom do restante do dia. No próximo capítulo, sobre jejum de celular, alteraremos de forma significativa sua relação diária com o telefone; mais tarde, construiremos meticulosamente a rotina matinal perfeita para você.

Com a conclusão da tarefa de fazer a cama, quero agora que você passe a ver todas as tarefas domésticas com outros olhos e compreenda a importância e o impacto de cumpri-las em seu nível de motivação. Por exemplo, se você estiver com a dopamina baixa, a sensação pode ser de preguiça e letargia, e a ideia de cumprir uma tarefa profissional é desafiadora. Em momentos assim, a organização do ambiente é um modo perfeito de aumentar o nível de dopamina e se preparar para uma tarefa que exija esforço significativo – por exemplo, antes de entrar numa atividade em estado de flow.

Toda vez que tiver de esvaziar a lava-louça, lavar os pratos, levar o lixo para fora, veja essas tarefas como valiosas para sua saúde mental. Sei que parece incomum, mas, se passar uma semana implementando a disciplina nesse aspecto da vida, você começará a ver que ela se transfere para outras áreas.

Preste atenção e veja se sente o estado de flow durante a faxina. Talvez você note que, no começo, é chato e exige um monte de esforço. Aos poucos, você começa a ganhar ímpeto. É o início do estado de flow. A dopamina está subindo no cérebro e faz a tarefa parecer mais fácil e satisfatória.

Estratégia

As QUATRO ÁREAS PRINCIPAIS a se concentrar para manter a disciplina são:

1. ARRUME A CAMA TODAS AS MANHÃS
2. MANTENHA O QUARTO ORGANIZADO
3. DEIXE O ESPAÇO DE TRABALHO ORGANIZADO
4. LAVE A LOUÇA REGULARMENTE

Desafio

Proponho agora que você aceite o "Desafio da disciplina". Para cumpri-lo, você precisa faxinar o quarto, o espaço de trabalho e a cozinha nos próximos três dias.

Enquanto cumpre o desafio, não se esqueça de contar a alguém com quem tenha intimidade o que vai fazer. Um amigo, cônjuge ou membro da família. Isso aumenta sua responsabilidade de ter que ir até o fim e cria a oportunidade de conversar com a pessoa sobre o valor de se dedicar mais frequentemente a essa atividade.

3

Rompa o vício em celular

DOPAMINA
JEJUM DE CELULA
DOPAMINA
JEJUM DE CELULA
DOPAMINA
JEJUM DE CELULA
DOPAMINA
JEJUM DE CELULA
DOPAMINA
JEJUM DE CELULA
DOPAMINA
JEJUM DE CELULA
DOPAMINA

Primeiro, vamos classificar até que ponto seu relacionamento com o celular é saudável.

Aqui, nos referimos especificamente ao tempo que você passa olhando a telinha todo dia. Dê a si mesmo uma nota de 1 a 10: até que ponto você é viciado em celular? Seja franco.

1 → 10

1 = terrível (o celular não sai da mão)
10 = incrível (só uma olhadinha às vezes)

Entenda o JEJUM DE CELULAR

Parabéns por chegar à terceira ação do efeito DOSE. Não subestime o poder do que já está conseguindo nesta jornada. Agora você está bem adiantado no caminho de otimizar a química do cérebro! Chegou a hora de discutirmos seu relacionamento com o celular.

O celular é nosso foco aqui por ser o método mais comum de acessar a internet. No entanto, se utiliza outros aparelhos para verificar conteúdos on-line, então essa orientação também se aplica a eles.

Este capítulo será um dos aspectos mais centrais da DOSE e terá um impacto imenso sobre o modo como você se sente. Em primeiro lugar, é preciso reconhecer que o vício em celular é inacreditavelmente comum. É normal que você adore ficar no aparelho o tempo todo, acessando redes sociais. Com o aumento progressivo da compreensão da dopamina sabemos agora que o celular, sobretudo por causa das redes sociais, oferece um pico de dopamina instantâneo.[39] Esses picos de dopamina são muito desejáveis, e agora inventamos um modo para rapidamente satisfazer à profunda ânsia dopaminérgica interior de forma rápida e simples: abrindo uma rede social. No entanto, picos rápidos não conquistados pelo esforço derrubam o sistema da dopamina e nos deixam desmotivados, letárgicos e abatidos.[40]

Passei muitos anos pesquisando a possibilidade de desenvolver uma relação mais saudável com o celular. Como toda a orientação que ofereço neste livro, isso reverbera imensamente dentro de mim. O celular é viciante para mim de um jeito inacreditável. Amo meu celular e, desde bem pequeno, sempre tive adoração absoluta pela tecnologia. Adorava videogames, iPads, computadores, todo item tecnológico com que tive contato. Ganhei meu primeiro iPhone aos 12 anos, o iPhone 3GS. Era incrível. Ao mesmo tempo, abri minhas primeiras contas nas redes sociais e descobri a alegria que também encontrava nelas ao me conectar com pessoas para falar de minha vida. Aos poucos, meu vício nessas plataformas se intensificou. Tudo isso estava em nível controlado até inventarem o TikTok, que explodiu durante a pandemia de covid-19. Essa plataforma popularizou o conceito de vídeos curtos de visualização rápida. Se dedicar um segundo para pensar em sua relação com o celular, pode não se dar conta de que, nos últimos três ou quatro anos, o tempo que passa com o aparelho aumentou significativamente. Agora, todas as plataformas copiaram o modelo do TikTok, com produtos como os *reels* do Instagram e os *shorts* do YouTube. Esses vídeos curtos causam um aumento enorme do estímulo da dopamina[41] – muito mais do que o texto e as fotos conseguiam. Devido ao aumento imenso e rápido da dopamina, esse é o aspecto de seu celular que pode causar o surgimento do estado de baixa dopamina. Se ainda não percebeu, com certeza observará agora: quando consome vídeos curtos por algum tempo, tudo é incrível durante a rolagem, mas, quando finalmente pousa o celular, você se sente abatido e letárgico. É que seu cérebro se debilitou e esgotou a dopamina, um recurso vital.

Além dos vídeos curtos, constantes notificações, e-mails, mensagens, *stories* e alertas de notícias negativas causam picos rápidos de dopamina no cérebro.[42] Para melhorar sua relação com o celular, vamos nos concentrar em dois aspectos fundamentais. Criá-los em sua vida transformará a motivação que você sente a cada dia.

Estratégia

Primeiro, jejum de celular, ou seja, dar uma tempo de usar o aparelho. Você deve conhecer o jejum como uma prática religiosa em que os indivíduos passam um período prolongado sem comer. É algo que os seres humanos fizeram instintivamente como prática espiritual durante milhares de anos. O interessante é que hoje a ciência moderna está mostrando o benefício que o jejum pode trazer à saúde fisiológica e psicológica (para saber mais, ver Capítulo 13, sobre saúde intestinal). Assim como hoje ficamos atentos para não consumir alimentos em excesso, é preciso ficar atento para não consumir conteúdo de celular em excesso. O jejum de celular leva esse conceito à sua relação com o aparelho. Agora, chegamos a um ponto como sociedade em que temos que desenvolver uma prática clara e diária de "jejuar" do celular. Isso vai permitir que a dopamina se recupere e criar a oportunidade de mais conexão e restauração. Em segundo lugar, a configuração do celular. Devemos aproveitar os vários recursos do aparelho que nos permitem acompanhar o uso, além de nos desconectar dele com mais regularidade.

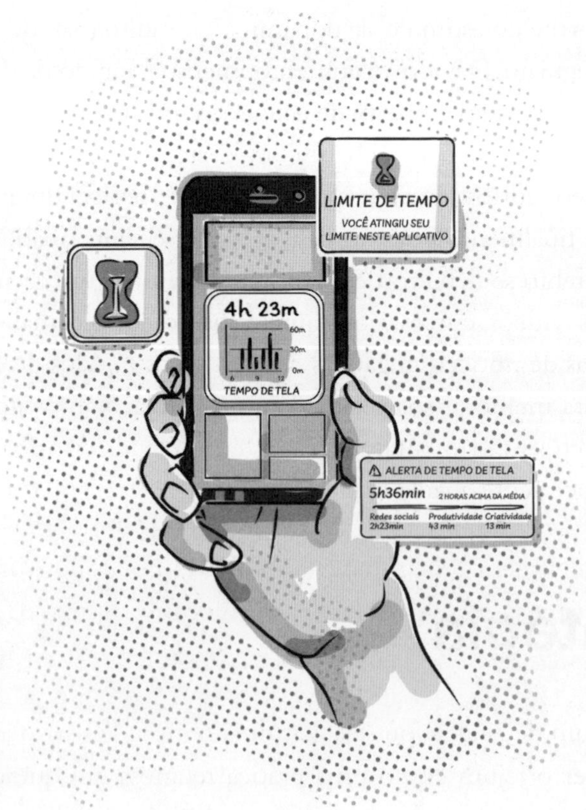

1º ESTÁGIO:
JEJUM DE CELULAR

O jejum de celular é um conceito simples e impactante que desenvolvi para mim quando trabalhava para controlar meu vício no aparelho. Há uma razão muito específica para eu ter escolhido essa rota para ajudá-lo a mudar sua relação com o celular. Você já deve ter percebido que, se o celular estiver por perto, é quase inevitável pegá-lo. Digamos, por exemplo, que você esteja tentando assistir a um programa de TV e o aparelho esteja a seu lado no sofá. Por mais que resista, se sentir um pouquinho que seja de tédio, o celular, de repente, vai estar em suas mãos. Para reduzir significativamente o uso do aparelho, é preciso que haja janelas temporais durante o dia, mantendo o celular fora de alcance.

O primeiro componente do jejum de celular envolve o grandioso desafio de não pegar o celular assim que acordar. Sim, sei muito bem como é difícil. No entanto, depois de ensinar mais de 50 mil pessoas a melhorar a saúde mental, não há dúvida de que essa é uma das mudanças mais populares e impactantes que já vi alguém fazer.

Durante a noite, como parte do processo restaurador do sono, o cérebro regenera a dopamina. Faz sentido, porque é bom que o cérebro acorde com abundância de dopamina para você se sentir motivado a começar o dia[43] (novas ideias para otimizar o sono profundo estão na Parte 3, Serotonina, principal substância envolvida na regulação dos padrões de sono). Nesse momento do despertar, com abundância de dopamina no cérebro, duas coisas podem ocorrer: 1) você conclui uma atividade que exige algum tipo de esforço físico ou cognitivo, e o nível de dopamina começa a subir; 2) você pega o celular, o mundo das notícias, notificações e redes sociais e, imediatamente, há um pico e uma queda do sistema da dopamina. Lembrar-se de que a dopamina é responsável por todo o ímpeto e foco no dia que começa é fundamental para colocar o sistema da dopamina na direção certa.

A rotina matinal

Com o que aprendemos no Capítulo 2, sobre disciplina, iniciar o dia arrumando a cama é um jeito ótimo de imediatamente começar a criar dopamina. Depois, escove os dentes e jogue água fria no rosto. Se é uma rotina ir ao banheiro assim que levanta, é nessa hora que a rolagem de tela costuma acontecer. Para mim, esse hábito foi dificílimo de romper. Sabendo que esforço cria dopamina, substituí o celular pela leitura nos poucos minutos no vaso. Como sabemos pelo estado de flow, ler é uma atividade fantástica para o cérebro. Se você adotar a prática matinal diária de ler algumas páginas deste livro, seu cérebro será instintivamente atraído pelo aprendizado no restante do dia. Isso ocorre em consequência da interessante neurociência que demonstra que, não importa de onde recebemos nosso primeiro pico de dopamina, o cérebro segue por essa direção o dia todo.[44] Portanto, escolher um desses comportamentos saudáveis da dopamina no início do dia é essencial.

EXEMPLOS BÁSICOS de comportamentos matinais saudáveis:

1. ARRUMAR A CAMA
2. SAIR AO AR LIVRE
3. CHUVEIRADA FRIA
4. LAVAR O ROSTO
5. LER
6. ESCOVAR OS DENTES

Depois, há duas rotas para sua manhã. Uma é se preparar imediatamente para o dia: tomar banho e se vestir. A outra é sair por um breve período para ver o sol. A meta é simples. Só olhe o celular depois de estar pronto para o dia ou de ter saído e visto a luz do dia. Uma frase básica que digo a mim mesmo toda manhã é:

"Tenho que ver o sol antes de ver as redes sociais."

Esse é um bom mantra para a vida.

Ótimo. Agora, o primeiro componente do jejum de celular está concluído, muito bem.

Em toda a jornada da DOSE, componentes adicionais serão acrescentados à rotina matinal para otimizar ainda mais a química do cérebro.

A rotina noturna

O segundo componente do jejum de celular envolve o modo como você usa o aparelho à noite. É facílimo passar uma parte significativa da noite rolando sem pensar as várias plataformas de redes sociais e continuar verificando assuntos de trabalho. Sem que você perceba, o tempo voa, e o verdadeiro propósito da noite, seja ele conexão, descanso ou exercício, perde-se no mundo dos picos rápidos de dopamina dentro do celular. Com isso em mente, agora você assumirá o compromisso de, todas as noites, passar um período prolongado distante do telefone. A meta é atingir um mínimo de sessenta minutos sem nem olhar o celular. Há quatro momentos da noite em que você pode fazer jejum de celular.

1. Ao se exercitar

O exercício é uma oportunidade perfeita de obter algum tempo longe do celular. Você pode ir à academia e deixar o aparelho no armário ou sair para caminhar, correr, pedalar ou nadar à noite com o celular no modo avião. Outra maneira brilhante de se afastar do celular à noite é praticar algum esporte. Recentemente, reacendi meu amor pelo tênis. Eu amava esportes quando criança, e trazer isso de volta à vida adulta tem sido incrível. Você vai ver outras ideias na Parte 4, Endorfinas, em que reforço sua relação com o exercício.

Observe que muitos se identificarão com "mas preciso de minha música para me exercitar". Vou guiá-lo para experimentar os exercícios totalmente sem celular. No entanto, se essa opção não for viável, deixe o celular no modo avião e ouça SOMENTE música. Não ceda a nenhuma forma de distração ou notificação.

2. Ao comer

O jantar é uma ótima maneira de passar algum tempo desconectado do celular. Enquanto cozinha e come, deixe o aparelho em outro cômodo. Você pode deixar música, um podcast ou um audiolivro tocando, se precisar desse estímulo. A meta é se afastar da dopamina rápida e das notificações constantes. Para quem mora com a família, há uma pesquisa interessantíssima que demonstra o valor significativo para a saúde mental dos jovens de envolver os filhos no processo de preparar as refeições, sentarem-se juntos em família e limparem a cozinha coletivamente.[45] Isso ajuda os jovens a se afastar da tecnologia, se conectar com a família e aprender a importância da contribuição. Contribuir para os outros é um componente vital da mente saudável, e vamos ver isso com mais detalhes no Capítulo 11.

3. Ao socializar

A conexão social é um dos ingredientes centrais da mente feliz e saudável. Aos poucos, os celulares começaram a interromper a qualidade da conexão social que podemos vivenciar. Tenho certeza de que você notou o sentimento frustrante de tentar conversar com alguém e a pessoa ficar o tempo todo olhando o celular. Quer seja sair para passear com alguém, jantar fora ou ficar em casa, use essa oportunidade para passar no mínimo sessenta minutos longe do celular e se conectar com pessoas queridas.

4. Ao assistir à TV

Esse aqui é incomum. Talvez você pense: assistir à TV... qual é a diferença entre isso e olhar o celular? Tenho certeza de que você tem sentido cada vez mais dificuldade de assistir à TV sem mexer no celular o tempo todo durante o programa ou o filme. Quando se trata do cérebro e, principalmente, da dopamina, se olharmos como a TV e as redes sociais se comparam, veremos diferenças significativas.

Assistir à TV exige que seu cérebro se engaje pelo menos em algum esforço, já que você precisa se concentrar e prestar atenção ao que está assistindo para sentir algum prazer. Rolar os vídeos das redes sociais não exige nenhum esforço para receber prazer. Costumávamos temer que a TV destruísse a mente dos jovens; agora, estou nas escolas treinando-os a passar algum tempo assistindo à TV sem o celular, e essa é uma vitória. (É claro que a prioridade número um é deixá-los ao ar livre, conectando-se entre si.) Esta noite e de hoje em diante, quando assistir à TV, deixe o celular em outro cômodo e observe as diferenças no modo como você se sente.

Quando fizer o jejum de celular à noite, seja durante uma atividade social ou ao assistir à TV com a família ou os amigos, é importante que as pessoas com quem você está também se engajem nesse desafio. Isso é vital, como consequência da chamada dopamina antecipatória.[46] *Talvez você já tenha notado que, quando vê alguém pegar o celular, de repente vem a vontade rápida de pegar o seu também. Isso pode acontecer com outras atividades de dopamina rápida. Se passar por um bar e vir alguém tomando uma taça de vinho, você pode ficar com vontade de tomar vinho também. Acontece o mesmo com alimentos insalubres, cigarro etc. A dopamina antecipatória surge quando o cérebro observa alguém praticar uma atividade dopaminérgica e cria um aumento de dopamina para antecipar o pensamento de também praticá-la. Então, esse aumento da dopamina cria o desejo de também receber dopamina dessa forma. Para seu jejum de celular ser bem-sucedido, quando você estiver com outras pessoas, é essencial que ninguém pegue o celular, senão será dificílimo resistir à ânsia criada pela dopamina antecipatória.*

2º ESTÁGIO:
CONFIGURAÇÃO DO CELULAR

1. Tempo de tela

Verifique se o *widget* de tempo de tela está localizado na tela inicial ou na segunda tela do aparelho, para poder conferir diariamente quanto usa o celular. O gráfico na próxima página oferece uma indicação simples do que é uso saudável do que é insalubre. Se você estiver na faixa de uma hora por dia, incrível. Seu cérebro será capaz de prosperar. Se estiver na de duas horas por dia, também é um número ótimo e saudável. É nas três horas que você começa a atingir o limite superior do que o cérebro é capaz de gerenciar. Acima de três horas, quatro, cinco e seis, o cérebro terá dificuldades. Lembre-se: isso não é raro quando seu tempo de tela é muito alto. O jejum de celular, que reduz o uso diário, terá um impacto imenso e melhorará significativamente sua sensação de bem-estar mental.

2. Notificações

Desligue quase todas as notificações. A princípio pode parecer estranho, mas ficamos acostumadíssimos a sentir que precisamos ser notificados o tempo todo. Isso cria picos no sistema de dopamina e uma ânsia muito maior de pegar o celular. Com exceção de chamadas de emergência de seus "favoritos", desligue todas as notificações de todos os aplicativos. (Desligue também os selos nos ícones.) Isso permite que você se sinta empoderado para ir aos aplicativos quando escolher usá-los, em vez de se sentir compelido a abri-los o tempo todo quando eles chamam.

3. Aplicativos de redes sociais

Mova todos os aplicativos de redes sociais para uma pasta na segunda tela. Quando eles são fáceis de acessar, a frequência com que você se engaja neles aumenta.

Momentos de rede social

Uma regra diária simples para viciados em redes sociais

Como alguém com grande dificuldade de controlar o vício em redes sociais, uma regra que criei para mim e teve um impacto transformador foi o que chamo de "Momentos de Rede Social" ou "MRS". Há três momentos principais em meu dia que reservo para verificar as redes sociais sem culpa.

Como sabemos pelo entendimento da dopamina, um dos maiores desafios é que, se abrirmos as redes sociais a cada momento de tédio, ela se desgasta. Com isso em mente, se você selecionar três momentos principais para rolar a tela, o sistema da dopamina consegue se regenerar nos intervalos.

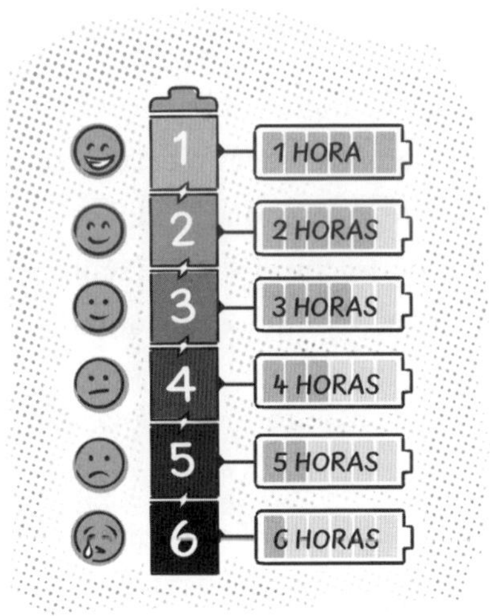

Pergunte-se em que aplicativo você é mais viciado. Quando tiver a resposta, escolha seus três momentos. Os meus são 10 horas, 15 horas e 20 horas. Escolhi esses três para...

1. Evitar as redes sociais logo cedo e conseguir me manter motivado no início do dia.
2. Não passar o horário de almoço inteiro olhando o celular.
3. Fazer exercícios antes de me distrair com as telas e procrastinar.
4. Minha regra para o último acesso às 20 horas é que tenho que jantar e lavar a louça antes de entrar nas redes sociais.

Reserve um momento para considerar quais serão seus três momentos no dia. Pode ser um pela manhã, um perto da hora do almoço ou no início da tarde e outro após o jantar. Depois de selecioná-los, conte a um amigo ou familiar seus MRS, para se comprometer com essa nova ideia. Por maior que seja o desespero, não entre nas redes sociais fora dos horários escolhidos. Embora o começo seja difícil, a força de vontade logo aumentará, e o sentimento positivo que você terá em consequência da redução da visita às redes sociais vai motivá-lo a continuar.

Muitas vezes, quando integram à vida essa regra dos MRS, as pessoas observam que, mesmo sem perceber, o polegar tem o hábito entranho de ir até os aplicativos da tela inicial e tocar neles. É fundamental que você remova todos os ícones de redes sociais da tela inicial. Então, durante os MRS, você simplesmente procura o aplicativo. É comum as pessoas dizerem que isso tem um impacto extremamente benéfico.

Desafio

Proponho agora que você aceite o "Desafio do jejum de celular". Para cumpri-lo, você precisa fazer jejum de celular ao acordar e uma vez a cada noite nos próximos sete dias.

Durante o desafio, inclua outras pessoas. Um amigo, cônjuge ou membro da família. Isso aumenta a responsabilidade entre vocês e cria a oportunidade de todos terem uma discussão sobre o uso diário do celular. Observe atentamente qualquer mudança no modo como você se sente em decorrência de passar menos tempo no celular. Confira quais atividades sem celular você mais gosta!

4

Adote o desconforto

DOPAMINA
ÁGUA FRIA
DOPAMINA
ÁGUA FRIA
DOPAMINA
ÁGUA FRIA
DOPAMINA
ÁGUA FRIA
DOPAMINA
ÁGUA FRIA

Primeiro, vamos classificar sua capacidade de sair da zona de conforto.

Dê uma nota de 1 a 10 a quão bom você é para se forçar a sair dela. Seja franco.

1 → 10

1 = terrível
10 = incrível

Entenda a ÁGUA FRIA

Nos últimos anos, tenho certeza de que você observou o aumento meteórico da popularidade de chuveiradas frias, banhos de gelo e natação no mar.

Talvez você já tenha ouvido falar de Wim Hof, um holandês muito interessante que é o pioneiro da popularização desse fenômeno. Neste capítulo, vou mostrar a ciência que prova por que mergulhar o corpo em água fria tem um efeito incrivelmente positivo, não só por supercarregar o sistema da dopamina, mas também pela série de benefícios físicos e psicológicos adicionais. É claro que tenho plena consciência do fato de que congelar no chuveiro frio não parece uma experiência muito prazerosa. Com isso em mente, vou aplicar o melhor discurso para vender minha crença de que vale a pena acrescentar essa ferramenta ao dia a dia.

Antes que eu comece a explicar, quero que você relembre uma vez em que pulou na água fria. Algum momento nas férias em que você entrou correndo no mar gelado ou pulou numa piscina. Pode ter detestado a ideia e gritado ao primeiro contato com a água gelada. Mas tenho certeza de que teve aquela sensação refrescante e energizante quando o corpo mergulhou e a sensação subsequente de realização quando saiu e se aqueceu. Um esquete popular que adoro de Michael McIntyre (um comediante incrível do Reino Unido) descreve a experiência incômoda em que você tenta se convencer a pular na água fria enquanto seu amigo nada de maneira descontraída e diz "ah, é ótimo, depois que você entra". Como descobriremos, isso realmente é verdade. O corpo é uma máquina física com uma capacidade incrível de sobreviver no ambiente selvagem. Quando você entender os benefícios da água fria, essa prática se tornará fundamental para lhe dar apoio na vida.

Para entender como mergulhar o corpo em água fria pode ser benéfico para o nível de dopamina, precisamos voltar ao modelo do equilíbrio dor-prazer (ver página 27). Como vimos, a capacidade do cérebro de sentir prazer e dor está no mesmo lugar e funciona como uma gangorra. Nas atividades difíceis e dolorosas, o cérebro evoluiu para provocar uma resposta de prazer e nos manter motivados e resilientes aos desafios da jornada ancestral que nos trouxe a este momento como seres humanos. Além disso, se, durante a jornada, só buscássemos o prazer com sexo ou comida e tivéssemos pouco foco nas atividades que exigem esforço e possibilitassem a sobrevivência, o cérebro nos provocaria uma resposta de "dor" para reforçar que esse não é o estilo de vida correto para otimizar a sobrevivência.

Agora, reserve um momento para se imaginar em pé sob o chuveiro gelado. Será uma atividade bem longe de prazerosa; pelo contrário, ela traz dor. Nesse momento, quando a água fria atinge o corpo, o mecanismo dor-prazer é acessado. Para dar algum contexto da força com que ele entra em ação, vou explicar como certos comportamentos do mundo moderno afetam o nível de dopamina.

Para entender, precisamos recordar que, a qualquer momento, você tem alguma quantidade de "linha de base de dopamina", que circula pelo cérebro e pela corrente sanguínea. Estudos já demonstraram que drogas potentes e de alto poder viciante, como a cocaína, aumentam rapidamente duas vezes e meia a linha de base de dopamina,[47] ao ativar a resposta de prazer no cérebro. Logo depois, assim que o efeito se esgota, o lado alternativo da gangorra começa a funcionar para o cérebro retornar ao estado de equilíbrio e, portanto, cria uma resposta proporcional de "dor" no cérebro, sentida como ansiedade ou depressão.

A respeito disso, um fascinante estudo avaliou a reação fisiológica do cérebro e do corpo humano a diversas temperaturas da água e revelou que a água fria também aumenta duas vezes e meia a linha de base de dopamina,[48] igual à cocaína! Isso ocorre porque a baixa temperatura provoca a reação de "dor" no cérebro e, portanto, no reequilíbrio da gangorra, cria um aumento do prazer e, consequentemente, a motivação do indivíduo. Assim, em vez de ter impacto negativo, a água fria cria uma sensação positiva. Sobre essa estratégia de elevar significativamente o nível de dopamina com a imersão em água fria, é importante mencionar que dopamina e adrenalina estão interligadas.

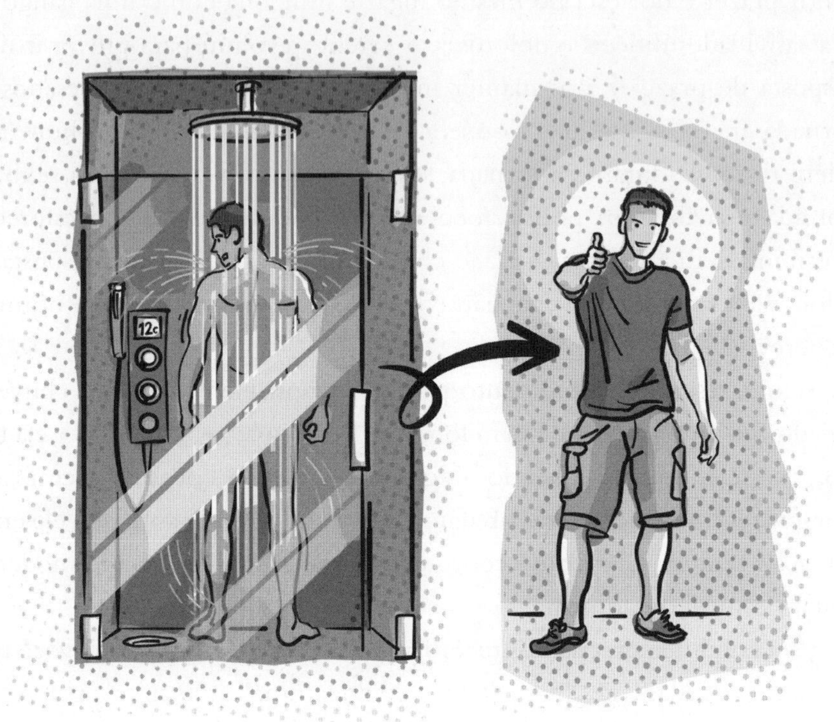

A adrenalina é o hormônio responsável por energizar o corpo e aumentar o estado de alerta. É interessante que dopamina e adrenalina operam como "primas" no corpo e no cérebro. No momento em que a água fria atinge o corpo, a adrenalina tem um pico, pois o organismo entende que pode haver perigo no ambiente; com esse aumento rápido da adrenalina, a dopamina também sobe, causando um pico significativo da motivação e do foco.

Junto a esse aumento da dopamina – uma das metas primárias de aplicar a DOSE à vida –, ocorre uma série de benefícios adicionais. Foi comprovado que a imersão em água fria melhora o funcionamento do sistema imunológico.[49] Um estudo revelou que indivíduos dos Países Baixos que tomaram banho frio diariamente durante noventa dias tiveram probabilidade 29% menor de faltar ao trabalho devido a doenças do que quem não tomou. Além disso, a chuveirada fria reduz os sintomas depressivos,[50] alivia a dor muscular e articular,[51] melhora a recuperação dos exercícios[52] e reduz a gordura corporal com a queima de "gordura marrom" no período em que o corpo está frio.[53]

Com tudo o que sabemos sobre a dopamina e como ela cria nosso ímpeto, dá para imaginar o valor de aumentá-la significativamente no início do dia. Com a estratégia a seguir e o desafio correspondente, você vai ficar motivado a tomar banhos frios pela manhã para conseguir esse aumento. Isso levará à melhora do foco e da produtividade em suas atividades matinais do estado de flow.

Quando encontrei toda essa pesquisa, quase fiquei irritado, de verdade. Não gostava da ideia de me enfiar embaixo de água fria de manhã, sobretudo no inverno. Em poucos meses, tentei uma série de estratégias para introduzir esse hábito em minha vida de forma sustentável. A estratégia a seguir permitirá que você também consiga.

OBSERVAÇÃO IMPORTANTE: *se você sente alto nível de ansiedade, estresse ou perda de fôlego a ponto de ter dificuldade de se recuperar e voltar ao "estado normal", aconselho enfaticamente que evite tentar a terapia da água fria. Além disso, quando estiver com gripe ou resfriado, é melhor evitar banho frio. Se estiver enfrentando uma doença específica e não souber o efeito da imersão em água fria sobre ela, converse antes com seu médico. Nesses momentos, o "calor" é seu amigo, como você vai descobrir na Parte 4, Endorfinas. Sempre consulte seu médico.*

Lembre-se: desenvolver a capacidade de superar a parte da mente que não quer fazer coisas difíceis é essencial para incorporar comportamentos mais saudáveis à vida! A imersão em água fria é o modo certeiro de conseguir isso.

Estratégia

Para criar o hábito sustentável de imersão em água fria, minha intenção não é que você entre no chuveiro gelado, deteste, me odeie e jogue este livro pela janela. A meta é se acostumar aos poucos com a chuveirada fria. Amanhã de manhã, entre no chuveiro com água morna e leve o tempo de sempre para se lavar. Quando terminar, coloque o chuveiro no frio; não frio o suficiente para que você de fato passe a me odiar, apenas a ponto de sentir uma reação de "dor" no cérebro e no corpo. Nesse momento, comece a inspirar e expirar profunda e lentamente. Lembre-se, o objetivo não é gostar. Quem lhe disser que adora banho frio é uma pessoa esquisita; é para ser difícil, é nessa dificuldade que ocorre a turbinada na dopamina e o treinamento da resiliência. Essas respirações lentas acalmarão o sistema nervoso (mais sobre a compreensão do sistema nervoso na Parte 3, Serotonina). Depois de ficar de cinco a dez segundos sob a água fria, feche o chuveiro e saia do banho. Terminar com o frio ao invés do quente é importante, pois esse período de reaquecimento do corpo contribuirá para a produção de dopamina.

Na manhã seguinte, a meta é simplesmente deixar o chuveiro um pouco mais frio e ficar lá um tempo um pouco maior. Os benefícios virão a partir do momento em que você sentir a água fria no corpo, mas estamos nos esforçando para chegar à meta de trinta a sessenta segundos na água corrente fria. Uma orientação adicional importante: fica mais fácil, se, primeiro, mergulhar a cabeça ou o rosto na água fria. Parece anti-intuitivo, mas na neurociência há o fascinante "reflexo de imersão dos mamíferos", ou seja, quando a cabeça está mergulhada no frio, o corpo realmente regula a temperatura mais depressa.[54] É por isso que, muitas vezes, é mais fácil pular no mar em vez de entrar nele aos poucos.

Música

Uma dica adicional que fez uma ENORME diferença para mim foi usar música. É poderosíssimo por várias razões, como vamos ver na Parte 4. Ponha uma música para tocar antes de entrar no chuveiro. Então, quando a música chegar ao refrão ou à parte de que você mais gosta, esfrie a água na mesma hora. Cante, dance, mexa o corpo. A música elevará seu humor e motivará você a ficar mais tempo na água fria.

Dica de ressaca

Como sabemos pelo entendimento progressivo da dopamina, a ingestão de álcool é um dos comportamentos mais comuns que derrubam o sistema da dopamina. Como a água fria causa o efeito oposto, utilizá-la nos dias seguintes à bebedeira é importantíssimo. Um jeito simples de fazer isso é encher de água e gelo uma vasilha grande e mergulhar o rosto. Faça três rodadas, prendendo a respiração por 10 segundos de cada vez. Mas tome cuidado: não prenda a respiração tempo demais nem deixe o cérebro congelar! Se não conseguir fazer isso, você pode borrifar água fria no rosto para obter um leve aumento da dopamina; é algo que recomendo muito toda manhã, imediatamente depois de acordar.

Desafio

Proponho agora que você aceite o "Desafio da água fria". Para cumpri-lo, você precisa esfriar o chuveiro toda manhã nos próximos sete dias.

Durante o percurso, tente convencer um amigo, cônjuge ou membro da família a fazer a mesma coisa com você! Isso aumenta a responsabilidade de vocês e cria uma oportunidade de conversarem sobre os desafios e os benefícios subsequentes que ocorrem quando se pratica a terapia da água fria.

5

Procure seu objetivo na vida

DOPAMINA
MEU PROPÓSITO
DOPAMINA
MEU PROPÓSITO
DOPAMINA
MEU PROPÓSITO
DOPAMINA
MEU PROPÓSITO
DOPAMINA
MEU PROPÓSITO
DOPAMINA

Primeiro, vamos classificar a clareza de sua meta.

Dê uma nota de 1 a 10 à clareza com que você articula suas metas primárias na vida. Seja franco.

1 → 10

1 = terrível
10 = incrível

Entenda MEU PROPÓSITO

Chegamos ao último capítulo da Parte 1. Um capítulo que, do meu ponto de vista, é o componente mais importante da dopamina e, potencialmente, de todo o livro. Ele vai fazer você pensar no que, de fato, busca na vida – e, mais importante, no que se dispõe a sacrificar para chegar lá.

Por muitos anos, a dopamina foi chamada de "substância da recompensa", aquela que nos dá uma sensação prazerosa quando realizamos alguma coisa. Essa definição não transmite a verdadeira função da dopamina. Conforme o exemplo dos caçadores-coletores, a dopamina sobe quando se está em busca de uma meta, seja caçar um animal, construir um abrigo ou procurar alimento. A dopamina vai subir para nos dar o nível necessário de motivação e foco profundo para obter sucesso no que buscamos. Acreditamos que o objetivo da vida é atingir metas, mas, na verdade, a melhor sensação é buscá-las.[55]

Se observarmos indivíduos que ganham na loteria, celebridades que obtêm sucesso astronômico ou ganhadores de medalhas, veremos essa teoria em ação. Quando se vivencia esse sucesso, é comum surgirem problemas de saúde mental. Isso pode ocorrer porque os indivíduos não têm mais nada a buscar ou perseguir. É importantíssimo para nossa neurobiologia termos necessidade de progresso. Se não fosse esse impulso profundo, simplesmente não teríamos sobrevivido como caçadores-coletores. Por exemplo, se eu encontrasse uma tribo de caçadores-coletores e lhes desse todos os recursos que pudessem imaginar, a princípio eles se empolgariam, mas, em alguns meses, mostrariam sintomas de desmotivação, depressão e preguiça. Não precisariam se engajar em atividades difíceis que aumentam a dopamina por mais tempo e começariam a sofrer as consequências.

É importantíssimo ter o objetivo de buscar algo que pareça possível de atingir, mas que ao mesmo tempo seja desafiador e exija esforço significativo. Além de aumentar a dopamina, ter em mente uma meta específica ajuda a administrar a variedade de comportamentos viciantes a que nos dedicamos. Como mencionei no início deste livro, achei dificílimo controlar uma grande variedade de comportamentos de dopamina rápida. Nos últimos três anos, quando obtive muita clareza de qual era a *meu propósito*, a relação que tenho com esses comportamentos mudou muito. Agora, com um verdadeiro propósito, quando penso em beber demais, para depois ficar de ressaca, assistir à pornografia e matar meu desejo, comer mal ou ficar rolando a tela do celular e procrastinar, volto ao meu propósito e reflito: estou disposto a sacrificar esses picos rápidos de dopamina em nome da felicidade sustentada a longo prazo que a busca me traz? Enquanto continuamos a decifrar qual é seu propósito, ela vai ajudá-lo a sacrificar as doses de prazer de curto prazo em troca dessa forma de verdadeira alegria a longo prazo.

Quando nos aprofundamos na verdadeira função da dopamina, encontramos mais uma razão para que seja fundamental ter uma meta claríssima na vida. A dopamina é projetada para nos manter vivos e faz isso nos engajando nas atividades que aumentam a probabilidade de sobrevivência. Para que a dopamina permaneça no nível mais elevado e saudável possível, você precisa de uma expectativa empolgada de futuro,[56] do mesmo modo que o caçador-coletor precisava saber que tinha comida e abrigo. No entanto, na vida moderna esse mecanismo é um pouco mais complexo. Considere alguns momentos da vida: quando se sentiu abatido demais e quando se sentiu felicíssimo. Muitas vezes, em momentos ruins, o futuro parece desolador e nada parecido com o que gostaríamos. Como o sentimento de perder o emprego, terminar um relacionamento, ter problemas de saúde ou qualquer experiência que anule sua empolgação com o futuro. Por outro lado, em momentos extremamente felizes, como uma promoção no trabalho, estar apaixonado ou os preparativos para uma viagem de férias, você sente o entusiasmo do porvir.

Há uma grande variedade de áreas da experiência humana que podem oferecer uma meta a alcançar. Vamos decifrar o que lhe parece mais apropriado neste momento.

Para isso, temos cinco áreas em que é possível pensar como sua "busca": carreira, família, saúde, criatividade e DOSE. Depois de ler as cinco áreas, vou passar para você um exercício simples para identificar sua busca primária.

1. CARREIRA

A carreira é um dos aspectos mais importantes da vida. Passamos um tempo enorme trabalhando. Considerar que sua busca primária está dentro da carreira é um exercício de valor. Talvez você tenha notado uma sensação muito positiva nos momentos em que sabe que está avançando na carreira. Seja por se destacar num projeto, se esforçar para ser promovido ou ser elogiado por um colega por sua contribuição. Todas essas experiências criam um aumento significativo do nível de dopamina enquanto você trabalha rumo à meta escolhida.

Pense sobre o que mais você quer na carreira. Há algum projeto em que queira arrasar? Pretende receber uma promoção específica ou aumento de salário? Quer assumir mais responsabilidades no cargo?

Selecionar uma meta específica para trabalhá-la profunda e regularmente dará apoio para otimizar o nível de dopamina, além, é claro, de melhorar sua vida.

2. FAMÍLIA

A família é um componente vital do que nos torna humanos e que proporciona a verdadeira felicidade. Continuaremos a descobrir profundamente a importância do relacionamento familiar na Parte 2, Ocitocina. É claro que reconheço que todos os que leem este livro podem estar em posições um pouco diferentes, seja no fim da adolescência, com 20 ou 30 anos, talvez criando filhos, ou com 40, 50 ou 60 anos e ainda precise cuidar da família.

A busca de aprofundar as conexões familiares é um modo brilhante de otimizar a dopamina, além de aumentar a ocitocina. Pondere sobre como reforçar os laços familiares. Você sente que deveria se reconectar com um dos pais? Passar mais tempo com os irmãos? Tirar uma folga para visitar os avós? Ou passar mais tempo sem celular, para se conectar de modo mais profundo com os filhos? Ou, talvez, reforçar a amizade com alguém que se afastou recentemente?

Escolher uma meta específica baseada na família e buscá-la com esforço e atenção reforçará o aumento do nível de dopamina, além de criar mais amor em sua vida.

3. SAÚDE

A saúde, como estamos descobrindo e aprenderemos com cada vez mais profundidade neste livro, é um dos aspectos mais importantes da experiência humana. Um amigo meu chegou a me dizer recentemente: "Quero deixar minha vida em ordem, e tudo começa com a saúde". A meu ver, essa é uma declaração corretíssima.

Quando falarmos sobre serotonina e endorfinas, você vai aprender muito sobre a otimização da saúde, inclusive a do intestino, natureza, exercício, sono profundo e muito mais. Para adentrar no conceito de busca de uma meta, a saúde é um ponto de partida perfeito. Talvez você já tenha notado que, quando começa a se alimentar de forma saudável ou se exercitar mais, a sensação é maravilhosa. É importante entender que isso ocorre tanto em consequência dos benefícios fisiológicos da nutrição e do movimento quanto da realização progressiva rumo à meta.

Qual é sua meta primária de saúde? Você sente que precisa de alimentos mais nutritivos? Precisa sair mais de casa e movimentar o corpo com mais frequência? Priorizar a qualidade do sono? Por fim, precisa marcar uma consulta médica para verificar se suas preocupações têm fundamento?

A busca dessa meta de saúde otimizará o nível da dopamina, além de oferecer uma série de outros benefícios à saúde associados a esses comportamentos mais saudáveis.

4. CRIATIVIDADE

Nos seres humanos, é inato o cérebro incrivelmente criativo. E, mesmo assim, é um aspecto nosso cada vez menos aproveitado conforme avançamos rumo a um mundo mais centrado na tecnologia. Antes, o tempo livre era dedicado a desenhar, pintar, ler ou escrever, mas hoje nos vemos muitas vezes sentados no sofá diante da TV com o celular na mão. Bom... não mais, agora que você está se tornando profissional no jejum de celular!

Por exemplo, se você resolver montar um quebra-cabeça no tempo livre ou começar alguma forma de iniciativa artística ou musical, o impacto em sua vida será incrivelmente positivo. O cérebro quer avançar rumo às metas, e as atividades criativas são perfeitas para conseguir.

O que você buscaria como produção criativa na vida? Seria algum projeto criativo na sua casa? Aprenderia a tocar um instrumento musical? Procuraria um projeto artístico? (Livros para colorir de adultos são muito calmantes.) Ou talvez você descubra que ler este livro possa ser uma atividade criativa.

Reserve algum tempo para pensar sobre sua busca criativa. Uma série de benefícios adicionais surgirá em decorrência disso, como praticar a atividade com alguém: um amigo, os filhos, o parceiro, os irmãos. Ao mesmo tempo, ela vai reforçar ainda mais as metas do jejum de celular de ficar mais tempo longe da tecnologia e das redes sociais e, assim, permitir que a dopamina se recarregue.

5. SUA DOSE

Simplesmente adoro explicar o aspecto da busca na dopamina, pois agora você vai conseguir entender profundamente por que construí este livro deste jeito. A razão para eu ter feito este livro seguindo uma fórmula, com estratégias e desafios, é que, ao pegá-lo, você já entra imediatamente na busca de uma meta. Seja melhorar a capacidade de entrar no estado de flow profundo, de ser mais disciplinado no ambiente doméstico, de fazer jejum de celular regularmente, ou congelando o traseiro na água fria, agora você está em busca da realização.

Se não tem certeza de qual seria sua busca, já lhe dei um caminho. A DOSE é sua busca no período em que estiver lendo este livro e pelo resto da vida.

O simples conceito de entender que seu cérebro anseia profunda e biologicamente por realização e de procurar seu modo exclusivo de criar essa sensação deve se tornar prioridade em sua vida.

Estratégia

Para identificar sua busca, vou sugerir uma das práticas mais impactantes, para não dizer a mais impactante de todas, que já adicionei à minha vida: a caminhada matinal sem celular. Genuinamente, não consigo nem pôr em palavras o que isso fez com minha vida, carreira e saúde mental.

Reserve um momento para considerar qual destas cinco buscas se destaca como a que você mais deseja neste momento.

BUSCA que mais almejo:

1. CARREIRA
2. FAMÍLIA
3. SAÚDE
4. CRIATIVIDADE
5. SUA DOSE

Amanhã de manhã, proponho que caminhe ao ar livre sem o celular. Se precisar dele para se sentir seguro, deixe-o no bolso em modo avião. Vá a um belo ambiente natural e questione-se: "Qual é meu propósito?" e "O que realmente procuro para minha vida neste momento?". No mundo moderno, é muito frequente termos sonhos e esperanças, mas nos distraímos com a dopamina rápida, que o tempo todo afasta deles nossa atenção.

Caso passe cerca de 45 minutos refletindo sobre essa pergunta e conversando consigo mesmo, você voltará para casa com uma visão e um plano para começar essa missão. Eu era daqueles que nunca, jamais, ficava em silêncio. Certa vez, trabalhando na biblioteca da universidade, percebi que estava sem bateria no celular. Eu teria que caminhar quinze minutos para voltar para casa e detestei a ideia de passar esse tempo todo em silêncio.

Soa ridículo quando escrevo isso agora, mas vou confessar que levei o notebook na mão, com os fones plugados nele, para evitar esse silêncio. Eu me identifico profundamente com o desejo de distração e de estar sempre escutando podcasts, música ou programas de TV.

No entanto, agora acredito que o tempo que passei em silêncio nos últimos anos é a prática mais surpreendente que adicionei à vida. Em nosso capítulo sobre a natureza, vamos nos aprofundar nesse tópico do silêncio e em como farei você se sentir à vontade com a quietude, mas comece a priorizá-la como um dos aspectos mais importantes da vida.

Desafio

Proponho agora que você aceite o "Desafio meu propósito". Para cumpri-lo, faça uma caminhada em silêncio ao ar livre, sem o celular, e pondere sobre qual seria a sua meta número um neste momento.

Durante o desafio, converse com alguém em quem confie sobre sua busca. Para iniciar a conversa, descreva a essa pessoa especificamente o que está procurando na vida agora. Ofereça-lhe a oportunidade de considerar a mesma coisa.

Aumente sua DOSE

Na Parte 1, você descobriu a importância de entender o verdadeiro poder do sistema da dopamina. Foi uma aventura incrível em que você experimentou uma série de comportamentos novos que darão respaldo à otimização desse sistema presente no nosso cérebro.

Agora, reserve um tempo para pensar qual das cinco ações primárias da dopamina lhe parece mais importante para continuar a ser priorizada. Seria incrível se todos esses comportamentos permanecessem prioritários em sua vida. No entanto, escolher um comportamento central e trabalhar para que se incorpore profundamente à sua vida é essencial. Faça isso um passo de cada vez e comemore cada mudança positiva que conseguir em seus hábitos.

QUAL SERÁ SUA

Ação primária da dopamina?

1. ESTADO DE FLOW

A capacidade de entrar num estado de foco profundo.

2. DISCIPLINA

Manter o ambiente doméstico calmo, limpo e organizado.

3. JEJUM DE CELULAR

O compromisso diário de encontrar espaço longe do celular pela manhã e à noite.

4. ÁGUA FRIA

Tomar banho frio diariamente para turbinar a motivação.

5. MEU PROPÓSITO

A reflexão e a seleção da meta primária que você procura atingir.

Entendimento fundamental: o princípio mais importante a extrair de sua incrível compreensão da dopamina é que você controla a motivação que sente. Você está ao volante. Se sucumbir à tentação da dopamina rápida com excessiva regularidade, sem dúvida se sentirá letárgico e desmotivado. Buscar algo significativo para você parecerá uma obrigação. No entanto, se priorizar essas novas ações de dopamina que aprendeu, o nível vai subir, e a busca da vida dos sonhos ficará mais fácil do que nunca.

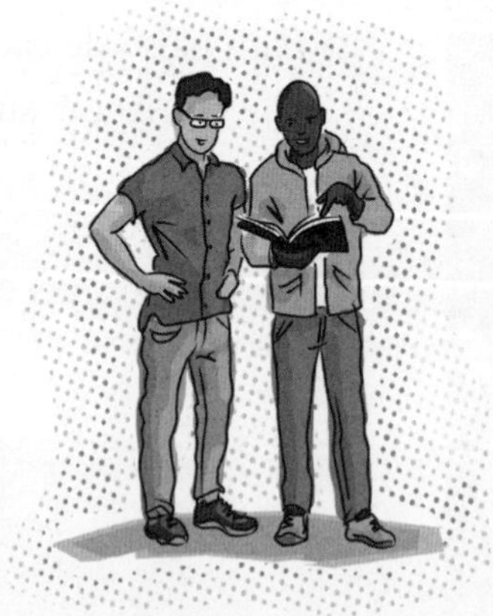

Não se esqueça de conversar com um amigo ou membro da família sobre o desafio primário da dopamina que você escolheu!

PARTE 2

Sinta-se confiante e conectado

OCITOCINA
OCITOCINA
OCITOCINA
OCITOCINA
OCITOCINA
OCITOCINA
OCITOCINA
OCITOCINA
OCITOCINA
OCITOCINA
OCITOCINA

Entenda a OCITOCINA

Bem-vindo à Parte 2 de sua jornada da DOSE. A ocitocina, descrita como "o grande facilitador da vida", é uma das substâncias mais potentes do corpo e uma das mais vitais para a procriação e para nossa sobrevivência como seres humanos.[1]

Isso se deve a seu poderoso impacto sobre o desejo de nos conectarmos entre nós, formar laços, trabalhar intimamente em grupo e ter filhos. Durante muitos anos, estive numa jornada imensa para estudar essa substância e aprender a aumentá-la em minha vida e na das pessoas que me cercam. Vi o impacto transformador da ocitocina sobre os relacionamentos, a crença em nós mesmos e o modo como vemos o mundo.

Na Parte 2, vamos mergulhar na verdadeira função da ocitocina, examinar como o estilo de vida moderno pode reduzir sua ativação e, mais importante, concluiremos uma série de desafios para aprender a aumentar o nível da substância.

Para entender a ocitocina, precisamos voltar ao momento em que você nasceu. Embora não se lembre, nessa hora a ocitocina teve o primeiro pico em seu corpo e seu cérebro.[2] No momento do parto, a ocitocina é liberada no cérebro da mãe e no do bebê para criar a ligação inicial entre os dois.[3] Na mãe, ela cria o desejo forte e inato de cuidar do bebê, de lhe dar amor, de protegê-lo e mantê-lo em segurança. No bebê recém-nascido, cria o desejo profundo desse amor, dessa conexão com a mãe e seus cuidadores, o que ajudará a mantê-lo vivo.[4]

Os princípios da ocitocina

PRINCÍPIO 1

EXIGE CONEXÃO SOCIAL PRESENCIAL DE BOA QUALIDADE

Nos primeiros meses de vida, você começa a receber amor de várias formas: pela amamentação (embora resultado semelhante possa ser conseguido quando a amamentação não é possível), pelo toque físico e por palavras amorosas. Essa experiência vai acumulando cada vez mais ocitocina no corpo e forma um laço profundo entre você e seu cuidador.[5] Enquanto você avança pela vida, a ocitocina continua importantíssima. Em qualquer momento em que recebe ou dá amor aos outros, você e a pessoa com quem está se conectando têm um aumento de ocitocina.[6]

PRINCÍPIO 2

EXIGE UM DIÁLOGO INTERNO GRATO E POSITIVO

Há um componente adicional da ocitocina que é essencial entender, principalmente com o impacto de nosso estilo de vida de base digital. Dar e receber amor não se faz só com os outros; você também pode fazer consigo. Muitas vezes, nossa sociedade, baseada na comparação, faz muita gente ter dificuldade com o narrador interno da mente. Pode ser que seu crítico interno julgue constantemente o modo como você leva a vida, sua aparência, seu sucesso. Isso é prejudicial para a ocitocina. Para otimizar a ocitocina, é essencial integrarmos à vida ações básicas que aquietem essa voz crítica na mente e melhorem, não só sua relação consigo mesmo, mas sua capacidade de se dar amor.[7] Tive que trabalhar muito para mudar meus padrões negativos de pensamento. Sou daqueles que tiveram profunda dificuldade com uma voz interna crítica e condenatória. Portanto, experimentei uma série de estratégias e encontrei algumas que genuinamente transformaram essa voz em minha cabeça e me levaram a uma experiência mental mais amorosa e compassiva. Um efeito colateral interessante ocorrido como consequência dessa alteração de minha relação comigo é o grande impacto sobre meu sucesso nas várias buscas que considero importantes. Tenho incrível confiança de que você sentirá o mesmo ao entrar na próxima fase de sua jornada da DOSE.

A princípio, vamos voltar e pensar em nossos ancestrais e no papel essencial da ocitocina na evolução.[8] Como sabemos pelas noções sobre a dopamina, a sobrevivência está em primeiro plano em todas as nossas decisões comportamentais. No início da evolução, o ser humano teria dificuldade para sobreviver, sozinho, no meio da floresta. No entanto, o indivíduo que trabalha com um grupo de outros seres humanos para encontrar comida e abrigo vai se sair muito melhor. Desenvolvemos, então o desejo profundo de pertencer a um grupo, porque era essencial para a sobrevivência. Em grupo, poderíamos prosperar; sozinhos, nos reduziríamos. Pense nisso ao examinar sua vida. Você pode ter se sentido excluído do grupo de amigos, de um evento, de uma festa e, por isso, se sentiu inquieto e ansioso. O sentimento de exclusão está embutido em nós para criar medo e nos motivar a voltar ao grupo. No fundo de nosso ser, sabemos que estar sozinhos não é um caminho ótimo para sobreviver e prosperar.

Agora, com o desenvolvimento da vida baseada em tecnologia, a situação está mudando depressa. Pense na diferença entre passar o tempo todo conectados, trabalhando juntos, presencialmente, rumo a uma meta comum. Agora, pense em quanta gente passa grande parte do dia diante do computador, trabalhando a maior parte do tempo sozinha. Muitas vezes passamos a noite diante da tela do celular e da TV, mais uma vez sem nos conectarmos com outras pessoas. Evidentemente, essa nova maneira de viver em sociedade vem causando a redução dessa importantíssima substância da conexão. Nossa meta é explorar maneiras de reintegrar as atividades que nos unem e, ao mesmo tempo, continuar nossa vida moderna e digital.

Somos todos diferentes. Alguns mais extrovertidos por natureza podem ter aumento da ocitocina em grandes reuniões sociais.[9] Os mais introvertidos podem ter maior aumento da ocitocina com conversas e experiências mais íntimas com outra pessoa.[10] Seja como for, as duas coisas aumentam o nível de ocitocina e são valiosíssimas para o bem-estar. O que sabemos, com certeza, é que precisamos nos conectar com os outros para sentir o benefício. Precisamos nos sentir amados e dar amor uns aos outros. Pesquisas recentes revelaram que mais de três em cada cinco americanos se sentem sós, como se lhes faltasse companhia.[11] Para pôr em perspectiva a importância dessa questão, o National Institute on Aging (Instituto Nacional de Envelhecimento), dos Estados Unidos, considera que o isolamento social prolongado exerce um impacto negativo sobre a saúde semelhante a fumar quinze cigarros por dia,[12] e estimou-se que a solidão reduz a expectativa de vida em até quinze anos.[13]

Hoje, mais do que nunca, precisamos do amor uns dos outros. Na Parte 2, vamos embarcar em tarefas que incentivarão a experiência de amor, contribuição e conexão com pessoas próximas.

Seu nível de ocitocina é baixo?

Para identificar o baixo nível de ocitocina, há dois sintomas possíveis.

Primeiro, você pode ter sentimentos de solidão e isolamento.[14] Enfrentei isso em diversas épocas da vida, e é um fato que tem se destacado nos últimos anos. Com 20 e poucos anos, percebi que o estilo de vida que queria era um pouco diferente do de meus amigos mais íntimos. Para dar um contexto, cresci numa cidadezinha perto de Londres, no Reino Unido, e sempre fiz parte de um grupo de amigos cuja vida social era pautada pela bebida. Durante muitos anos, adorei baladas, a ponto de minha identidade ficar intimamente ligada a ser sempre o mais animado. Conforme me aprofundei na pesquisa de neurociência e na compreensão da saúde mental, cheguei à conclusão de que queria uma vida diferente. Uma vida mais calma e saudável que me desse mais energia e motivação para buscar as metas que mais desejo. Com a mudança de meus desejos, me mudei de Londres e me afastei das festas, o que, a princípio, instalou em mim sentimentos de solidão e isolamento. No entanto, investi tempo e venho passando por um processo incrível de reconstruir o forte e inacreditável senso de conexão com a família, os amigos e a comunidade local.Vou guiar você para fazer o mesmo por meio de alguns desafios muito úteis.

O segundo sentimento que pode surgir em razão do baixo nível de ocitocina é a falta de confiança e crença em si mesmo.[15] Vivemos numa época incrivelmente incomum devido à sociedade centrada em redes sociais, e todo dia vejo e ajudo pessoas com baixo nível de confiança. Isso pode se manifestar como uma voz crítica e duvidosa na mente, questionando sua capacidade de cumprir metas, criticando sua aparência e provocando a falta de autoconfiança nos ambientes sociais. De modo semelhante ao processo pelo qual passei para reconstruir meu sentimento de amor e conexão na vida, me esforcei muito para criar confiança e autoestima, e vou mostrar algumas técnicas para você poder fazer o mesmo. Nos Capítulos 9 e 10, sobre gratidão e realizações, respectivamente, experimentaremos algumas estratégias simples e incríveis que transformaram meu diálogo interno e minha crença em mim, e farão o mesmo por você.

As QUATRO CAUSAS da baixa ocitocina

Para facilitar, organizei as causas principais da baixa ocitocina em quatro categorias fundamentais. Quando examinamos as razões por trás da baixa dopamina, abordamos a situação por uma lente um pouco diferente. Criamos métodos sofisticados de "hackear" a criação de dopamina, como redes sociais, *junk food*, álcool etc.,[16] que causam picos e quedas bruscas. No caso da ocitocina, da serotonina e das endorfinas, não criamos esses métodos de reproduzir as substâncias. Em vez disso, precisamos examinar de que modo nosso comportamento cotidiano nos leva a suprimir sua produção.

1 A primeira das quatro causas de baixa ocitocina é a falta de conexão social.[17] Isso é simples, mas está bem no centro do desafio. Conforme o foco da sociedade fica mais digital, a qualidade das interações pessoais se reduz rapidamente. Examinaremos como você se conecta com as pessoas na sua vida no Capítulo 8, sobre vida social.

2 A segunda causa é o uso do celular em momentos de conexão social. Quando desviamos a atenção daqueles com quem estamos para verificar as notificações, a qualidade da conexão que poderia ser atingida diminui. Já aconteceu de você contar uma história ou falar sobre seu dia a uma pessoa, e ela, que estava olhando o celular, perguntar: "O que você disse mesmo?"? É frustrante e desanimador; com o tempo, reduz a força das conexões emocionais. Essa é uma razão adicional para o jejum de celular ser uma prática tão essencial à noite, tanto para recarregar o nível de dopamina quanto para habilitar a maior forma de conexão e permitir a liberação máxima de ocitocina.[18]

3 A terceira e a quarta causas são voltadas para o outro lado da ocitocina que vamos aprender: sua relação consigo mesmo. A terceira causa é o impacto prejudicial da comparação on-line que leva à voz interior crítica.[19] Sem dúvida, a comparação on-line é um dos maiores desafios do mundo moderno. Provoca uma falta imensa de reconhecimento do que conseguimos e de gratidão pela vida que temos. Embora as redes sociais possam ser maravilhosas, pois nos permitem sonhar com coisas incríveis, é preciso tomar um cuidado extremo com as expectativas que criamos para a vida, os relacionamentos, a carreira, a aparência e tantos outros aspectos quando olhamos o conteúdo cuidadosamente selecionado e perfeito que os outros publicam na internet.

Sua felicidade está profundamente interligada com suas expectativas. Imagine que seu aniversário se aproxima e você queira torná-lo o dia mais incrível de sua vida. Se a festa não for como você esperava, resta um sentimento de insatisfação e desapontamento. Por outro lado, se mantiver um nível normal e natural de expectativa, você pode descobrir que seu aniversário realmente excede o esperado, e é aí que o nível mais alto de felicidade pode ocorrer. Isso acontece porque a realidade superou a expectativa. No capítulo sobre gratidão, veremos uma estratégia prática que transformará seu relacionamento com a comparação e o manterá concentrado em sua vida e na vida das pessoas que ama.

4 A quarta e última causa da baixa ocitocina é o excesso de autocrítica.[20] Aqui, um foco especial, em nosso mundo tão preocupado com a imagem, é a análise de sua aparência e do impacto que ela causa na sua autoestima e saúde mental.[21] Isso é grandioso para muita gente. O mundo em que vivemos hoje é muito atrelado à imagem. Não importa que sua dificuldade venha de criticar o próprio corpo, cabelo, rosto ou o que for; essa conversa interna é incrivelmente prejudicial para a mente e para a relação com você mesmo. A DOSE oferece duas soluções. Aprender a se amar como você é e levar a vida de modo a se sentir realmente saudável fisicamente.

Uma equação brilhante para lembrar é:

FELICIDADE

=

realidade

–

expectativa

Leia outra vez, devagar.

Como é o nível alto de ocitocina

Quando o nível de ocitocina é alto, você se sente muito mais conectado às pessoas importantes de sua vida, além de sentir um nível mais alto de crença e confiança em si mesmo.[22] Agora começaremos a examinar as cinco ações principais para otimizar a ocitocina e continuar na jornada de autoexploração baseada na neurociência. Uma vida mais feliz e conectada o aguarda.

Confira na próxima página um resumo das principais funções, princípios, sentimentos e comportamentos associados à otimização da ocitocina.

Resumo da ocitocina

Função	• Relacionamentos • Confiança
Princípios	• Exige conexão social presencial de boa qualidade • Exige um diálogo íntimo grato e positivo
Sentimentos da ocitocina baixa	• Solidão • Falta de confiança
Causas da ocitocina baixa	• Falta de socialização • Celular durante atividades sociais • Comparação on-line • Diálogo íntimo crítico
Sentimentos da ocitocina alta	• Conexão • Confiança
Promotores da ocitocina	• Contribuição • Toque • Vida social • Gratidão • Realizações

6

Priorize os outros

OCITOCINA

CONTRIBUIÇÃO

OCITOCINA

CONTRIBUIÇÃO

OCITOCINA

CONTRIBUIÇÃO

OCITOCINA

CONTRIBUIÇÃO

OCITOCINA

CONTRIBUIÇÃO

OCITOCINA

Primeiro, vamos classificar seu nível atual de contribuição.

Dê a si mesmo uma nota de 1 a 10 para a contribuição que você dá aos outros. Seja franco.

1 → 10

1 = contribuição terrível
10 = contribuição incrível

Entenda a CONTRIBUIÇÃO

Este capítulo discute um dos lados mais belos da natureza humana.

Já notou que, quando faz algo por alguém, seja um amigo ou colega, seja alguém da família, você fica com uma sensação calma e quentinha no peito? É da natureza humana amar e apoiar as pessoas próximas. Imagine seus ancestrais, que sobreviviam juntos a todos os desafios que a vida lhes lançava. Era absolutamente essencial que tivessem o desejo inato e profundo de ajudar o grupo como pudessem. Esse sentimento de contribuição ao grupo se reduziu à medida que nos afastamos da vida concentrada na comunidade para perseguir metas mais concentradas em nós mesmos. Neste capítulo, vamos descobrir como contribuir para as pessoas de sua vida de maneira eficaz e valiosa.

O exemplo mais simples de como sentimos a contribuição é o dia de Natal. Quando era pequeno, eu ficava empolgadíssimo com o Natal, desesperado para descer correndo a escada e abrir os presentes. Conforme fui amadurecendo, descobri que a experiência de dar presentes aos outros era mais agradável do que a de recebê-los. Tenho certeza de que você também já sentiu a empolgação de entregar um presente a alguém que ama, principalmente quando acha que o presente foi bem pensado e terá valor para a pessoa. Isso é contribuição. Isso é ocitocina.

A neurociência moderna validou nosso sentimento instintivo de que os comportamentos pró-sociais, como empatia, cooperação e apoio ao grupo, causam um aumento enorme da ocitocina.[23] Agir de forma altruísta e se concentrar nos outros é uma característica necessária e admirável que precisamos desenvolver. Quem assistiu ao seriado *Friends* deve lembrar de um episódio que demonstra perfeitamente a ação desse mecanismo. No episódio, Joey diz à amiga Phoebe que "não existe boa ação altruísta". Ele explica que considera impossível fazer algo para alguém e não se sentir bem depois. No episódio, Phoebe faz várias coisas para os outros, como varrer as folhas do jardim de alguém sem que a pessoa saiba, tudo com a intenção de ver se consegue fazer algo para contribuir sem se sentir bem depois. Ela descobre que é impossível; sempre que ajuda, se sente bem. Essa é uma descoberta poderosa e muito bela sobre nossa natureza. É claro que apoiar os outros servirá à pessoa ajudada, mas também fará você se sentir incrível. É a ocitocina priorizando o amor ao grupo que nos cerca.

Na época em que comecei a descobrir e compreender a neurociência por trás da contribuição, resolvi avaliar minha vida e minhas ações. Ao ponderá-las, percebi que boa parte de meu tempo era dedicada a me ajudar, e não necessariamente a ajudar minha família, meus amigos e a comunidade que me cercava. Portanto, fiz aos poucos uma jornada agradável e satisfatória de orientar meu comportamento cotidiano para apoiar as pessoas que amo e todos em nosso mundo. Sentado aqui todo dia para escrever este livro, por exemplo, é claro que obtenho satisfação pessoal com a realização desse ato. No entanto, a força motriz mais potente dentro de mim é pensar em você lendo este livro neste momento e tomando providências positivas em várias vertentes da vida.

Como em todos os aspectos da jornada da DOSE, simplifiquei a contribuição em várias ações e desafios básicos para você apoiar os outros, além, é claro, de aumentar seu nível de ocitocina. Agora, examinaremos os quatros grupos principais para os quais você pode contribuir. Leia com atenção e observe qual dos quatro lhe parece, instintivamente, o mais valioso e importante para você e para as pessoas próximas neste instante –, e comece por ele.

1. AMIGOS E FAMILIARES

Em primeiro lugar, vamos pensar em seus amigos e familiares. Reserve um momento para considerar os exemplos a seguir de como você contribui para as pessoas que ama.

- **Apoio financeiro:** contribuir para o bem-estar financeiro da família.
- **Limpeza e organização:** contribuir para a arrumação da casa.
- **Cuidado das crianças:** contribuir com apoio, cuidando dos filhos, dos filhos dos amigos ou dos filhos de familiares.
- **Apoio emocional:** contribuir ao ser aquela pessoa a quem a família e os amigos recorrem em épocas de necessidade emocional.

- **Alimentação:** contribuir com a compra de mantimentos e o preparo das refeições dos amigos e da família.
- **Educação:** contribuir para educar as pessoas com quem você se preocupa.
- **Tempo de qualidade:** contribuir com a prioridade que dá aos amigos e familiares em sua agenda e o tempo que reserva para se conectar com eles.
- **Comemoração das realizações:** contribuir ao reconhecer e comemorar as realizações de alguém (mais sobre isso no Capítulo 10, sobre realizações).
- **Surpresas:** não precisa necessariamente ser uma enorme festa de aniversário surpresa (pode, é claro, se é do que você gosta). Pode ser somente organizar uma noite especial para você e a pessoa amada, faxinar a casa antes que ela volte do trabalho ou dar a ela um pequeno presente (este livro seria uma boa opção). As surpresas mostram que você pensa nessas pessoas, que as valoriza e se dispõe a investir esforço para que se sintam especiais.

2. TRABALHO

Seu trabalho é outra área da vida em que você dará sua contribuição. Pense em qual dos exemplos a seguir reverbera com o modo como você contribui na vida profissional.

- Produzir trabalho de alta qualidade.
- Criar um bom ambiente para a equipe.
- Tomar a iniciativa nos projetos.
- Ser um bom líder.
- Resolver problemas e conflitos.
- Usar seu trabalho para causar impacto no mundo.

É fácil investir muito esforço no trabalho, mas não necessariamente reconhecer nossa contribuição. Reserve um momento para comemorar o apoio que você dá aos que trabalham com você e o impacto que seu trabalho causa.

3. SERVIÇOS DE CARIDADE

Prestar algum tipo de serviço de caridade é outra ótima maneira de contribuir. É claro que provocará a liberação de ocitocina e fará você se sentir incrível, mas o fator mais importante é servir aos outros de algum modo.[24] Veja exemplos de como contribuir de maneira caridosa para o mundo que o cerca.

- **Ser voluntário em alguma ação solidária de distribuição de alimentos:** dedique tempo a preparar e servir refeições a quem precisa.
- **Doar sangue:** participar de campanhas de doação de sangue para ajudar quem tem necessidades médicas.
- **Participar de programas de mentoria:** seja voluntário como mentor de jovens ou de indivíduos que procuram orientação na educação ou na carreira.
- **Ser voluntário em abrigos de animais:** ofereça seu tempo e auxílio a um abrigo de animais: leve cães para passear, limpe as gaiolas, ajude com adoções.
- **Limpar o meio ambiente:** participe de iniciativas comunitárias de limpeza, como catação de lixo em praias e parques, para promover a conservação do meio ambiente.
- **Cuidar de idosos:** visite ou faça companhia a idosos solitários ou que precisem de interação social em casas de repouso ou instituições de residência assistida.
- **Levantar recursos para fins de caridade:** organize ou participe de campanhas como corridas, venda de doces ou leilões e rifas para obter recursos para entidades sem fins lucrativos.
- **Doar seus pertences:** como sabemos, o processo profundo de faxina e reorganização é incrível para aumentar a dopamina. Combine isso com a doação de roupas ou objetos para instituições de caridade e obtenha liberação de ocitocina.

4. COMUNIDADE

Sorria para desconhecidos! Sim, eu sei que soa incomum e meio assustador. No entanto, é importantíssimo e realmente quero que você faça isso na vida cotidiana. Em 2014, uma psicóloga incrível chamada Gillian

Sandstrom fez uma descoberta fascinante: o poder das conexões sociais passageiras.[25] Ela descobriu que breves momentos de conexão com desconhecidos têm um impacto positivo em nosso bem-estar, assim como na sensação de comunidade.

Talvez você tenha notado que, quando sorri para um desconhecido que passeia com o cachorro, recebe uma dosezinha de alegria, ou quando pergunta "como está?" a um atendente, sente certa conexão com essa pessoa. O mundo moderno está cada vez mais veloz, e muitos só funcionam em seu mundo próprio. Um jeito incrível de contribuir para o mundo que nos cerca é, simplesmente, fazer parte dele e interagir com as pessoas que vemos: sorria, cumprimente com a cabeça, diga "oi". O mundo digital pode criar solidão para muita gente; essa conversa rápida com o caixa do supermercado pode causar um impacto maior do que percebemos.

Agora você tem exemplos de algumas formas de contribuir para o mundo que o cerca. Seja nos relacionamentos familiares, com os amigos, colegas ou a comunidade local, é essencial que isso vire prioridade. Nós nos sentimos melhores quando priorizamos os outros.

Estratégia

Considere como você gostaria de CONTRIBUIR na semana que vem:

1. FAMÍLIA E AMIGOS
2. COLEGAS DE TRABALHO
3. UMA INSTITUIÇÃO DE CARIDADE
4. COMUNIDADE LOCAL

Desafio

Proponho agora que você aceite o "Desafio da contribuição". Para cumpri-lo, realize um ato diário de gentileza aleatória nos próximos sete dias. Pode ser em qualquer uma das quatro áreas de Contribuição.

Experimente um desses atos de gentileza aleatória:

- Prepare uma refeição para alguém.
- Ajude alguém a cuidar dos filhos.
- Passe algum tempo escutando alguém.
- Ajude um colega com dificuldades no trabalho.
- Doe seu tempo ou pertences a uma instituição de caridade.
- Pense em seu próprio ato de gentileza.

7

Crie conexões físicas

OCITOCINA
TOQUE
OCITOCINA
TOQUE
OCITOCINA
TOQUE
OCITOCINA
TOQUE

Primeiro, vamos classificar seu nível atual de toque físico.

Dê uma nota de 1 a 10 a quanto toque físico você acha que tem na vida. Isso inclui o toque romântico, o de amigos e familiares e até com animais de estimação.

1 → 10

1 = nenhum
10 = muitos

Entenda o TOQUE

Bem no centro da função da ocitocina está o desejo profundo de segurança física criado por ela.[26] Em seus primeiros meses aqui na Terra, o bebê é recebido com uma quantidade imensa de toque físico. Momentos depois de nascer, é colocado no colo da mãe; nesses momentos, a ocitocina corre dentro dele e contribui significativamente para desenvolver o laço emocional entre mãe e bebê.[27] O toque físico contínuo e outras atividades de cuidado, como amamentar (se possível), tornam-se componentes que integram a jornada de seu desenvolvimento.

OBSERVAÇÃO IMPORTANTE: *caso não possa amamentar, você pode obter a desejada liberação de ocitocina aumentando de forma intencional a quantidade de toque físico entre você e o bebê.*[28]

Enquanto atravessa esses primeiros meses, o recém-nascido se comunica apenas por sons e expressões emocionais. Em qualquer momento de sofrimento emocional, os cuidadores primários vão até ele e o pegam no colo, ninam, balançam, e a segurança dessa conexão física o acalma. Pesquisas fascinantes da neurociência moderna demonstraram que, nesses momentos em que alguém pega o bebê no colo, a ocitocina é liberada na corrente sanguínea e, em consequência, o cortisol, principal hormônio do estresse, é reduzido.[29] Essa é nossa primeira menção do cortisol, componente importante de nossa jornada por *A DOSE certa*. Muitos aspectos da vida moderna deixam altíssimo nosso nível de cortisol (podemos pensar nisso, em parte, como nosso "nível de estresse"). Atualmente, sabemos, por noções neurocientíficas, que a conexão física não cria apenas amor e conexão emocional, mas também causa um impacto profundo ao acalmar o corpo.

Faz todo o sentido, se pensarmos bem. Como agora você bem sabe, passávamos muito tempo ao ar livre, em ambiente selvagem, para sobreviver.

Os momentos de conexão física, fosse nos primeiros meses de vida, fosse a qualquer momento da jornada, ofereciam uma sensação de tranquilidade e segurança. A quantidade de toque que todos recebemos diariamente foi se reduzindo cada vez mais, em especial durante a transformação social pela qual todos passamos enquanto driblávamos a covid-19. No treinamento DOSE ao vivo, que faço em empresas e escolas do mundo inteiro, usamos perguntas interativas a que o público pode responder de forma anônima para reforçar meu entendimento de cada um e o entendimento das pessoas entre si. Na seção da ocitocina, faço a seguinte pergunta: "Qual a média de abraços que você recebe por dia, de 0 a 10?". Antes de continuar lendo, responda agora a esta pergunta: quantos abraços você recebe por dia? Podem ser todos da mesma pessoa ou de pessoas diferentes; o que buscamos aqui é o total.

Quando faço essa pergunta a adultos em empresas, a média de respostas fica entre um e dois por dia. Quando pergunto a crianças em escolas, a média de respostas fica entre nenhum e um por dia. Isso simplesmente não basta. A primeira vez que fiz essa pergunta, ao vivo, no palco, e vi que a média das respostas era 1,4, minha alma doeu. Amo os seres humanos, sei que precisamos de toque físico, e fiquei com o coração partido ao ver como é pouca a conexão física que recebemos. Naquele momento, pensei: "Caramba, essa gente precisa de abraços". Então, pedi que todos se levantassem e abraçassem três pessoas na sala. Quando disse isso, recebi do público um olhar horrível que dizia: "Céus, por que você está pedindo que façamos isso, que coisa mais esquisita!". Continuei orientando-os a fazer o que eu pedia. Eles se levantaram, começaram a se abraçar, e o que observei foi uma loucura. As pessoas que estavam constrangidas ficaram calmas e felizes, de um jeito que nunca vi. Quando se sentaram, riam e sorriam umas para as outras. Observar ao vivo o impacto da ocitocina foi fenomenal.

Continuei a fazer esse mesmíssimo exercício em cada experiência de treinamento de ocitocina, e toda vez o resultado foi idêntico. O público me fitava com olhos incrédulos: "O quêêêê? Não quero fazer isso". Eles se levantam, se abraçam, riem, a alegria explode na sala. E há energia durante o restante do evento.

Quando faço isso em escolas, sobretudo com meninas pequenas, o impacto que vi ao aumentar o toque foi fenomenal. Muitos jovens que me mandam mensagens pelas redes sociais me contam suas dificuldades com a amizade, o *bullying* e a autoconfiança. Nessa parte, lhes dou um desafio simples, a que todos chegaremos em um momento, de buscar certo número diário de abraços dos amigos. O *feedback* que recebi deles sobre o impacto que isso causa no modo como se sentem nos grupos de amigos, na confiança, na redução da ansiedade é, francamente, lindo de se ouvir. Precisamos do toque físico; precisamos de ocitocina.[30]

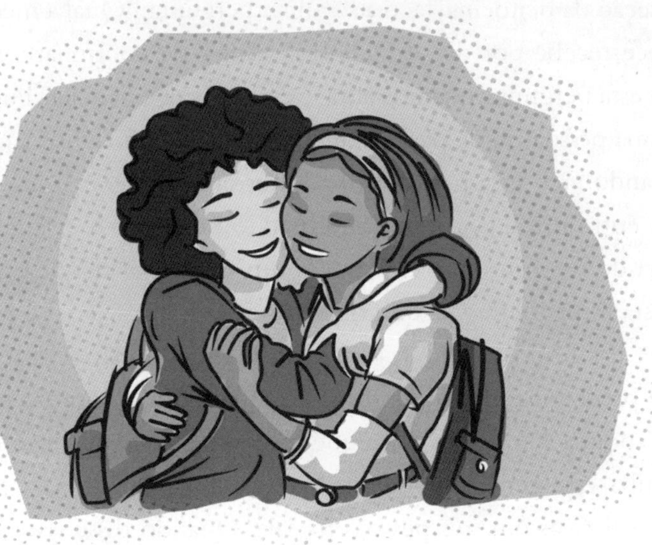

É claro que é importante observar que todos temos preferências diferentes quanto ao toque. Alguns adoram um grande abraço, outros não gostam tanto. Se você estiver do lado que pensa que não deseja o toque, é importante obtê-lo de um modo que lhe pareça confortável. Pode ser apenas um abraço ocasional numa pessoa específica com quem você se sente seguro ou se conectar com os animais de estimação. As pessoas sempre levantam a mão nessa parte dos eventos ao vivo e perguntam: "E nossos animais? E nossos animais?". Talvez você tenha pensado a mesma coisa neste último capítulo. Fique tranquilo: fazer carinho nos animais também provoca uma incrível liberação de ocitocina.[31] Portanto, não importa se você adora o toque ou foge dele; conectar-se sempre com seus cães e gatos é um jeito ótimo de conseguir o efeito que buscamos aqui. Lembre-se: antes, mencionamos que o toque causa uma redução significativa dos hormônios do estresse.[32] Sendo assim, se você teve um dia mais difícil, vá acarinhar seu parceiro, seus amigos, seus filhos ou seus animais de estimação.

Sobre o tema dos afagos, é claro que vale mencionar a relação entre a ocitocina e os relacionamentos românticos. Cada pessoa que lê este livro estará num momento diferente. Algumas podem estar casadas, tendo um relacionamento, namorando ou aproveitando um período de solteirice. O toque físico íntimo é um momento que realmente mostra o poder dessa substância cerebral. Reserve um momento para recordar seu primeiro momento de intimidade com a pessoa com quem você se sentia conectado. Aquela primeira vez que as mãos se tocaram, os corpos se tocaram, a sensação elétrica que disparou no cérebro e no corpo. Isso é ocitocina. Precisamos dessa sensação.

PARA OS QUE ESTÃO EM **RELACIONAMENTOS**

Em primeiro lugar, para quem tem algum tipo de relacionamento, quero que pense bem em quanta conexão física tem com seu parceiro ou parceira. Não estou me referindo apenas a relações sexuais, embora, naturalmente, espero que elas façam parte do relacionamento. Mas também quero dizer mãos dadas, beijos, aconchego no sofá, massagens e abraços nas despedidas. Ouço muita gente dizer que tem dificuldade com a vida e o impulso sexuais. Existem vários pontos em capítulos deste livro, como saúde intestinal, sono profundo, exercício, alongamento e calor, que têm impacto positivo sobre o impulso sexual.[33] No entanto, a importância do toque é inacreditável. Para ilustrar, tenho uma história de um treinamento recente.

Numa empresa onde eu dava treinamento, um homem se abriu comigo quando falei do toque. Ele tinha cerca de 50 anos e estava muito avesso ao fato de que a empresa o pôs em "treinamento em saúde mental", o que entendo plenamente. Grande parte de minha vida é contar às pessoas que a DOSE é uma abordagem diferente do que se consideraria "treinamento em saúde mental". Na conversa, ele revelou sua percepção de que raramente abraçava a esposa. Expliquei o que pensava e lhe disse que ouço isso com muita frequência hoje em dia. Propus a ele o desafio simples de abraçar a esposa todos os dias antes de sair para trabalhar e ao voltar para casa. Na semana seguinte, esse cavalheiro voltou com um enorme sorriso no rosto. Perguntei como estava a situação, e foi mágico ouvir a resposta. Ele contou o grande impacto que o gesto causara na conexão dos dois e, para não entrar em detalhes íntimos, disse também que ajudou a reacender uma parte da vida do casal que andava esquecida havia anos. Vou deixar que você imagine qual seria. Estou dizendo que não se deve subestimar o poder de algo simples como o abraço.

Nós, seres humanos, somos uma espécie simples com requisitos simples que nos permitem funcionar da melhor maneira possível. Quer você queira criar conexões emocionais mais íntimas, ou até melhorar a vida sexual, não se esqueça de priorizar a conexão física que cria com a outra pessoa.

PARA OS **SOLTEIROS**

Isto aqui é para os que não têm parceiros. Esse é um estágio importante na vida e algo ótimo de vivenciar. É preciso ver a situação como uma oportunidade de apreciar a experiência de criar um relacionamento forte consigo mesmo e chegar a ponto de se sentir muito feliz e à vontade a sós. Assim, você entrará no próximo relacionamento numa posição muito melhor. Em vez de começar um relacionamento para evitar a solidão, você o começará porque aquela pessoa genuinamente melhora sua experiência de vida. Se estiver nessa posição, ainda é importante dar e receber toques físicos. Significa que, quando encontrar amigos, familiares, sobrinhos e sobrinhas, qualquer um com quem você tenha conexão, é preciso priorizar ainda mais a importância do abraço. Dê abraços mais longos, de três a cinco segundos, que permitam uma liberação maior de ocitocina.[34] Fazer o esforço consciente de criar mais conexão física com todas as pessoas que você ama vai respaldar o sentimento muito maior de realização nessa área.

Pesquisas recentes demonstraram o impacto adicional do toque no sentimento de solidão percebido pelas pessoas.[35] No próximo capítulo, sobre vida social, discutiremos a importância da conexão social, da solidão e de como se sentir mais conectado às pessoas que fazem parte da sua vida. No mundo moderno, muita gente luta com a solidão. O toque é o principal antídoto nesse desafio.

Fazer o esforço consciente de criar mais conexão física com todas as pessoas que você ama vai respaldar o sentimento muito maior de realização nessa área.

Estratégia

O foco de sua estratégia para o toque é integrar à vida mais conexão física na próxima semana. Isso varia de pessoa para pessoa. Se estiver em um relacionamento, pode incluir mais beijos, abraços, aconchego, massagens, mãos dadas e sexo. Caso contrário, inclua abraços mais longos quando encontrar amigos e familiares. Também pode envolver se organizar para receber uma massagem; é claro que será uma ocasião especial, mas valiosíssima para a saúde e o nível de ocitocina.[36] O toque simples também pode ser um foco do autocuidado; por exemplo, hidratar o corpo e aplicar creme no rosto como parte da rotina também libera ocitocina.[37] Para quem tem animais, interaja mais com eles esta semana: sente-se no sofá e se aconcheguem, coloque-os no colo ou os leve para mais passeios.

Desafio

Proponho agora que você aceite o "Desafio do toque". Para cumpri-lo, a meta é dar cinco abraços por dia. Tenho plena consciência de que parece muita coisa, mas esse é um dos desafios da DOSE sobre o qual recebo MUITO *feedback* positivo; além disso, se não fosse assim, não seria um desafio!

Você pode abraçar a mesma pessoa cinco vezes. Pode abraçar cinco pessoas diferentes ou fazer qualquer combinação. Pode envolver alguns abraços no parceiro, outros em membros da família ou em amigos, outros em colegas. Parece incomum, mas, como tudo neste livro, simplesmente recomendo que experimente e observe como se sente. É importante manter o abraço por alguns segundos, para ter a máxima liberação de ocitocina.

Dê abraços mais longos, de três a cinco segundos, que permitam uma liberação maior de ocitocina.

8

Priorize a conexão social

OCITOCINA
VIDA SOCIAL
OCITOCINA
VIDA SOCIAL
OCITOCINA
VIDA SOCIAL
OCITOCINA
VIDA SOCIAL
OCITOCINA
VIDA SOCIAL
OCITOCINA

Primeiro, vamos classificar sua vida social atual.

Numa escala de 1 a 10, dê uma nota a como acha que está se socializando com outras pessoas.

1 → 10

1 = nunca
10 = o tempo todo

Entenda a VIDA SOCIAL

A maneira mais simples de saber até que ponto os seres humanos anseiam e requerem conexão social é recordar o anúncio do primeiro *lockdown* da covid-19. Quero que você recorde aquelas videochamadas com quiz absolutamente ridículas pelo Zoom. O péssimo wifi. O desejo de tentar pôr todo mundo on-line na mesma hora. Todos falando ao mesmo tempo. Apesar da ascensão e queda bem rápidas, esse momento demonstrou uma coisa: os seres humanos precisam uns dos outros. Naquele momento de início do *lockdown*, imediatamente imaginamos estratégias para manter a conexão. Isso é ocitocina.

Nos últimos 85 anos, foi feito o estudo mais longo sobre felicidade humana. Iniciado em 1938,[38] o Harvard Study of Adult Development[39] acompanha três gerações de famílias para descobrir o que realmente contribui para nossa felicidade. O estudo avalia mais de setecentas pessoas de várias origens econômicas. Todo ano, os pesquisadores fazem contato com essas pessoas para perguntar sobre a saúde e a vida profissional e doméstica.

Atualmente, o dr. Robert Waldinger é o principal pesquisador do estudo, e os achados são fascinantes. Ao contrário do que sentimos na sociedade, riqueza, fama e sucesso não são os principais fatores de previsão da saúde e da felicidade dos participantes. Na verdade, o maior previsor da pujança física e mental a longo prazo é a qualidade dos relacionamentos. As pessoas do estudo que mantinham relacionamentos mais próximos com amigos e familiares viveram significativamente mais do que as outras. Demonstraram funcionamento cognitivo melhor em idade mais avançada, e a memória permaneceu boa por mais tempo do que nas pessoas que sentiam solidão.

O interessante é que a questão não era o número de conexões sociais das pessoas nem se ficavam casadas a vida toda, mas a qualidade das conexões existentes. Os que se consideraram mais satisfeitos com seus relacionamentos aos 50 anos foram os mais saudáveis aos 80. Parece que os relacionamentos amorosos e acolhedores servem de proteção contra várias dificuldades físicas e psicológicas que surgem com a idade. Os achados desse estudo não indicam que os relacionamentos precisam ser perfeitos. Podem incluir discussões e dificuldades a superar. No entanto, o principal fator preditivo foi que os indivíduos no relacionamento tinham a sensação profunda de que podiam contar um com o outro em momentos de necessidade.

Durante milhares de anos, vivemos em pequenas tribos íntimas nas quais as conexões sociais estavam no primeiro plano da atenção. Com o desenvolvimento do mundo moderno, passamos cada vez mais tempo no trabalho e na busca por prazer pelas telas. Neste capítulo, vamos examinar sua vida social, e até que ponto ela é prioridade para você. Evidentemente, reconheço que cada um é único e diferente. Alguns tendem à extroversão e adoram estar em grandes grupos sociais. Outros tendem à introversão e preferem conversas mais íntimas e pessoais. Seja como for, uma coisa é clara: para prosperar, é preciso priorizar a criação de relacionamentos amorosos na vida.

A pesquisa moderna que explora o papel da ocitocina na conexão social é fascinante. Sabemos que, no início da vida, a conexão humana que vivenciamos cria ocitocina.[40] Isso continua quando crescemos. Os momentos de conexão social concentrada e de alta qualidade nos relacionamentos pessoais e românticos são fundamentais para estimular esse neurotransmissor no corpo e no cérebro.[41]

Primeiro, vamos pensar em atividades que permitem uma conexão social de boa qualidade; em seguida, veremos como aumentar o nível de ocitocina nesses momentos. Como já sabemos pelo entendimento da dopamina, o álcool é um dos maiores desafios enfrentados pelo mundo moderno. Uma quantidade significativa de engajamentos sociais envolve bebidas alcoólicas. Sei que, quando bebo menos e tenho uma relação mais equilibrada com o consumo de álcool, minha vida melhora em todos os aspectos. Meus relacionamentos ficam mais fortes, sou muito mais produtivo, o humor melhora, a energia aumenta e fica bem mais fácil manter a disciplina na vida. Embora eu entenda que beber faz parte da cultura social, as atividades que vou sugerir não envolvem consumo de álcool e lhe darão ideias alternativas para você se conectar.

ATIVIDADE 1

FAZER EXERCÍCIOS JUNTOS

Pense em seus ancestrais e no que faziam juntos. Construir, caminhar, explorar, caçar, procurar alimentos. Boa parte de nosso tempo aqui na Terra foi passado fazendo exercícios juntos. Conforme vamos ver no Capítulo 16, o exercício é um ingrediente fundamental para a ótima saúde física e mental, e também uma excelente maneira de aumentar a força dos relacionamentos sociais.

➔ *As atividades em que você pode pensar para praticar com um amigo ou membro da família são, por exemplo, corrida, ciclismo, musculação, aulas de dança, ioga, pilates, artes marciais e atividades esportivas.*

ATIVIDADE 2

CAMINHAR E RELAXAR EM MEIO À NATUREZA

Como descobriremos no capítulo sobre natureza, o meu favorito e o mais transformador do livro, caminhar em lugares verdes é um modo mágico de se conectar com alguém. A natureza tem propriedades calmantes inacreditáveis para o corpo e o cérebro, e estar nesse ambiente promove conexões de muita qualidade.[42] É interessante que um estudo recente demonstrou que, quando socializam em ambiente natural, as pessoas prestam mais atenção umas às outras e se conectam mais profundamente.[43]

➔ *As atividades que você pode praticar na natureza são caminhar, pedalar, relaxar na grama ou admirar plantas diferentes.*

ATIVIDADE 3

ESCUTAR MÚSICA JUNTOS

Durante milhares de anos, os seres humanos criaram e escutaram uma grande variedade de sons musicais. No Capítulo 18, sobre música, descobriremos até que ponto a música é impactante para a saúde do corpo e do cérebro.[44] Escutar música como atividade social é um jeito ótimo de se conectar. Comparada a assistir juntos à TV, a música oferece espaço para conversa e conexão. Em vários estudos inovadores, escutar música em ambientes sociais levou a uma conexão maior e à melhora do humor.[45]

Na próxima vez que relaxar com amigos ou parentes, em vez de ligar a TV, pense em se conectar colocando uma música para tocar.

ATIVIDADE 4

TELEFONAR EM VEZ DE MANDAR MENSAGEM

Hoje, grande parte de nossa conexão social ocorre por meio de mensagens no celular. Um estudo fascinante avaliou os diversos níveis de ocitocina liberada ao mandar uma mensagem ou ligar para alguém próximo. Nas mensagens, não houve nenhuma liberação de ocitocina. O som confortador da voz provocou uma liberação muito mais substancial.[46] Podemos ter a impressão de que a necessidade de conexão social é satisfeita pelas mensagens. Muitos se sentem assim. No entanto, é claro que precisamos ouvir uns aos outros para nos conectar da melhor maneira.

Quando quiser se conectar com alguém que ama, faça questão de telefonar ou fazer uma chamada de vídeo.

ATIVIDADE 5

COMER E BEBER JUNTOS

É claro que uma das maneiras favoritas de nos conectarmos socialmente é por meio do amor pela comida e pela bebida, seja ao convidar amigos ou familiares para jantar em casa, seja ao encontrá-los para caminhar e tomar um café. Esses momentos são um modo brilhante de conexão. Nessas oportunidades, também é essencial continuar a prática diária do jejum de celular. Sentar-se com alguém em um café, enquanto a pessoa responde freneticamente a mensagens não é uma experiência muito agradável. Nesses momentos, garanta que o celular esteja em modo avião e nunca em cima da mesa. Assim você consegue se concentrar na conversa, em vez de agir como se as pessoas no celular fossem mais importantes do que quem está à sua frente.

Pense agora em qual das seguintes atividades sociais lhe parece mais tentadora:

1. FAZER EXERCÍCIOS JUNTOS
2. CAMINHAR E RELAXAR JUNTOS EM MEIO À NATUREZA
3. ESCUTAR MÚSICA JUNTOS
4. TELEFONAR EM VEZ DE MANDAR MENSAGEM
5. COMER E BEBER JUNTOS

DICAS para reforçar as conexões sociais

Na semana que vem, quando estiver em ambientes sociais, quero que você pense nos seguintes comportamentos adicionais para realmente otimizar a ocitocina e reforçar o amor e a conexão que já sente.

1. GUARDE O CELULAR

Os celulares, especificamente as notificações, são uma barreira à conversa e a uma conexão mais profunda. Sempre que estiver com alguém em ambiente social, faça questão de não deixar o celular na mesa. Deixe o aparelho na bolsa.

2. ESCUTE ATIVAMENTE

A habilidade de prestar atenção e escutar quando os outros falam é essencial, mas difícil para muita gente. Já esteve numa conversa em que em vez de escutar, você fica formulando na cabeça o que vai responder? Na verdade, você não está escutando o outro e, portanto, não se conecta plenamente.

Por outro lado, quando é você quem fala, é facílimo saber se o outro presta atenção. Talvez você sinta que alguns amigos, de fato, o escutam; fazem contato visual, concordam com a cabeça e parece que se preocupam genuinamente com o que você diz. Por outro lado, talvez haja amigos na presença de quem você sinta o contrário: parece que estão sempre distraídos ou tentando direcionar a conversa para falar de si mesmos.

Um modo simplíssimo de reforçar a conexão sentida nos momentos sociais é apenas escutar ativamente quando os outros falam. É uma habilidade que melhora depressa, se você prestar atenção a ela. As conversas ficarão melhores e mais francas. A pessoa com quem você fala se sentirá mais segura, à vontade e amada.[47]

3. ELOGIE

Já recebeu elogios ao modo como cria os filhos, à sua inteligência, à saúde ou ao amor pelos outros? É uma sensação mágica receber um elogio sincero. A neurociência moderna demonstrou os benefícios de receber e fazer elogios para o sistema da ocitocina.[48]

Os elogios são fáceis de distribuir com mais frequência. São um modo maravilhoso de aprofundar a conexão com as pessoas que você ama. É claro que, muitas vezes, esses elogios limitam-se à aparência de alguém. No entanto, acho bonito e importante que também elogiemos de diversas maneiras. Aqui está uma variedade de maneiras para elogiar alguém.

- "Você tem um sorriso lindo que ilumina a sala."
- "Você é muito gentil e demonstra muita empatia pelas pessoas que ama."
- "Você é um ótimo ouvinte; conversar com você me deixa muito tranquilo."
- "Sua atitude positiva é contagiante; é sempre muito divertido estar com você."

- "Você é muito estiloso e sempre se veste de forma espetacular."
- "Sua determinação e capacidade de trabalho me inspiram muito."
- "Você faz todo mundo que está por perto se sentir valorizado e apreciado."
- "Sua inteligência e percepção são impressionantes e inacreditáveis."
- "Você tem um coração de ouro; sua generosidade é mágica para quem a vê."
- "Você tem um senso de humor maravilhoso; suas piadas sempre me fazem rir."

4. FAÇA CONTATO VISUAL

Em uma conversa, você já notou o impacto do contato visual direto sobre o sentimento de conexão? Na conversa com colegas ou membros da família e em situações românticas, você sentirá que a qualidade do vínculo aumenta quando vocês se olham nos olhos. Pesquisas recentes demonstraram que manter contato visual durante a conversa está associado a um nível mais alto de ocitocina.[49] Além disso, indivíduos que fazem contato visual são percebidos como bem mais confiantes, algo que muitos desejam.

5. CONECTE-SE FISICAMENTE

Como já sabemos pelo capítulo anterior, o toque, a conexão física do abraço, causa um aumento significativo da ocitocina e da conexão.[50] Ao cumprimentar amigos e membros da família, priorize o contato físico. Essa também é uma boa oportunidade para dar um abraço mais longo, caso você não tenha recebido muitos toques nesse dia.

6. FAÇA BOAS PERGUNTAS

Às vezes, em momentos sociais, é fácil falar predominantemente sobre si mesmo. Faça boas perguntas à pessoa com quem você estiver e demonstre interesse verdadeiro pela vida dela. Isso faz a pessoa se sentir importante e valorizada, uma experiência significativa para todos nós. Um modo simples de obter isso é repetir as coisas que o outro disse; por exemplo, use os nomes que a pessoa mencionou e faça claras perguntas subsequentes. Esse é um sinal evidente de que você escutou ativamente.

LISTA DE VERIFICAÇÃO DA

CONEXÃO SOCIAL

1. Guarde o celular
2. Escute ativamente
3. Elogie
4. Faça contato visual
5. Conecte-se fisicamente
6. Faça boas perguntas

AUMENTE SUA confiança social

Em meus anos de ensino, muitos me procuraram com ansiedade social. É a sensação de vergonha e nervosismo em situações sociais. Caso se sinta assim, pense em seguir as orientações a seguir.

Na época em que eu estudava Psicologia Clínica, encontrei o conceito de "efeito holofote".[51] Trata-se da experiência de estar em ambientes sociais e superestimar o modo como os outros indivíduos analisam sua aparência ou seu comportamento.[52] Pode ser que você já tenha sentido isso, num ambiente social em que se perguntou o que os outros pensavam de sua roupa, do que você dizia ou de como se apresentava.

É importantíssimo observar que esse comportamento é muito normal e natural para nós, humanos. É comum querermos ser amados e aceitos pelo grupo no qual estamos. Ser aceito e bem recebido no grupo é um componente fundamental da sobrevivência há milhares de anos. O desafio surge quando nos superidentificamos com esses pensamentos, nos perdemos neles e, em consequência, nos desconectamos da conversa em que estamos.

Nesses momentos, a meta é afastar a atenção da voz interior e direcioná-la para as pessoas com quem estamos.

Três etapas para CRIAR confiança

1ª ETAPA
ACEITE

A primeira etapa para lidar com isso não é combater, mas dizer a si mesmo que é natural e que todo mundo sente a mesma coisa. Combater e tentar impedir que aconteça só exacerba o problema. O engraçado do efeito holofote é que, em geral, as pessoas estão ocupadas demais pensando no que os outros pensam delas para analisar você. É quase cômico que, nas situações sociais, ficamos todos tão curiosos sobre o que os outros pensam de nós que ninguém tem tempo de analisar os outros. Aceitar que você se sente assim, como muitos no ambiente social, vai lhe permitir se acalmar de uma maneira natural.

2ª ETAPA
FAÇA CONTATO VISUAL E MANTENHA A POSTURA ERETA

Já foi demonstrado que fazer contato visual e manter a boa postura aumenta a sensação de autoconfiança e a confiança percebida pelos outros.[53]

3ª ETAPA
PRESTE ATENÇÃO E CONTRIBUA

Esta etapa é fundamental. Como sabemos, um componente significativo desse desafio é o fato de nos perdermos em pensamentos. Enquanto aceita esse estado, faz contato visual e mantém a postura ereta, é imprescindível escutar atentamente a conversa e contribuir para ela. Quanto mais mergulhado estiver na conversa, mais sua atenção passará da análise interna para o foco externo. Isso acalmará naturalmente os pensamentos analíticos em sua mente.

Resumo das etapas da confiança social

1ª ETAPA Aceite

2ª ETAPA Faça contato visual e mantenha a postura ereta

3ª ETAPA Preste atenção e contribua

Nesses momentos, a meta é afastar a atenção da voz interna e direcioná-la para as pessoas com quem estamos.

Estratégia

É aqui que precisamos mirar na solidão. Seu foco na próxima semana é priorizar a vida social e os relacionamentos. Seja qual for seu espaço mental agora, não importa se prefere se encontrar com um grande grupo de amigos ou só ligar para um amigo ou membro da família com quem não fala há algum tempo, proponho que você priorize a conexão social. Como sabemos, o sentimento de solidão é um desafio crescente na vida moderna. Garantir espaço na agenda para se conectar com pessoas amadas, além de aumentar o nível de ocitocina, também causará, como sabemos pelo estudo sobre felicidade mais longo do mundo, um grande impacto, para não dizer o maior impacto possível, em seu bem-estar.[54]

Desafio

Proponho agora que você aceite o "Desafio da vida social". Para cumpri-lo, você deve planejar e vivenciar três momentos de conexão social de alta qualidade nos próximos sete dias.

Algumas ideias:

- Fazer exercícios juntos.
- Caminhar e relaxar juntos na natureza.
- Escutar música juntos.
- Telefonar em vez de mandar mensagem.
- Comer e beber juntos.

E lembre-se:

- Guarde o celular.
- Escute ativamente.
- Elogie.
- Faça contato visual.
- Conecte-se fisicamente.
- Faça boas perguntas.

9

Seja grato todos os dias

OCITOCINA
GRATIDÃO
OCITOCINA
GRATIDÃO
OCITOCINA
GRATIDÃO
OCITOCINA
GRATIDÃO
OCITOCINA
GRATIDÃO

Primeiro, vamos classificar seu nível atual de gratidão.

Dê uma nota de 1 a 10 a como você pensa ativamente nas coisas que o fazem se sentir grato a cada dia.

1 → 10

1 = nunca
10 = o tempo todo

Entenda a GRATIDÃO

No começo da Parte 2, mencionei que a ocitocina não é criada apenas pelo amor e pela conexão com as pessoas próximas. Ela também surge com o amor e a conexão que você cria consigo mesmo.[55] Neste capítulo e no próximo, vamos examinar seu relacionamento com você mesmo. Trata-se da conversa que acontece em sua mente todo dia.

Muitos temos dificuldade com a voz interior crítica que identifica nossas falhas pessoais, bem como as dificuldades que ocorrem na vida. É importante entender que essa é uma característica natural e evolutivamente vantajosa. A capacidade da mente de identificar onde erra e de se esforçar para fazer progresso é valiosa. No entanto, esse mecanismo, num mundo de redes sociais de aparências e formas "perfeitas" de sentir e viver, causa um nível avassalador de análise interior e da própria vida.

"A comparação é o ladrão da alegria."

Essa é uma afirmação emblemática e correta.[56] Passamos muito tempo pensando no que não temos: riqueza, casa, férias, roupas, carros, aparência ou experiências. Em poucas palavras, como a comparação é o processo de pensar no que não temos, a única solução viável é a gratidão, que nos faz pensar no que temos.

Sei que a sociedade tem muita consciência de que "precisamos ser gratos"; esse tema tem sido discutido à exaustão. Mas pergunte-se neste momento: você tem a prática diária de se sentir afortunado pelo que vive? A resposta é sim? Em minha opinião, a gratidão é uma estratégia necessária e não negociável para prosperar mentalmente no mundo de hoje.

Voltemos aos nossos ancestrais mais uma vez. Imagine que uma tribo estava prosperando; tinha um método ótimo de procurar comida, coletar água, construir abrigos e, em última análise, sobreviver. Todos se sentiam felizes e em paz com sua experiência de vida. Digamos que eu aparecesse nessa tribo com um iPad e mostrasse a eles um vídeo de três outras tribos que tinham um método mais eficiente de procurar comida, coletar água, construir abrigos e sobreviver. Com muita rapidez, o primeiro grupo entraria num estado de inveja e decepção por causa da comparação de sua vida com aquela mostrada no vídeo. No mundo moderno, vivemos nesse estado em que nos mostram constantemente um modo melhor de viver.

Voltemos à equação que discutimos no início da Parte 2:

FELICIDADE

=

realidade

–

expectativa

Se nossa expectativa de vida for alta demais, acima da realidade que vivenciamos, viveremos repletos de inveja e desapontamento. A solução desse desafio é a gratidão, fácil de implementar e com um impacto enorme na saúde mental.[57] A gratidão é uma prática de imenso valor em dois aspectos da vida: os relacionamentos e as experiências com os outros; e a conversa sobre a vida que ocorre na mente todos os dias.

Essas DUAS ÁREAS são compartilhar a gratidão e sentir-se agradecido.

1. COMPARTILHAR A GRATIDÃO

Um estudo recente constatou que as práticas de gratidão nos relacionamentos, em que os parceiros exibiam intencionalmente um nível mais alto de gratidão entre eles, estavam associadas a um nível mais alto de ocitocina. Os pesquisadores afirmaram que a ocitocina e a gratidão são "a cola que une os adultos em relacionamentos importantes e significativos".[58]

Hoje, se seu amigo, parceiro, colega ou filho chegar e lhe disser simplesmente "obrigado" – por me apoiar na vida, por estar sempre presente, por preparar refeições incríveis, por trabalhar tanto, por limpar a casa, por me escutar, ou o que for que se alinhe a como você contribui para a vida dele –, provavelmente você teria uma sensação quentinha no peito. Uma sensação de ser visto e valorizado por tudo o que faz por essa pessoa.

Pode surgir dentro de nós uma sensação difícil quando sentimos que investimos muito esforço nos relacionamentos, que não é visto nem reconhecido. Ouço isso o tempo todo, especificamente quando dou treinamento em empresas, em que as pessoas sentem que se esforçam muito na equipe em busca de cumprir a meta da empresa, mas esse empenho não é visto nem respeitado. Observo o mesmo quando treino famílias nas quais a contribuição dos indivíduos não é reconhecida. Uma época específica em que vejo pessoas sentirem isso é na maternidade, quando a dedicação das mães não recebe o reconhecimento necessário.

É fundamental desenvolvermos a capacidade de exprimir regularmente o sentimento de gratidão. Hoje, por exemplo, quando vir sua família, seus amigos, seus colegas, apenas diga "obrigado". Agradeça pelo impacto que essas pessoas têm em sua vida. Faça-as se sentirem vistas e notadas. Nesse momento, os dois sentirão um aumento incrível da ocitocina, e o laço entre vocês vai se aprofundar.[59]

2. SENTIR-SE GRATO

A expressão "gratidão disposicional" se refere à capacidade de notar e apreciar os aspectos positivos da vida. Essa capacidade está associada à melhora significativa do bem-estar, além do nível mais alto de ocitocina.[60] Uma das grandes dificuldades que enfrentamos nos tempos modernos é a consciência de todos os desafios que o mundo experiencia. Todo dia ouvimos notícias de eventos terríveis. É importantíssimo entender que o cérebro humano é uma máquina de aprender. Ele se condiciona com incrível facilidade. Quando vemos e ouvimos nos noticiários que o mundo vai mal, é muito fácil nos deixarmos afetar. Às vezes, você descobre que seus pensamentos se orientam para o lado negativo, para as coisas da vida que não seguem os planos. É aí que a "gratidão disposicional", a arte de notar e apreciar as experiências positivas, é absolutamente fundamental.

Agora, proponho que reserve um momento para pensar em tudo pelo que você tem a agradecer na vida. Talvez você pense rapidamente: minha família, minha casa, meus amigos. A meta aqui é levar isso a outro nível e pensar da forma mais específica possível sobre cada área. Um exemplo seria: em vez de pensar "Sou grato por minha família", pergunte-se: "Por quem de minha família me sinto grato neste momento?". Tudo bem, agora você tem em mente uma pessoa específica, então, pergunte-se: "Por que sou grato a essa pessoa?". Ela fez algo para apoiar você recentemente? É a energia positiva dela? É a simples alegria de se conectar com a pessoa? Quanto mais minucioso você for, mais sua mente ficará imersa no estado de gratidão que buscamos vivenciar.

Aqui está uma série de aspectos diferentes da experiência humana pelos quais você pode se sentir grato. Leve alguns minutos para lê-la e escolha três com as quais se conecta profundamente neste momento.

Sou daqueles que passam por dias difíceis e momentos ruins. Eles podem surgir em consequência de desafios no relacionamento ou no trabalho, exaustão, excesso de engajamento com a "dopamina rápida" ou, às vezes, porque minhas emoções flutuam naturalmente. Seja qual for a causa, descobri que a gratidão é uma das soluções que agem de modo mais profundo para alterar meu estado de espírito e me trazer de volta a um estado de paz energizada.

Sou GRATO por...

1. UM AMIGO OU FAMILIAR ESPECÍFICO.
2. MINHA CASA E O AMBIENTE ONDE VIVO.
3. MINHA SAÚDE, SEJA A CAPACIDADE DE ME DESLOCAR, SEJAM SENTIMENTOS DE ENERGIA E VITALIDADE.
4. MINHA ESTABILIDADE FINANCEIRA.
5. MINHAS OPORTUNIDADES E AS NOVAS EXPERIÊNCIAS QUE ESTÃO SE TORNANDO POSSÍVEIS PARA MIM.
6. A NATUREZA E O MUNDO LINDO ONDE VIVEMOS.
7. MINHA ALIMENTAÇÃO, O QUE TENHO A OPORTUNIDADE DE COMER E BEBER A CADA DIA.
8. MEU APRENDIZADO, A OPORTUNIDADE DE EXPANDIR MINHA COMPREENSÃO, COM ESTE LIVRO, POR EXEMPLO.

Estratégia

A gratidão é uma prática que fará você se sentir melhor assim que a puser em ação. No entanto, o foco aqui é fazer dela um componente de como sentimos e agimos a cada dia. Sem dúvida, essa habilidade se aplica à regra de crescimento composto da DOSE, na qual as pequenas mudanças que você faz na vida se somam e se multiplicam para criar a verdadeira transformação psicológica. Quanto maior a constância, maior será o impacto com o tempo.

Há dois momentos do dia em que eu aconselharia você a se examinar internamente de maneira deliberada e ter um momento marcado pela gratidão.

1. MANHÃS

A gratidão no início do dia é um método eficaz de ficar mais otimista.[61] Ao integrar um novo hábito à vida, é importante combiná-lo com algo que já seja uma parte importante da rotina diária. Por exemplo, você pode fazer isso assim que acordar, quando estiver fazendo a cama (disciplina), quando estiver no chuveiro ou escovando os dentes. Meu maior conselho seria fazer isso na caminhada matinal, antes de olhar as redes sociais. Na Parte 3, Serotonina, vamos descobrir o impacto transformador da natureza e da luz do sol. Combinar a prática da gratidão com uma caminhada matinal é um modo mágico de iniciar o dia e ajudará você a começá-lo com o melhor estado de espírito.

2. HORA DE DORMIR

Às vezes, é ao deitar-se que os pensamentos se ativam. Talvez você sinta vontade de ouvir um podcast ou assistir a um programa de TV para acalmar a mente ruidosa enquanto tenta adormecer. Somos tão inacreditavelmente estimulados o dia todo que passar desse nível de estímulo para um estado de repouso silencioso pode ser difícil. Muita gente me conta que, ao se deitar à noite, surgem na mente preocupações com os aspectos da vida que não estão seguindo os planos. Esse é o segundo momento do dia para ativar a prática da gratidão. Nesse momento, levar a mente para esse estado vai acalmá-la e sossegar os pensamentos, pois o cérebro perceberá que você está em segurança e que está tudo bem. Potencialmente, você pode até sentir que está mais do que bem; talvez estejam acontecendo coisas maravilhosas que nesse momento sua mente esqueceu. Se estiver sentindo a mente ruidosa à noite ou em paz, mas queira expandir esse estado de espírito, a gratidão ao adormecer é essencial.

Lembre-se: ao lado dessa prática intencional, seja grato nos momentos em que alguém apoiar você na vida, no trabalho, em casa, com a família, nos relacionamentos, seja o que for. Divida sua gratidão. Faça questão de que o indivíduo se sinta reconhecido pelo amor e atenção que lhe dá.

Desafio

Proponho agora que você aceite o "Desafio da gratidão". Para cumpri-lo, faça a si mesmo a "Pergunta diária da gratidão" todas as manhãs e todas as noites nos próximos sete dias.

Enquanto cumpre o desafio, a gratidão pelos outros deve estar sempre em primeiro plano em sua mente.

A pergunta diária da gratidão

Esta é a parte simples. Para ter sucesso na prática da gratidão, pergunte-se:

"Aqui, neste momento, pelo que me sinto mais grato?"

Exemplos

- "Eu me sinto muito grato por ter... na vida."
- "Eu me sinto muito grato pela casa onde moro."
- "Eu me sinto muito grato por meu corpo saudável."
- "Eu me sinto muito grato por todas as oportunidades que tenho na vida."
- "Eu me sinto muito grato pela beleza natural de nosso mundo."
- "Eu me sinto muito grato por minha situação financeira."

Quando se fizer essa pergunta, pense na variedade de opções que examinamos na página 158 e escolha a que mais se destaca em sua mente. Então, passe alguns minutos se perguntando: "Por que sinto gratidão por isso?", "Que impacto isso causa em minha vida?", "Como seria se essa pessoa não existisse ou se eu não tivesse essa coisa ou experiência?". Mergulhe duas vezes por dia nesse estado profundo de gratidão e a cada dia você sentirá uma mudança sísmica da positividade de seu pensamento.

10

Acredite em você

OCITOCINA
REALIZAÇÕES
OCITOCINA
REALIZAÇÕES
OCITOCINA
REALIZAÇÕES
OCITOCINA
REALIZAÇÕES
OCITOCINA
REALIZAÇÕES
OCITOCINA

Primeiro, vamos classificar seu nível atual de autoconfiança.

Dê uma nota de 1 a 10 a até que ponto você acredita em si mesmo.

1 → 10

1 = nadica de nada
10 = total autoconfiança

Entenda as REALIZAÇÕES

Quero começar este capítulo com algumas histórias para lhe dar uma ideia da importância de sua voz interior.

Imagine dois casais com filhos. Ambos têm crianças pequenas, digamos, de 4 ou 5 anos. O primeiro casal escolhe criar o filho identificando e mostrando a ele os erros que comete na vida. "Você está fazendo isso errado na escola, aquilo errado com os amigos, isto errado em casa."

O segundo casal resolve fazer um esforço consciente para identificar onde o filho está acertando. "Este aspecto da escola está indo muito bem, é ótimo que você aja assim com os amigos, obrigado por ajudar desse jeito em casa." Pense no progresso e na autoconfiança dessas duas crianças. A primeira teria uma falta incrível de confiança e seria insegura, sem saber como se comportar nem identificar suas habilidades. A segunda acreditaria em si mesma e nas habilidades que possui. Esse é o resultado simples do estilo de comunicação que receberam dos pais, só isso.

Quando avaliamos o modo como falamos conosco mentalmente, é comum que seja no estilo daqueles primeiros pais e que nos critiquemos constantemente pelas falhas que cometemos. Raramente identificamos e comemoramos os sucessos. Neste capítulo, vamos desenvolver uma prática diária simples para alterar seu estilo de comunicação consigo mesmo e aumentar de forma significativa sua crença em si.

A segunda história não examina apenas a importância do diálogo interno do ponto de vista da autoconfiança, mas também da probabilidade de cumprir as metas que você busca atingir. Imagine duas pessoas com a intenção de se alimentar de modo mais saudável e tratar melhor o corpo. Na manhã de segunda-feira, as duas decidem que terão uma semana bem saudável. De segunda a sexta, vão muito bem e abastecem o corpo com nutrientes saudáveis e valiosos. No entanto, no sábado, as duas jogam tudo para o alto e comem uma pizza gigante e um pote de sorvete.

Uma delas se zanga e diz a si mesma que "sempre faz isso", que é "péssima para fazer dieta", que "nunca vai ter uma alimentação saudável". A outra pessoa segue um caminho diferente. Reconhece que é frustrante ter largado a semana saudável. No entanto, para e pensa como é incrível ter conseguido comer bem de forma constante durante cinco dias. E comemora essa realização.

O primeiro indivíduo reforçou o comportamento negativo. O cérebro ouviu "sou péssima para ter uma alimentação saudável" várias e várias vezes. A segunda pessoa reforçou o comportamento positivo: "É incrível ter conseguido comer apenas coisas saudáveis por cinco dias". Embora as duas tenham feito a mesmíssima coisa do ponto de vista nutricional, com o tempo terão resultados radicalmente diferentes. Para integrar à vida um hábito positivo, também é preciso desenvolver a capacidade de notar e comemorar o progresso regularmente.

Estudos neurocientíficos fascinantes demonstraram essa relação entre a ocitocina e a capacidade da pessoa de se comunicar consigo de forma positiva e construtiva.[62] Um estudo recente constatou até que o nível mais alto de ocitocina levou à redução do diálogo interno negativo em homens que enfrentavam ansiedade.[63] Além disso, identificar e comemorar suas realizações vai além do modo como você se comunica consigo; também influencia a forma de se comunicar com os outros. Com a observação do impacto da ocitocina em ambientes coletivos, foi constatado que a substância está associada ao aumento da capacidade de compartilhar emoções positivas, confiar uns nos outros, cooperar mais e, em última análise, criar mais coesão no grupo.[64]

Antes de desenvolvermos nossa estratégia para identificar suas realizações e as dos outros, é importante entender a base da neuroplasticidade, que é definida como "a capacidade do cérebro de formar e reorganizar conexões sinápticas, principalmente em resposta ao aprendizado ou à experiência".[65] Um exemplo simples da neuroplasticidade em ação seria escovar os dentes. Essa habilidade está profundamente moldada no cabeamento neural do cérebro. Se amanhã eu lhe disser que no mês que vem você terá que escovar os dentes com a outra mão, na primeira semana, será dificílimo. No entanto, no decorrer do mês, você desenvolverá a capacidade de fazer isso. Essa é a neuroplasticidade em ação: o cérebro refaz o cabeamento.

Se eu lhe disser que continue com a nova mão durante três meses, você descobrirá que, depois desse período, será difícil voltar à mão original.

Quando pensa em como conversa consigo mesmo, é provável que você tenha muitos pensamentos críticos e negativos sobre seu trabalho, aparência, relacionamentos, sucesso, seja lá o que for. A única solução é criar uma nova voz na mente. Uma que comemore você. Finalmente, se fizer isso por tempo suficiente, começará a achar difícil se criticar.

Estratégia

Para integrar essa habilidade à vida, de modo semelhante à gratidão, precisamos selecionar um momento do dia em que você identificará sua principal realização mais recente.

1. MANHÃS

Minha orientação seria combinar essa atividade com a prática da gratidão. Primeiro, faça a si mesmo a pergunta da gratidão: "Neste momento, pelo que me sinto mais grato?".

Em seguida, faça a si mesmo a pergunta das realizações (veja a próxima página). Você pode se fazer essas perguntas pela manhã, enquanto faz a cama, toma banho ou escova os dentes, mas eu recomendaria enfaticamente que fossem feitas na caminhada matinal (veja a página 99). Sou daqueles que acham difícil caminhar em silêncio, algo que evito a qualquer custo. Gratidão e realizações se tornaram a solução. No próximo capítulo, sobre natureza, descobriremos o verdadeiro poder de mergulhar em ambientes naturais sem fones de ouvido.

2. DEPOIS DO TRABALHO

Um momento adicional em que você pode reservar um minuto para identificar sua realização primária é quando o serviço termina. Para muita gente, a vida profissional é intensa, alimentada por uma lista interminável de tarefas que precisam ser cumpridas. É fácil passar um dia trabalhando com muito afinco e depois, ainda, ouvir a voz da mente nos dizer tudo o que não conseguimos concluir. Nesse momento, quando sair do trabalho, reserve alguns minutos para comemorar o progresso que fez nos projetos em que está trabalhando.

OBSERVAÇÃO IMPORTANTE: *há um benefício adicional importantíssimo na identificação e comemoração das realizações – a produção de outra substância do cérebro, a dopamina! Na Parte 1, falamos da importância da escolha e da busca da meta primária da vida. Nos momentos em que avançamos rumo a essa meta e notamos esse progresso, não é apenas o nível de ocitocina que sobe, mas também o de dopamina – e a motivação aumenta para continuarmos nos esforçando rumo à meta que buscamos.*

A pergunta diária sobre realizações

Esta parte é simples. Para identificar suas realizações, pergunte-se:

"Neste instante, qual realização me deixa mais orgulhoso?"

Ao se fazer essa pergunta, pense no que dá a você mais orgulho entre suas realizações. Lembre-se, não precisa ser nada enorme. São apenas conquistas cotidianas que sente que lhe dão suporte e garantem que sua vida avance numa direção positiva.

EXEMPLOS DE REALIZAÇÕES COTIDIANAS:

1. Ficar algum tempo longe do celular.
2. Concentrar-se melhor no trabalho.
3. Passar um tempo lendo este livro.
4. Conectar-se mais com a família e os amigos.
5. Fazer algo bondoso para alguém.
6. Ter mais contato físico em sua vida.
7. Ser mais grato todos os dias.
8. Falar de sua aparência de um jeito mais amoroso.
9. Ficar algum tempo em ambientes naturais.
10. Exercitar-se com mais regularidade.
11. Consumir alimentos e bebidas mais saudáveis.
12. Manter a casa mais organizada.

Quando identificar sua realização, comemore. A princípio, pode parecer esquisito, mas, como um pai ou uma mãe amorosos, diga a si mesmo: "Muito bem", "É incrível que você esteja trabalhando nisso", "O benefício para minha vida foi..." e assim por diante. Dar-se constantemente esse *feedback* positivo sobre o comportamento cotidiano leva a uma alteração enorme da positividade do diálogo íntimo e, em última análise, a um nível muito mais alto de crença em si mesmo. Em vez de dizer constantemente onde falha na vida, você começa a perceber: "Uau, estou fazendo progresso". E progresso gera mais progresso. Você ganha ímpeto, e a vida, a saúde e os hábitos melhoram depressa.

Desafio

Proponho agora que você aceite o "Desafio das realizações". Para cumpri-lo, faça a si mesmo a "Pergunta das realizações cotidianas" todo dia, pela manhã e depois do trabalho, nos próximos sete dias.

Enquanto avança no desafio, garanta que sua capacidade de identificar e comemorar as realizações dos outros também esteja no primeiro plano.

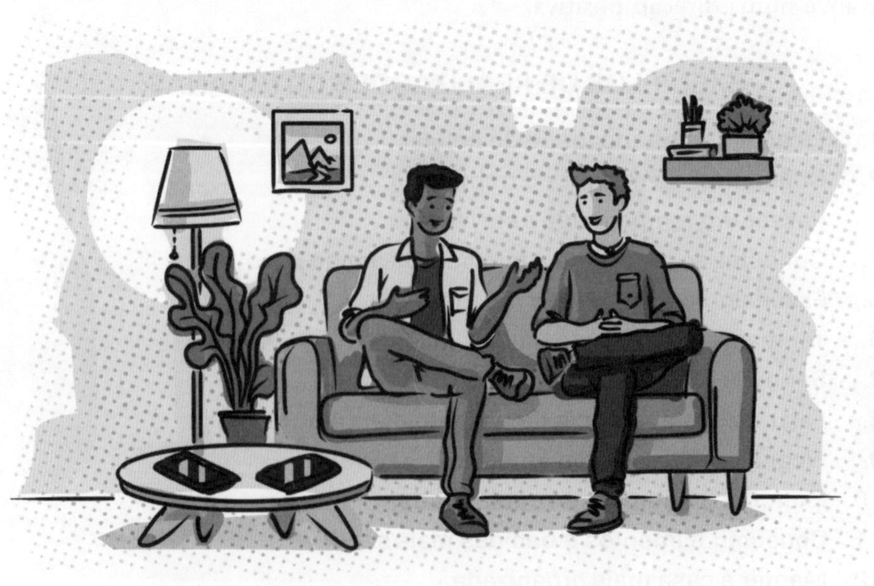

OBSERVAÇÃO IMPORTANTE: *quando notar o diálogo interno negativo, volte às suas realizações e se lembre do progresso recente que fez. Pense nisso como uma gangorra: quando o diálogo interno negativo aparece, você precisa fazer a gangorra subir no outro lado com o diálogo interno positivo.*

Aumente sua DOSE

No decorrer da Parte 2, exploramos o verdadeiro poder de aumentar o nível de ocitocina para criar mais amor na vida.

Você passou pela aventura incrível de experimentar uma série de comportamentos novos que ajudarão a otimizar esse sistema no cérebro.

Agora, quero que você reserve algum tempo para considerar qual das cinco ações primárias da ocitocina lhe parece mais importante para continuar a ser priorizada. Evidentemente, acredito que seria incrível se todos esses comportamentos permanecessem prioritários em sua vida. No entanto, escolher um comportamento central e garantir que se incorpore profundamente a sua vida é essencial. Acrescente-os um a um à rotina, se assim for mais útil para você.

QUAL SERÁ SUA

Ação primária da ocitocina?

1. CONTRIBUIÇÃO

Assegurar que servir aos outros esteja em primeiro lugar na sua mente.

2. TOQUE

Priorizar o aumento da conexão física que você vivencia.

3. VIDA SOCIAL

Criar tempo para se conectar profundamente com as pessoas que ama.

4. GRATIDÃO

A prática diária de mergulhar sua mente na alegria das experiências.

5. REALIZAÇÕES

O compromisso de comemorar o esforço e o progresso que você faz na vida.

Não se esqueça de conversar com um amigo ou familiar sobre o desafio principal da ocitocina que você escolheu!

PARTE 3

Sinta-se feliz e cheio de energia

SEROTONINA
SEROTONINA
SEROTONINA
SEROTONINA
SEROTONINA
SEROTONINA
SEROTONINA
SEROTONINA
SEROTONINA
SEROTONINA
SEROTONINA

Entenda a SEROTONINA

Bem-vindo à Parte 3 de sua jornada da DOSE: Serotonina. Esta é a parte que estou mais animado para escrever. A serotonina é uma substância mágica que, quando corretamente ativada, possibilita uma experiência de vida muito mais saudável. A melhor maneira de entender a serotonina é pensar nela como a substância que ajuda a cuidar bem do corpo.

Na sociedade moderna, criamos a ideia de "saúde mental". Muitas vezes, isso nos faz pensar que os desafios que ocorrem nos pensamentos só acontecem na mente. No entanto, a realidade não é essa. Na verdade, ter um corpo calmo, saudável e cheio de energia é essencial para sentir na mente a verdadeira alegria.

No decorrer da Parte 3, vamos examinar a verdadeira função da serotonina e o modo como os muitos aspectos da vida moderna diminuem sua ativação. Em seguida, veremos uma série de atividades e desafios que vão habilitar você a otimizar a serotonina.

Os princípios da serotonina

PRINCÍPIO 1

90% SÃO CRIADOS NO INTESTINO

O aspecto mais importante a entender sobre a serotonina é que essa substância não é inteiramente criada no cérebro. Na verdade, 90% dela são produzidos no intestino![1] Essa é uma diferença incrível das outras três substâncias que estamos conhecendo, produzidas predominantemente no cérebro.

PRINCÍPIO 2

QUANTO MAIS FELIZ O CORPO, MAIS FELIZ A MENTE

Já se demonstrou que a serotonina produzida no intestino afeta de forma direta o humor, a energia, as emoções e o funcionamento do sistema nervoso.[2] Como é produzida no intestino, temos uma ideia claríssima da importância de cuidar desse órgão. Quanto mais feliz o corpo, mais feliz a mente.

As emoções são mensagens do corpo

A palavra "emoção" significa literalmente energia em movimento. É muito comum, em momentos difíceis, como tristeza, preocupação ou abatimento, sentir-se desconfortável e tentar distrair-se dessas emoções por acreditar que é o caminho mais fácil. Um exemplo seria escolher algum alimento doce ou rolar o *feed* das redes sociais para afastar a tristeza. Como sabemos desde a Parte 1, engajar-se com esses comportamentos de "dopamina rápida" só exacerba o problema. Enquanto trabalhamos nesta parte sobre a serotonina, tenha em mente um conceito importante: esses sentimentos surgem por uma razão. Se os observar com atenção, talvez note que muitos são "sentimentos viscerais". Parece que vêm de dentro do corpo. E vêm mesmo!

Eles são, simplesmente, mensagens que tentam mudar o modo como você leva a vida. O cérebro e o corpo são incríveis na sobrevivência: esse é o objetivo principal, manter-se vivos e passar seus genes adiante. Assim como os comportamentos saudáveis trazem uma sensação interna compensadora para reforçar a prática regular, os prejudiciais trazem uma sensação negativa, na tentativa de fazer você parar de praticá-los com tanta frequência. Comece a dar ouvidos a suas emoções. No Capítulo 11, sobre natureza, e no 14, sobre pensar menos, esse conceito ficará claro. Quanto mais escutar suas emoções e alinhar seu comportamento a elas, mais feliz e saudável você vai ficar.

Entenda a conexão corpo-cérebro

O ser humano tem doze nervos cranianos, que começam no alto da coluna e se comunicam com o cérebro para cobrir várias funções, como visão, paladar, audição e muito mais.

Onze desses nervos saem do alto da coluna e sobem para o cérebro. Um deles desce. Vai até a garganta, depois ao peito e, então, ao abdome. É o chamado nervo vago – em latim, *vagus*, que significa "perambulante", por causa de suas extensas conexões pelo corpo. O nervo vago permite a comunicação entre o cérebro e o intestino e avalia constantemente o estado do corpo. Por exemplo, monitora a frequência cardíaca, a respiração, a digestão, o humor, o nível de energia e o sistema imunológico.[3] Quando o corpo recebe o tratamento saudável que deseja, há impacto direto no modo como você se sente em termos emocionais. É aí que a coisa fica interessante, porque a expressão "saúde mental" nos leva a pensar que ela só ocorre no cérebro. No entanto, está claro que o corpo também tem um impacto considerável sobre a experiência mental diária.

Duas funções primárias são associadas à serotonina: humor e nível de energia.[4] É importante reconhecer que esses dois sentimentos estão muito conectados em todos nós. Quanto mais prestar atenção no seu humor e sua energia, mais você verá a conexão. Quando o nível de energia está muito baixo, é dificílimo manter o humor bom, calmo e positivo. O problema é que o mundo e o estilo de vida modernos são cansativos. Portanto, neste capítulo procuraremos maneiras de otimizar seu nível de energia e, em consequência, melhorar o humor.

Em nossos ancestrais, a serotonina seria otimizada em alto nível. Sabemos que a dopamina era gerada com a busca constante pela sobrevivência.[5] A ocitocina era resolvida pela exigência profunda de amor e conexão no grupo.[6] Com a serotonina, é preciso considerar como o corpo deles era tratado. Quero que você visualize o estilo de vida deles, às vezes difícil, mas, em essência, muito diferente do nosso. Eles acordavam de manhã com luz natural intensa, imersos em um ambiente natural. Ouviam os passarinhos, os animais, os sons da natureza que os cercava. Exploravam o ambiente local em busca de comida, água, ferramentas, abrigo ou novos lugares onde morar. Para sobreviver, criaram uma relação conectada com a natureza. Comiam os frutos não processados da terra e bebiam a água fresca que vinha dos rios e montanhas em volta. Dormiam profundamente à noite, sem acesso à luz artificial. É tudo o que a serotonina quer. Quando comparamos o estilo de vida cotidiano deles com o nosso de agora, dá para ver que hoje há algumas causas importantes para a baixa serotonina. Vamos examinar como sentimos a baixa serotonina e depois o que faz isso acontecer.

Seu nível de serotonina é baixo?

Um baixo nível de serotonina causa nervosismo frequente, ansiedade, abatimento e pouca energia.[7] Lembre-se: não é raro enfrentar esses sintomas; é natural, e muita gente apresenta isso. O segredo é ter consciência, e, então, ir incorporando comportamentos que trazem a solução. Agora, considere qual das seguintes quatro causas de serotonina baixa está afetando você.

O nervo vago

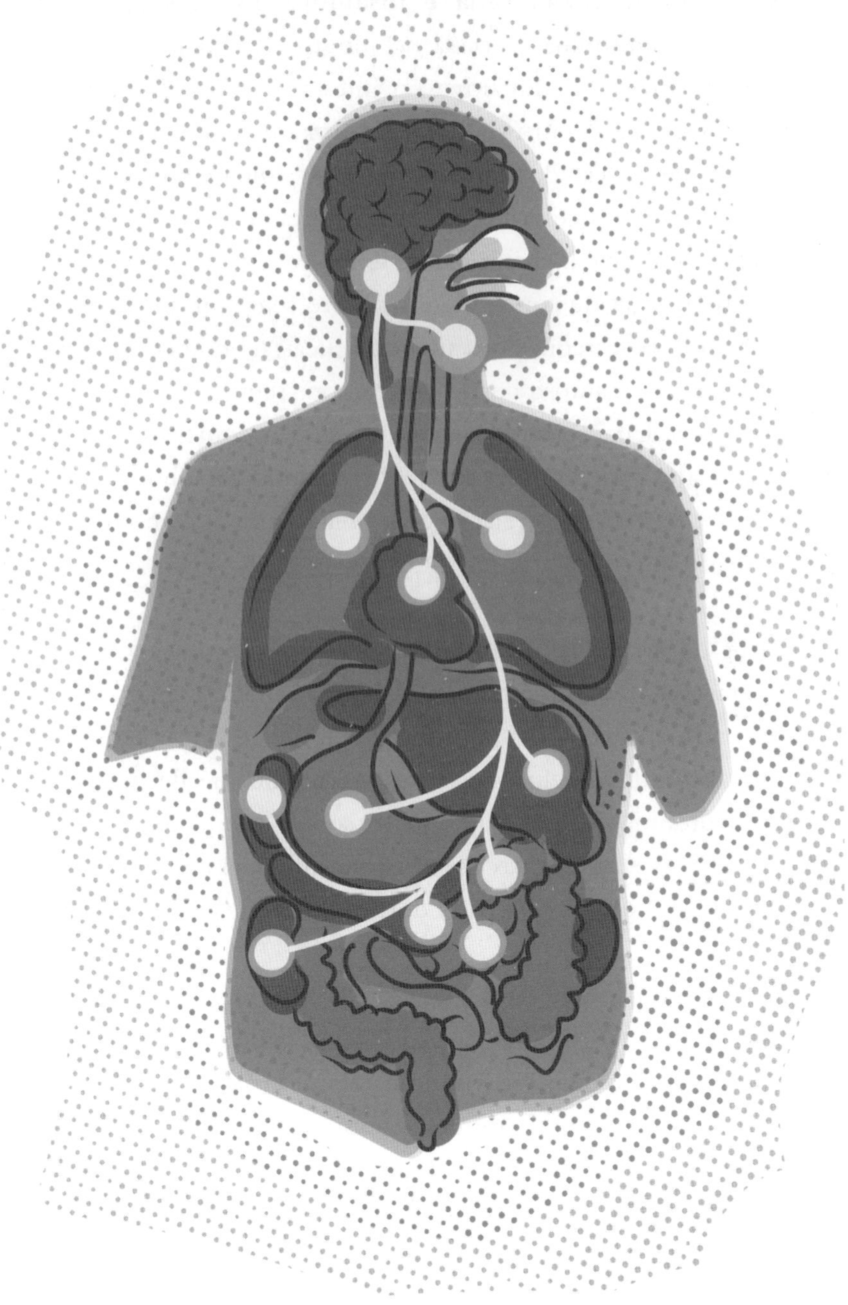

As QUATRO CAUSAS da serotonina baixa

1 **Alimentação processada e insalubre.** Essa é simples de entender. A serotonina é criada no intestino.[8] Quando chegam alimentos saudáveis e nutritivos, o intestino pensa: "Ótimo, dá pra fazer serotonina com isso". No entanto, quando recebe alimentos gordurosos, açucarados e insalubres, o intestino precisa gastar tempo somente para processá-los no corpo, portanto, produzir serotonina se torna a última das prioridades. Tenho certeza de que você já sentiu isso. Depois de comer algo insalubre, sente um pico imenso de dopamina no cérebro por causa do açúcar; no começo, é incrível.[9] Contudo, enquanto o corpo digere, você sente a queda do humor e do nível de energia[10] e fica com vontade de comer mais alimentos processados para ter outra onda. No Capítulo 13, sobre saúde intestinal, examinaremos a relação com os alimentos e como melhorar a saúde do intestino.

2 **Falta de sono de qualidade.**[11] Hoje, esse problema é comum. Muita gente tem um emprego árduo e, ao mesmo tempo, um vício profundo em tecnologia (eu me incluo nessa). Ficar acordado até tarde, olhando o celular, cria uma série enorme de desafios para sua neurobiologia. No Capítulo 15, sobre sono profundo, você vai descobrir as etapas exatas a seguir para aumentar a rapidez com que adormece, o tempo que passa dormindo e a qualidade do sono.

3 **Falta de tempo na natureza.**[12] Não surpreende que, depois de evoluirmos mais de 300 mil anos atravessando o mundo natural, nossa neurobiologia seja profundamente projetada para vivenciar uma conexão com a natureza e com o sol. Aos poucos, o modo de vida digital nos levou a passar a maior parte do tempo em ambientes fechados. Ao lado disso, cada vez mais gente não prioriza a permanência em ambiente natural. Nos Capítulos 11 e 12, começaremos nossa jornada rumo a uma nova relação com o mundo natural que nos cerca.

4 **Falta de sol.** É claro que isso é causado pela falta de tempo na natureza. No Capítulo 12, sobre luz do sol, você vai aprender que qualquer exposição à luz do dia, estando ou não na natureza, é incrivelmente benéfica para o nível de serotonina.

Como é o alto nível de serotonina

Quando começar a incorporar as atividades promotoras da serotonina que escolheu, o tipo de sintoma que você terá será bom humor, calma e mais energia a cada dia.[13] Estou empolgado para que você viva isso.

Na próxima página, há um resumo que mostra os principais princípios, funções, sentimentos e comportamentos associados a otimizar a serotonina.

Resumo da serotonina

Função →	• Humor • Energia
Princípios →	• 90 a 95% são criados no intestino • Quanto mais feliz o corpo, mais feliz a mente
Sentimentos da serotonina baixa →	• Ansiedade • Cansaço
Causas da serotonina baixa →	• Comida insalubre • Falta de sono • Falta de natureza • Falta de luz do sol
Sentimentos da serotonina alta →	• Bom humor • Muita energia
Promotores da serotonina →	• Natureza • Luz do sol • Saúde intestinal • Sono profundo • Pensar menos

11

Redescubra o mundo natural

SEROTONINA
NATUREZA
SEROTONINA
NATUREZA
SEROTONINA
NATUREZA
SEROTONINA
NATUREZA
SEROTONINA
NATUREZA
SEROTONINA
NATUREZA

Primeiro, vamos dar uma nota à sua conexão atual com a natureza.

Classifique, numa escala de 1 a 10, até que ponto você se sente conectado ao mundo natural.

1 → 10

1 = nenhuma conexão
10 = conexão total

Entenda a NATUREZA

A natureza foi o fator mais importante para eu obter força mental e física e, sem dúvida alguma, me ajudou a prosperar.

Uma grande declaração, eu sei, mas feita por uma razão importante. Para dar contexto: quando menino, eu gostava de ir a parques e praças, brincar na floresta e nadar no mar. No entanto, quando cresci e cheguei aos anos da adolescência, ficar algum tempo na natureza caiu de posição em minha lista de prioridades.

Só com o início da pandemia da covid-19 é que tudo mudou. Naquele período, fiquei com minha namorada da época e os pais dela. Eles moravam num ambiente mais rural e natural. Eu tinha muita dificuldade com o vício em celular. Acordava e já começava a olhar o celular o tempo todo, mesmo quando tentava ser produtivo no trabalho. Rolava a tela até à noite, quando deveria me conectar com as pessoas que me receberam.

Decidi me propor o desafio de fazer uma caminhada de sessenta minutos toda manhã, quando acordasse, pelos campos locais, sem o celular e, muito importante, sem olhar o dispositivo antes de sair. Para mim, era um desafio enorme e inacreditável. Era uma ideia difícil. Acontece que, além do medo do tédio e da falta de estímulo, eu temia escutar todos os pensamentos em minha mente sem distração. Pensei em como era um dia normal meu. Eu acordava e colocava música para tocar ao fundo ou deixava rolando um programa de TV. Se ia a algum lugar a pé, usava os fones para ouvir música ou um podcast. Quando relaxava à noite, assistia à TV; se tentava dormir, era sempre com algo tocando ao fundo. Minha mente não gostava da ideia de escutar apenas meus pensamentos pelo tempo que fosse e achava muito mais fácil levar uma vida de distrações.

Ao me propor o desafio da caminhada sem distrações, logo descobri que estar na natureza, no silêncio, realmente mudava a vida. Essa é uma das principais razões para que eu escrevesse este livro e tivesse minha empresa. Hoje, me sinto calmo e feliz com o andamento de minha vida.

MINHA HISTÓRIA

Vou levar você comigo para vivenciar uma dessas caminhadas e lhe mostrar que integrá-las à rotina também pode transformar sua experiência de vida.

Acordo; a manhã está clara e fria. Faço um esforço imenso para não verificar o celular. Vou ao banheiro, escovo os dentes, jogo água fria no rosto e me preparo para a caminhada. Saio e começo a andar. Por alguns minutos, penso: "Uau, isso é incrível, a natureza é muito legal". No entanto, logo surgem em minha mente outros pensamentos sobre algumas dificuldades da vida, no trabalho, nos relacionamentos, na saúde, nos vícios, no nível de sucesso: tudo negativo. Conforme passo mais tempo em silêncio, mais desses pensamentos surgem, em geral, para destacar onde minha vida não segue o plano. Nessa caminhada, começo a realmente ponderar que nunca passo tempo algum em silêncio. Começo a realmente considerar que preciso desenvolver a capacidade de passar algum tempo sozinho, em silêncio, para criar uma vida boa e feliz. Precisava ser um bom amigo meu.

Então, comecei a desenvolver estratégias para ocupar a mente durante o silêncio, quando a cabeça se enchesse de pensamentos negativos. Fui mais gentil comigo e criei um estado de espírito mais positivo. Quando comecei a examinar as pesquisas por trás do tempo passado na natureza, vi o impacto fenomenal ocorrido quando ficamos imersos nos ambientes naturais. Ficou claro que o período nesses ambientes aumentaria meu nível de serotonina.[14]

Portanto, eu sabia que, se pudesse passar mais tempo lá, sobretudo no período da manhã, teria um humor melhor e mais energia no restante do dia.[15]

Desde então, descobri que os benefícios da natureza vão além de aumentar o nível de serotonina. Encontrei um arcabouço incrível chamado Attention Restoration Theory [Teoria de Restauração da Atenção] ou ART.[16] A ART descobriu que ficar em ambiente natural, além de aumentar o bem-estar, também permite restaurar nossa capacidade de concentração. Como sabemos pelas descobertas da Parte 1, Dopamina, muita gente tem dificuldade para se concentrar. Mais de 31 pesquisas, com grupos diferentes de pessoas, revelaram que caminhar constantemente em ambientes naturais restaura a capacidade de concentração.[17] A vida baseada no mundo digital absorve de forma incrível nossa atenção e exige constantemente muito esforço cognitivo. A fadiga mental é sentida por muitos. Os benefícios restauradores para o corpo e o cérebro de passar um tempo na natureza não podem ser superestimados.

Com a compreensão clara de que ficar algum tempo na natureza seria transformador para minha vida, enfrentei a difícil tarefa de descobrir como incorporar isso à rotina. Além de reduzir meu vício em celular e aumentar a capacidade de passar algum tempo em silêncio, eu sabia que a única maneira de realmente vivenciar esses benefícios restauradores seria se toda a minha atenção mergulhasse no ambiente à minha volta, sem ser distraído por músicas e podcasts.

Durante as caminhadas matinais, mergulhado em pensamentos diferentes, comecei a considerar como incorporar aspectos diferentes da DOSE à minha experiência. Como mencionei, nesses espaços silenciosos é fácil para a mente perambular e pensar nas dificuldades ou no que não sai conforme os planos. Foi aí que as habilidades de gratidão e realizações começaram realmente a afetar minha vida pela primeira vez, pois eu me concentrava nos sentimentos de gratidão e em minhas realizações enquanto caminhava. Logo comecei a perceber que a caminhada estava muito mais agradável e que, a cada dia, minha mentalidade também ficava mais positiva e otimista sobre a vida. Nesse espaço mental mais positivo, comecei, pela primeira vez, a traçar meu propósito e pensar com cuidado em como queria que fosse meu futuro. Acredito que, por fazer isso todo dia, ele se tornou realidade.

Enquanto ficava ao ar livre, também quis verificar minha capacidade de desenvolver maior conexão com a natureza. Eu tinha ouvido falar de pessoas que "amavam a natureza" e que se sentiam sintonizadas com ela.

Para ser sincero, isso sempre me confundiu. Comecei a explorar e a me concentrar em cada um de meus sentidos. Primeiro, tentei prestar muita atenção ao que via ao redor e observar intencionalmente todas as cores, plantas, árvores e paisagens diferentes que me cercavam. Depois, sintonizei os sons que ouvia. Por fim, os cheiros. Eu inspirava fundo e notava os aromas naturais em volta.

Checklist da natureza

1. VISÃO

Conte quantas cores diferentes você consegue ver.

2. AUDIÇÃO

Escute atentamente os diversos sons que consegue ouvir em volta.

3. OLFATO

Inspire profundamente enquanto caminha e pense nos cheiros que sente.

Descobri que, quando andava perto de coníferas, o cheiro fazia eu me sentir bem imediatamente. Fui para casa, pesquisei e descobri que todas as plantas emitem substâncias naturais chamadas "fitoncidas".[18] Elas têm propriedades antibacterianas e antifúngicas para proteger as plantas de doenças. Ao analisar o que acontece no organismo quando respiramos essas fitoncidas, pesquisadores constataram que também ocorre um aumento muito significativo das chamadas células NK (de *natural killers*, ou "assassinas naturais").[19] Suas células NK têm um papel essencial no sistema imunológico.[20] Quando examinei isso, descobri que as coníferas exalam uma grande quantidade de fitoncidas[21], e por isso me faziam tão bem.

Encontrei um conceito japonês fascinante: o "shinrin-yoku",[22] que se traduz como "banho de floresta". No início dos anos 2000, os japoneses notaram uma alteração significativa na saúde mental das pessoas e cunharam a palavra *karoshi*,[23] que se refere ao indivíduo com jornadas de trabalho extremas que passa tempo demais em ambiente urbano. Ao explorar uma série de soluções, eles pensaram em suas vastas florestas. O dr. Qing Li, presidente da Sociedade Japonesa de Terapia da Floresta, e seus colaboradores começaram a prescrever períodos na floresta como tratamento para uma variedade de problemas de saúde mental. O que eles descobriram em sua pesquisa é fascinante. Os indivíduos sentiram grande melhora no nível de estresse, ansiedade, depressão, raiva e sono![24] No tempo passado na natureza, eles simplesmente seguiam essa lista de verificação e mergulhavam o máximo possível na experiência do presente.

Aquele tempo diário que passei na natureza, longe do celular, absorto em pensamentos mais positivos e conectado ao ambiente, decerto, transformou meu modo de vida. Enquanto voltava a me apaixonar pela natureza, percebi que também me apaixonava por minha verdadeira natureza. Nosso instinto quer que sejamos bondosos, conectados com os outros, que comamos alimentos nutritivos, que nos movimentemos regularmente, que tenhamos um sono profundo e passemos muito tempo ao ar livre. Foi como se, quanto mais tempo passava na natureza, mais "natural" eu quisesse me tornar. Acredito que você também viverá a mesma transformação.

Estratégia

Ao examinar como aumentar sua serotonina, pense em dois aspectos:

- **COMECE A FICAR SOZINHO NA NATUREZA.** Use esse tempo para se conectar profundamente com o ambiente que o cerca. Sintonize-se com seus sentidos, atente-se ao que vê e sente. O resultado não é imediato, pois é preciso tempo para criar uma relação com o ar livre. Conforme esse relacionamento cresce, o valor que a natureza leva à sua vida também aumenta.

- **A NATUREZA DEVE SE TORNAR UMA PARTE ESSENCIAL DE SUA VIDA SOCIAL.** Faça caminhadas com amigos e familiares. Isso é imperativo. Aprender a se socializar ao ar livre é um modo mágico de você e quem você ama aprofundarem a conexão entre si e com a natureza.

Lembre-se: quando estiver lá fora, concentre-se em treinar os novos hábitos de gratidão, realizações e meu propósito.

Desafio

Proponho agora que você aceite o "Desafio da natureza". Para cumpri-lo, você precisa fazer três caminhadas sem fone na semana que vem.

12

Aproveite o poder do sol

SEROTONINA
LUZ DO SOL
SEROTONINA
LUZ DO SOL
SEROTONINA
LUZ DO SOL
SEROTONINA
LUZ DO SOL
SEROTONINA
LUZ DO SOL
SEROTONINA

Classifique, numa escala de 1 a 10, quanto tempo você passa ao ar livre.

Primeiro, vamos dar uma nota a quanto sol você pega.

1 → 10

1 = nenhum
10 = muito

Entenda a LUZ DO SOL

Um enorme fator contributivo para o aumento da serotonina é a luz do sol que recebemos.[25] Antes dos despertadores, eram os primeiros raios solares que nos acordavam, o sol energizante do meio-dia que nos recarregava e a luz quente e calmante da tarde que nos ajudava a adormecer. Antigamente, tínhamos uma relação complexa com o nascer e o pôr do sol, e hoje ainda precisamos dela.

Certamente você concorda que, quando tem sol, você se sente um pouco mais positivo e cheio de energia. Não é coincidência; a luz regular do sol é absolutamente vital para um número enorme de fatores de saúde. Dentre esses fatores estão a qualidade do sono, a força do sistema imunológico e a produção de serotonina, ou seja, mais energia e um humor mais positivo.[26]

No decorrer do capítulo, vamos avaliar quanto tempo você passa sob a luz do sol. Aqui devo observar que, sempre que concluir o desafio da natureza do capítulo anterior, você também cumpre as metas de luz solar. No entanto, há uma razão fundamental para a natureza e a luz do sol estarem separadas. Em alguns dias, talvez o tempo não permita uma bela caminhada na natureza. Mas a luz do sol não é negociável. Seja com alguns minutos na varanda (mesmo no inverno!), seja com um café da manhã ao ar livre, precisamos garantir que você mergulhe regularmente na luz do sol. E o dia não precisa estar bonito para você sentir o desejado aumento da serotonina. Quando faz sol, é claro que o aumento será maior, mas é nos dias nublados que priorizar o ar livre tem ainda mais importância. Afinal, nos meses mais escuros do inverno, todos podemos enfrentar o Transtorno Afetivo Sazonal (TAS),[27] devido à enorme redução da quantidade de luz solar que recebemos por dia. Um estudo constatou que o nível de serotonina é mais baixo no inverno. Assim, com ou sem sol, o tempo ao ar livre é essencial para uma mente feliz e saudável.[28]

O ritmo circadiano

É necessário primeiramente entender o ritmo circadiano, que se refere às mudanças físicas, mentais e comportamentais ocorridas num período de 24 horas,[29] em consequência das mudanças da luz.[30] O ritmo circadiano afeta várias funções do corpo e do cérebro, como o estado de alerta, o cansaço, o apetite e a temperatura corporal.[31]

Pense no ritmo circadiano como o relógio interno do corpo, sempre funcionando ao fundo com a intenção de otimizar seu humor e nível de energia. É bom estar muito alerta e desperto durante as horas diurnas e profundamente adormecido para recarregar nas horas noturnas. Para nossos ancestrais, era facílimo ter um ritmo circadiano saudável e natural. Acordavam ao nascer do sol e adormeciam depois que o sol se punha. No entanto, para nós, a situação é diferente, devido à abundância de luz artificial. Não somos mais forçados a nos alinhar às leis da natureza. Isso cria uma grande variedade de dificuldades para a saúde.

Numa metanálise (um estudo de muitos outros estudos), mais de 85 mil artigos de pesquisa concluíram que "evitar a luz à noite e buscar a luz durante o dia é um método simples e eficaz de melhorar a saúde mental".[32] Agora, vamos calcular exatamente de quanta luz do sol você precisa por dia e as etapas necessárias para consegui-las.

1ª ETAPA
LUZ DO SOL MATINAL

A forte luz branca do amanhecer, além de ativar a serotonina, também provoca um aumento saudável e natural do cortisol e da dopamina.[33] Essa luz do sol é essencial para começar o dia com humor positivo, motivado e cheio de energia. É importante notar que o dia não precisa estar ensolarado para esse aumento acontecer.

Você vai precisar de:

- DIAS DE SOL: 5 a 10 minutos
- ➔ DIAS NUBLADOS: 10 a 15 minutos
- DIAS ESCUROS DE CÉU FECHADO: até 30 minutos

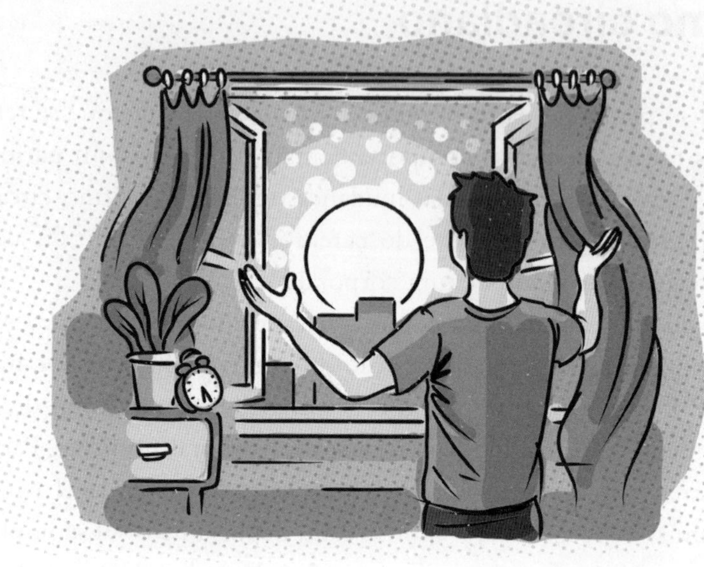

Se fizer sol, ponha os óculos escuros somente depois de dez minutos (o cérebro precisa registrar a luz do dia sem filtros). Quando estiver ao ar livre, reserve um tempo para olhar o sol. É claro que é importantíssimo não fitar o sol diretamente, para não causar dor ou dano aos olhos. A meta é simplesmente virar o rosto na direção do sol de um jeito seguro e confortável. Pense no sol como um carregador sem fio: ele tem capacidade de lhe dar energia pelo resto do dia.

Nos meses de inverno, ou se seu trabalho exigir que você acorde enquanto ainda está escuro, sugiro acender várias lâmpadas imediatamente ao acordar. Isso contribuirá para o início do processo. Então, na primeira oportunidade, passe de dez a quinze minutos ao ar livre.

2ª ETAPA
O SOL NA HORA DO ALMOÇO

A pausa do almoço é outra ótima oportunidade de receber luz natural nos olhos e na pele, mas com cuidado, para não queimar a pele. Muitos têm problemas de esgotamento à tarde, e a luz do sol perto do meio-dia se mostrou uma solução essencial. Na pausa para o almoço, fique de quinze a vinte minutos ao ar livre, sozinho ou com um amigo, para recarregar o corpo e o cérebro para estar bem durante a tarde e evitar o abatimento vespertino.

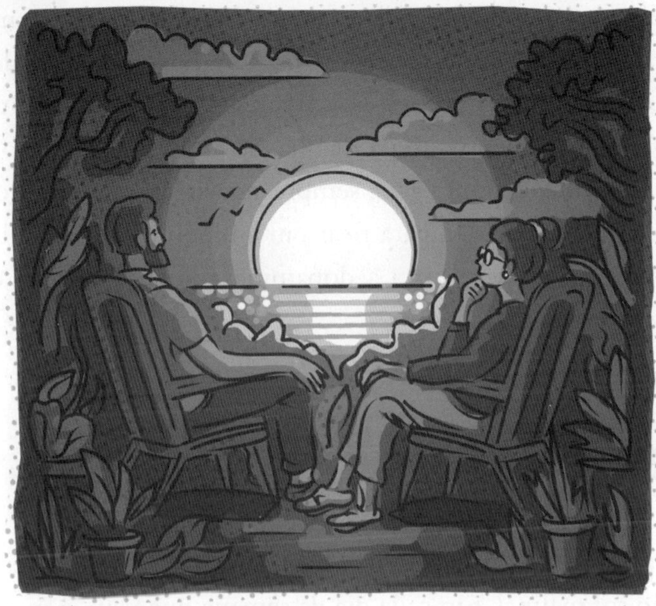

3ª ETAPA

O PÔR DO SOL

No fim da tarde, a luz quente é incrível para relaxar e promover a boa qualidade do sono.[34] O cérebro é projetado para associar essa luz quente do pôr do sol à sensação de calma e ao sono profundo. Aqui, outra substância cerebral que é importante entender é a melatonina. Ela é responsável por criar a sensação de sonolência e, em última análise, induzir você a dormir à noite.[35] O interessante é que a serotonina é precursora da melatonina, ou seja, a serotonina reforça a produção dessa substância.[36] Portanto, quanto mais serotonina criar no decorrer do dia e, principalmente, no fim da tarde ao observar o pôr do sol, mais rápida e profundamente você dormirá à noite.[37]

Estratégia

Sua estratégia aqui é começar a expor-se à luz do sol em três momentos fundamentais do dia: de manhã cedinho, perto da hora do almoço e no fim da tarde. A quantidade mínima de sol de que você precisa por dia são sessenta minutos.

Nos meses de inverno, fica cada vez mais difícil alcançar essa meta, porque as horas diurnas podem ser reduzidas. Isso cria uma série de dificuldades para o cérebro. Nesses períodos, organize-se para conseguir se expor à luz do sol nas pausas do meio da manhã, do almoço e do meio da tarde.

Lembre-se: se fizer muito frio, sempre use luvas, casaco e gorro, para o frio não ser uma desculpa para ficar em ambiente fechado. Além disso, sabemos que o frio é bom para a dopamina; portanto, saia de casa com qualquer temperatura!

Desafio

Proponho agora que você aceite o "Desafio do sol". Para cumpri-lo, concentre-se no sol matinal. Em cada dia da semana que vem, o melhor é sair logo depois de acordar para sua exposição solar. Observe seu humor e nível de energia ao aceitar este desafio!

13

A boa saúde é criada no intestino!

SEROTONINA
SAÚDE INTESTINA
SEROTONINA
SAÚDE INTESTINA
SEROTONINA
SAÚDE INTESTINA
SEROTONINA
SAÚDE INTESTINA
SEROTONINA
SAÚDE INTESTINA
SEROTONINA
SAÚDE INTESTINA

Primeiro, vamos classificar se você sente que se alimenta de forma saudável.

Dê uma nota de 1 a 10 ao valor nutritivo de sua alimentação.

1 → 10

1 = nada saudável
10 = muito saudável

Entenda a SAÚDE INTESTINAL

O mundo da nutrição é vasto, com uma imensa variedade de opiniões em termos éticos e científicos. Quer você tenha uma alimentação mais "tradicional", com carne, peixe, hortaliças e frutas, quer tenha uma alimentação vegetariana ou vegana, os componentes principais da orientação a seguir são os mesmos.

Hoje em dia, sabemos que precisamos ajustar a saúde intestinal, pois até 95% da serotonina são criados no intestino[38] e os alimentos que ingerimos afetam diretamente o humor.[39] Agora enfrentamos muitos desafios quando se trata do que comer. Há alimentos deliciosos e altamente calóricos para onde quer que olhemos. Seja no supermercado, na rua, abastecendo o carro no posto ou no restaurante, por toda parte há comida tentadora. Cada vez mais nos afastamos dos alimentos naturais disponíveis durante centenas de milhares de anos e nos aproximamos de comida processada e pouco saudável. Já se comprovou que esses "alimentos ultraprocessados" causam um impacto extremamente negativo no corpo e no cérebro.[40]

Como saber o que é bom comer e o que evitar?

É simples: queremos que alimentos altamente nutritivos entrem no intestino para produzir serotonina, otimizar o nível de energia e melhorar nosso humor todos os dias.[41] Isso não significa que você não possa comer alimentos divertidos e, às vezes, exagerados. A vida não exige perfeição o tempo todo, e, sim, um caminho coerente e fácil de seguir rumo a uma saúde intestinal que você consiga manter tranquilamente durante anos e anos. Com isso em mente, formulei estratégias nutricionais de alto impacto em seis ações principais. Como você adotaria alguns desses hábitos no cotidiano?

1ª ETAPA
COMA ATÉ FICAR 80% SATISFEITO

Vamos primeiro considerar a quantidade que você está comendo. Os alimentos processados e menos saudáveis são tão deliciosos que é difícil se controlar para não comer grandes porções e de forma rápida.

Aqui, é interessante examinar as cinco regiões do mundo que abrigam mais pessoas centenárias. São as chamadas "zonas azuis".[42] Podemos estudar a alimentação e o estilo de vida dessas pessoas para ter uma ideia de por que isso acontece. As cinco regiões são: Icária, na Grécia; Okinawa, no Japão; Loma Linda, na Califórnia; Península de Nicoya, na Costa Rica; e Nouro, na Sardenha, Itália. Um hábito alimentar comum às pessoas de todas essas regiões é o conceito de comer até estar "80% satisfeito". Alguns preferem comer até ficar, digamos, 150% satisfeitos; comemos além da capacidade máxima. Isso cria várias dificuldades para o corpo. Mesmo que os alimentos sejam saudáveis e nutritivos, o excesso nos deixa incrivelmente cansados. Se sofre com o baixo nível de energia, claramente você precisa voltar à regra dos 80%. Quando consome uma quantidade enorme de comida, seu corpo vai precisar direcionar uma energia imensa para digeri-la. Então, isso faz você sofrer uma queda significativa de energia.

➔ **DESAFIO:** *reduza o ritmo com que come e a quantidade de comida no prato. Entre as garfadas, mastigue adequadamente (isso também é ótimo para esculpir os músculos faciais)*[43] *e respire entre uma garfada e outra.*

2ª ETAPA
COMA FRUTAS COMO PETISCOS

Com quanta frequência você ouve alguém dizer "preciso de um docinho" ou "estou morrendo de vontade de um doce". É importante entender que isso não é raro. Ansiamos por "açúcar" desde o começo da evolução. O açúcar é uma fonte fantástica de energia de liberação rápida para o corpo.

A dificuldade surge, hoje, porque temos acesso a montes de alimentos açucarados e industrializados, quando originalmente o açúcar viria das frutas.

O impacto das frutas sobre o sistema da serotonina é fenomenal. Talvez seja um dos efeitos positivos mais rápidos para a serotonina.[44] As frutas oferecem uma enorme quantidade de nutrientes vitais para o corpo e o cérebro e causam uma melhora significativa da energia e do humor.[45] Uma série de alimentos, entre eles as frutas, contém um aminoácido essencial chamado triptofano,[46] que é um componente fundamental da produção de serotonina.[47]

➔ **DESAFIO:** *se está querendo um docinho e tem problemas com os lanches, as frutas são a solução. Na próxima vez que for ao supermercado, compre algumas frutas diferentes – bananas, mirtilos, framboesas, mangas – de que goste. Na próxima semana, quando tiver vontade de comer coisas insalubres, coma frutas antes. Elas satisfazem a ânsia de açúcar, que vai desaparecer. Além de reduzir a ingestão do açúcar processado das batatinhas fritas, do chocolate, dos doces e dos biscoitos, você também acrescentará a seu intestino nutrientes incríveis que vão melhorar seu humor e sua energia.*[48]

Dica: além de frutas, é bom ingerir gordura, como iogurte natural de boa qualidade e/ou nozes ou castanhas. Aliada ao açúcar das frutas, essa fonte de gordura levará a um nível equilibrado de glicose (açúcar) no sangue, o que otimizará ainda mais sua energia.[49]

3ª ETAPA
AUMENTE A INGESTÃO DE PROTEÍNAS

A proteína é um dos componentes mais importantes da nutrição. A palavra "proteína" vem do grego *proteus*, que significa primário,[50] e a proteína sempre foi o alimento primário que buscamos e caçamos. A proteína é necessária para criar e manter os músculos do corpo e afeta a saciedade, o que ajuda na primeira etapa de comer até ficar 80% satisfeito.

Agora, imagine duas situações. Na primeira, eu entrego a você um prato de comida com muitos carboidratos, como macarrão, pão branco ou batatas. Se eu lhe disser que coma o máximo possível desse prato, provavelmente você descobrirá que consegue comer uma quantidade imensa. No segundo, eu lhe entrego um prato de comida composto predominantemente por proteína, como peito de frango, salmão, bife, ovos ou tofu. Nessa situação, se eu lhe pedisse que comesse o máximo possível, você descobriria que fica satisfeito muito mais depressa. Isso acontece porque a proteína e os aminoácidos essenciais contidos nessa refeição saciam o corpo de maneira muito mais eficiente.

Com isso em mente, se você tem dificuldade para controlar as porções e sente fome em excesso, uma solução fantástica é aumentar significativamente a quantidade de proteína na alimentação. Se quiser saber qual é o consumo saudável de proteína, calcule dois gramas de proteína por quilo de peso.[51] Por exemplo, se você pesa 70 quilos, deveria consumir 140 gramas de proteína. Talvez você descubra que, para isso, será preciso consumir muito mais proteína do que consome atualmente.

As fontes recomendadas de PROTEÍNA são:

CARNES	PEIXES	LATICÍNIOS	VEGETAIS
Frango Carne de boi criado no pasto Peru	Salmão Truta Bacalhau	Ovos Iogurte	Tofu Seitan Feijão e outras leguminosas

→ **DESAFIO:** *na semana que vem, faça refeições que incluam muito mais proteína. Pense em fazer da proteína a forma primária de seus pratos, em vez de carboidratos, como o macarrão. Além disso, confira o próximo passo: fazer das hortaliças sua fonte de carboidratos.*

4ª ETAPA
PRIORIZE AS HORTALIÇAS COMO FONTE DE CARBOIDRATOS

Um desafio adicional da alimentação moderna, que afeta tanto o controle do peso quanto do nível de energia, é o consumo frequentemente maciço de carboidratos. Aqui quero ser muito claro: não estou demonizando os carboidratos. Acredito que uma variedade equilibrada de proteínas, carboidratos e gorduras é a maneira mais saudável e sustentável de se alimentar. No entanto, há tipos de carboidratos que causam picos significativos de açúcar no sangue e provocam quedas do humor e do nível de energia.

O tipo de carboidrato que causa esses picos e quedas são o pão branco, o macarrão refinado, os flocos de cereais, salgadinhos e batatas fritas. São os chamados "carboidratos simples", alimentos com baixo nível de fibras, ou seja, não há nada que desacelere sua absorção pelo corpo, e muito amido, ou seja, o organismo os converte rapidamente em açúcar. O consumo excessivo desses carboidratos atrapalha a capacidade de manter o peso saudável e ter um nível de energia alto e constante.[52]

Os carboidratos são uma fonte vital de energia para o corpo e você precisa deles na alimentação. Agora que consome frutas no lanchinho, acrescentando iogurte, nozes ou castanhas, você já está absorvendo uma boa quantidade de carboidrato. Além disso, um modo fantástico de se sentir satisfeito depois de uma refeição é transformar as hortaliças em fonte primária dos carboidratos. Legumes como abobrinha, berinjela, cenoura, brócolis e pimentão são considerados "carboidratos complexos". Ou seja, contêm alto nível de fibras, e seus nutrientes são absorvidos lentamente pelo corpo para fornecer energia de maneira prolongada. Eles também contêm uma variedade incrível de vitaminas e sais minerais que nutrem o corpo e otimizam a saúde intestinal.

As leguminosas (lentilha, ervilha, feijão) são outra ótima opção para substituir os carboidratos simples. Esse é outro grupo de alimentos consumido com frequência nas zonas azuis (ver página 205). São muito fibrosos e permitem a liberação lenta e prolongada de energia no organismo. Se você fizer uma alimentação mais baseada em plantas, as leguminosas também são importantíssimas para seu corpo consumir uma quantidade diária saudável de proteína.[53]

➔ **DESAFIO:** *na semana que vem, experimente ter no prato uma boa fonte de proteína com legumes como forma primária de carboidrato. As refeições serão mais satisfatórias e oferecerão bem mais nutrientes ao intestino.*

5ª ETAPA
EVITE ALIMENTOS ULTRAPROCESSADOS

Alimentos ultraprocessados são produzidos industrialmente e projetados para serem muito viciantes de propósito.[54] Alguns exemplos são os chips de batata, cereais matinais, *fast food*, chocolate, balas, doces, biscoitos e carnes processadas, como presunto, bacon, salsichas e carnes curadas.[55] Numerosos estudos demonstraram que esses alimentos têm um impacto muito negativo sobre a saúde do intestino (e, portanto, sobre a produção de serotonina) e geram danos para a saúde física e mental.[56]

Um modo simples de verificar se o produto é ultraprocessado é ler a lista de ingredientes no rótulo. Se houver uma enorme lista de ingredientes e a maioria deles for palavras que você não conhece, é melhor evitar seu consumo. Esses ingredientes são cuidadosamente escolhidos por cientistas para tornar o alimento viciante. Para ter um intestino saudável, é preciso consumir alimentos naturais tanto quanto possível. O ideal é comprar itens que só contenham um ingrediente: uma fruta, um legume, um ovo, um filé de peixe. É assim que a natureza pretendia que fosse nossa alimentação. São os chamados "alimentos integrais".

Sei perfeitamente quanto é bom se mimar de vez em quando com um alimento "pouco saudável". Também gosto disso. No entanto, é importante tomar decisões táticas e bem pensadas. Vejamos, por exemplo, uma barra de chocolate. O chocolate ao leite comum contém ingredientes que o tornam irresistível. No entanto, se você selecionar uma barra com mais de 70% de massa de cacau, ela conterá bem menos ingredientes, terá menor teor de açúcar e causará um impacto bem menos negativo no cérebro e no intestino. A questão é escolher com mais inteligência na hora de comer uma guloseima.

Uma regra dietética simples que você pode seguir é a 80/20. Ou seja, garanta que 80% do que você põe para dentro do corpo seja saudável, natural e nutritivo. Então, você pode alocar 20% para guloseimas, que podem ser um pedaço de chocolate ocasional, um sorvete, batata frita. É claro que seria incrível se você conseguisse comer coisas saudáveis 100% das vezes; se puder, faça isso. Mas, se busca um estilo de vida mais saudável e sustentável ou está no início da mudança, experimente a regra 80/20.

➔ **DESAFIO:** *na próxima ida ao supermercado, use uma sacola para dividir o carrinho em duas seções. Mantenha os 80% mais perto de você cheios de alimentos nutritivos. Permita-se algumas guloseimas nos 20% finais. Dessa maneira, você passará a voltar para casa com muito mais comida saudável e, finalmente, sua alimentação vai melhorar. Em momentos de cansaço, tristeza ou tédio, é comum a força de vontade se reduzir, e evitar os ultraprocessados torna-se mais difícil. Nesses momentos, quanto menos houver em casa, melhor.*

6ª ETAPA
EXPERIMENTE O JEJUM INTERMITENTE

O jejum intermitente é um fenômeno que se espalhou pelo mundo. Trata-se de encurtar a janela temporal em que você come todo dia. Por exemplo, se você toma café da manhã às 8 horas e janta às 20 horas, sua janela alimentar é de doze horas. Mas, se transferir a primeira refeição para mais tarde, digamos, 11 horas ou meio-dia, a janela alimentar se reduzirá a oito ou nove horas.

OBSERVAÇÃO: *no período de jejum, é importante continuar se hidratando com água.*

As pessoas que praticam o jejum observam benefícios substanciais. Entre eles, aumento da motivação e da capacidade de se concentrar no trabalho, nível de energia mais constante e maior facilidade de manter o peso.[57] Uma série de pesquisas tem demonstrado o impacto significativo do método para reduzir a velocidade do envelhecimento do corpo.[58]

OBSERVAÇÃO IMPORTANTE: *o jejum intermitente não é obrigatório para ter saúde. Se não o considera atraente ou se tentou e não se sentiu bem, mantenha seus horários atuais. O aspecto mais importante da nutrição é o que você come, e não quando come.*

Eu costumava acordar toda manhã e tomar o café da manhã bem depressa. Quando comecei a pesquisar o jejum intermitente, pensei: "sem chance, vou ficar tão cansado que não conseguirei trabalhar". No entanto, experimentei a prática e foi incrível a rapidez com que meu corpo se adaptou e começou a melhorar apenas em consequência do atraso da primeira refeição.

Sei que você pode pensar na tão repetida frase: "O café da manhã é a refeição mais importante do dia". No entanto, é interessante lembrar que, na verdade, essa frase foi uma engenhosa campanha de marketing da Kellogg's, no início do século XX, para promover o consumo de seus flocos de milho.[59] Sabemos, pela compreensão dos alimentos ultraprocessados, que, na verdade, não é bom consumir cereais matinais todo dia; portanto, confiar nesse conceito popularizado não é o melhor plano.

➔ **DESAFIO:** *para os que gostariam de experimentar o jejum intermitente, comece atrasando em duas horas a primeira refeição (é preciso que sejam pelo menos duas horas para você sentir as mudanças) e simplesmente observe como se sente.*

Na hora em que for comer, é bom que seja um café da manhã muito nutritivo, com boas fontes de proteína, gordura e carboidratos complexos. Na próxima seção, vou explicar quais bebidas são adequadas no decorrer da manhã e antes de começar a comer.

O jejum intermitente pode influenciar o ciclo hormonal feminino. No popular livro Saudável como uma garota, *a dra. Mindy Pelz recomenda que as mulheres evitem qualquer tipo de jejum entre o vigésimo dia do ciclo e o início da menstruação.*[60] *Se você notar algum impacto negativo sobre o ciclo, evite totalmente o jejum.*

Se tiver histórico de transtornos alimentares, evite o jejum intermitente.

Se tiver qualquer problema de saúde subjacente, converse com um médico sobre qualquer mudança significativa no estilo de vida antes de implementá-la.

As melhores bebidas a consumir

Temos atualmente uma compreensão clara da importância de consumir uma variedade natural e nutritiva de alimentos para otimizar a saúde do cérebro e do intestino. Agora, vamos pensar nas bebidas que você ingere. Organizei em quatro categorias para você experimentar.

1. ÁGUA

O nível de hidratação do organismo é essencial para o nível de serotonina e, portanto, o humor e a energia,[61] a capacidade de atenção, o desempenho físico e o metabolismo.[62] É importantíssimo garantir que você tome um copo d'água de 200 ml, por exemplo, a cada meia hora.[63]

Além disso, como também é muito comum nas zonas azuis, é bom consumir chás de ervas. O chá traz vários benefícios, como a desintoxicação do sangue e o aumento do nível de serotonina.[64] Tomar uma xícara de chá, como menta, jasmim, camomila ou limão com gengibre, de estômago vazio de manhã, é um modo muito saudável de começar o dia.

2. CAFÉ

A cafeína é uma substância potente que pode ter efeitos positivos no cérebro, mas também cria algumas dificuldades. Se, atualmente, você não consome cafeína e seu nível de energia é bom, evite se envolver com ela. Se enfrenta ansiedade ou estresse, é melhor evitar a cafeína. Para os que já tomam cafeína, como eu, há boas regras para ter em mente.

Vamos avaliar o café, especificamente. Recomendo evitar os energéticos, que, além da cafeína, contêm uma variedade imensa de substâncias processadas e nada naturais. O chá contém cafeína, mas em quantidade menos concentrada, portanto, é o café que queremos otimizar. Considere o horário que você toma café logo de manhã, e tenha como objetivo postergar a primeira xícara. Essa é uma das estratégias da DOSE que, segundo muitos disseram, teve o impacto mais significativo. Tomar café na primeira meia hora depois de acordar causa várias dificuldades para o cérebro e o ciclo de energia do corpo. Logo que acordamos (e principalmente se você sai ao ar livre sob a luz do sol), o corpo sente um aumento do hormônio cortisol. É o estímulo do sistema de energia para o restante do dia. O consumo de cafeína nesse período desorganiza esse aumento natural do cortisol, e o corpo usa a cafeína para obter energia. Essa é uma das principais causas da queda de energia à tarde.[65]

Em vez disso, tome seu café pelo menos noventa minutos ou, de preferência, duas horas depois de acordar. Isso lhe dará uma curva energética muito mais natural. Tomo meu café às 10 horas e logo depois sempre me dedico a uma atividade difícil de estado de flow (ver página 48), pois a cafeína também provoca aumento da dopamina, que melhora a concentração e a produtividade.[66]

3. PROBIÓTICOS

Outra maneira ótima de melhorar a saúde intestinal e a produção diária de serotonina é com os probióticos.[67] O intestino é cheio de bactérias que chegam em todos os alimentos e bebidas diferentes que você consome. Recentemente, descobrimos uma série de bactérias muito boas para promover a saúde intestinal, como os lactobacilos. Um estudo revelou os importantes impactos positivos dos produtos probióticos na saúde do cérebro e do intestino.[68]

O intestino saudável produz mais serotonina natural e, portanto, deixa o cérebro mais feliz. Os probióticos farão um bem substancial ao humor, à energia e ao sistema imunológico.[69]

Os probióticos não são substitutos da medicação. Se você toma remédios para melhorar a saúde mental e está dando certo, ótimo; o segredo é seguir a orientação do psiquiatra ou clínico geral. Em tais casos, os probióticos oferecem um apoio adicional à mente e ao corpo.

Há várias bebidas probióticas. Uma opção muito popular é o kombucha, bebida muito saborosa derivada de chá verde fermentado que traz benefícios incríveis para a saúde intestinal. Porém, evite aqueles com elevado índice de açúcar. A segunda opção é o kefir, que é um iogurte fermentado para beber. Assim como as bebidas, verduras fermentadas como *sauerkraut* e *kimchi* são outra maneira de incorporar esses probióticos à alimentação diária.

4. SEM ÁLCOOL

As bebidas alcoólicas se integraram a muitas atividades cotidianas e experiências sociais, mas trazem muitíssimas dificuldades para o corpo e o cérebro. Além de causar enormes picos e quedas da dopamina e provocar baixa motivação e sintomas depressivos,[70] o álcool também leva à redução significativa do nível de serotonina, pois é extremamente prejudicial ao intestino.[71] Isso ocasiona mau humor, ansiedade e exaustão.[72] Acredito que nossa sociedade estaria em posição muito melhor se o álcool não existisse, mas o caso é que existe; assim, é importante descobrir a relação com álcool que é boa para você.

Para alguns, o álcool é prazeroso demais, e um copo sempre leva a mais quatro ou cinco; em consequência, surgem os problemas de saúde física e mental. Outros acham que tomar uma única taça de vinho ou cerveja é muito mais administrável. O segredo aqui é que seu corpo e seu cérebro vão ter bastante dificuldade se você tomar mais de um ou dois drinques na noite.

➔ **DESAFIO:** *avalie o impacto do álcool em sua saúde mental – passe algumas semanas sem beber. Estabeleça a meta de quinze dias, compre kombucha e algumas alternativas sem álcool e simplesmente observe como se sente. Mal consegui acreditar na diferença que senti no corpo e no cérebro quando parei de consumir bebidas alcoólicas. Hoje, com muita autoconsciência, não tomo mais vários drinques e consigo apreciar uma bebida de vez em quando. Vale a pena criar uma relação saudável com o álcool, porque o impacto em sua vida será significativo.*

Estratégia

No decorrer deste capítulo, você aprendeu várias estratégias para ter um intestino mais saudável, capaz de produzir mais serotonina e oferecer à mente um bom e equilibrado nível de energia e positividade o dia todo.

Agora, considere qual estratégia de alimentação vai pôr em prática na semana que vem.

Selecione a estratégia alimentar que vai adotar:

1. Comer até estar 80% satisfeito.
2. Comer frutas no lanche.
3. Aumentar a ingestão de proteína.
4. Priorizar as hortaliças como fonte de carboidrato.
5. Evitar totalmente alimentos ultraprocessados.
6. Experimentar o jejum intermitente.

Selecione uma estratégia para pôr em prática com a bebida:

1. Tomar água ou chá de ervas de meia em meia hora.
2. Escolher cuidadosamente a hora do café.
3. Experimentar probióticos.
4. Não ingerir bebidas alcoólicas.

Desafio

Proponho agora que aceite o "Desafio da saúde intestinal". Para isso, recomendo enfaticamente aumentar a quantidade de proteína na alimentação, além de comer frutas no lanche. É claro que há uma série de estratégias listadas nas páginas anteriores. Sinta-se à vontade para escolher o desafio que lhe parecer mais útil.

14

Desacelere o corpo, desacelere a mente

SEROTONINA
PENSAR MENOS
SEROTONINA
PENSAR MENOS
SEROTONINA
PENSAR MENOS
SEROTONINA
PENSAR MENOS
SEROTONINA
PENSAR MENOS
SEROTONINA
PENSAR MENOS
SEROTONINA
PENSAR MENOS

Primeiro, vamos classificar sua dificuldade com pensamentos excessivos.

Dê uma nota de 1 a 10 à regularidade com que você pensa demais.

1 → 10

1 = nunca
10 = o tempo todo

Entenda o PENSAR MENOS

Escrever este capítulo me deixou incrivelmente empolgado. Sinto que essa área merece atenção e entendimento. Aqui, vamos explorar nosso pensamento e, especificamente, a experiência bem complicada de "pensar demais".

O pensamento em excesso pode ser definido como ter pensamentos preocupantes e repetitivos sobre dificuldades ou temores na vida. Em minha carreira na Psicologia, esse problema aparece o tempo todo – tanto em treinamentos quanto nas redes sociais. Pessoas ficam presas em pensamentos, preocupando-se com frequência e, às vezes, até caindo numa espiral negativa e entrando em pânico. A espiral negativa é a experiência de pensar sempre no "pior dos casos", com os pensamentos voltados para o resultado mais negativo. Entrar em pânico ou ter ataques de pânico também vêm disso.

Neste capítulo, nossa missão é clara: aprender o que faz o corpo e o cérebro agirem assim e, mais importante, aprender a acalmá-los usando o que chamo de "Pensar menos". Enquanto mergulhamos nesse aprendizado, precisamos dar atenção ao nervo vago (ver página 177), um mecanismo sofisticadíssimo que conecta o corpo e o cérebro, cujo papel no funcionamento do sistema nervoso é essencial. O sistema nervoso tem a capacidade de nos dar energia rapidamente e aumentar o estado de alerta, e também de acalmar e desacelerar o ritmo da mente e do corpo.

O componente que aumenta o estado de alerta é o sistema nervoso simpático. O que acalma é o sistema nervoso parassimpático.[73] O nervo vago tem papel essencial no funcionamento desse sistema por meio de um número enorme de nervos eletrônicos localizados em áreas importantes do corpo, como garganta, pulmão, estômago e intestino.[74] Ele lê e avalia o tempo todo se o corpo está calmo ou alerta, leva essas informações para o cérebro e pode reduzir a frequência cardíaca, principalmente pelo modo como respiramos.[75]

Neste momento, preciso explicar por que desacelerar a frequência cardíaca é importantíssimo para acalmar a mente e, especificamente, os pensamentos. Se voltarmos a nossos ancestrais, nos momentos de perigo físico, era essencial desenvolver um mecanismo que aumentasse a probabilidade de sobrevivência. Era preciso haver muito sangue circulando rapidamente pelo corpo, para aumentar a ativação dos músculos e conseguirmos lutar ou fugir para sobreviver. A maneira mais rápida de aumentar a quantidade de sangue disponível nos músculos é aumentar a frequência cardíaca. Em termos simples, quando bate mais depressa, o coração faz mais sangue circular. Para aumentar a velocidade dos batimentos cardíacos, o corpo aumenta também o ritmo da respiração; assim, leva mais ar para dentro do corpo e oxigena os músculos no preparo para a ameaça. Além do aumento da velocidade do coração e da respiração, os pensamentos também ficam mais rápidos, para identificar todas as maneiras pelas quais podemos perder a vida e encontrar uma solução que permita a sobrevivência. É o sistema nervoso simpático em ação.[76]

Quando a ameaça acaba, o corpo precisa passar pelo processo oposto de desacelerar tudo outra vez, usando o sistema nervoso parassimpático.[77] A maneira mais rápida é alterar a respiração. Em vez de inspirações curtas e fortes, o corpo passa a fazer expirações longas e lentas. Isso envia ao nervo vago sinais importantes de que não corremos mais perigo e de que o corpo está em segurança e pode se acalmar.

Agora, consideremos o vínculo entre pensar demais, ansiedade e respiração. Embora no mundo moderno não seja mais provável sermos perseguidos por um urso na floresta, nos momentos de pensamento receoso e preocupado, o corpo e o cérebro não sabem disso. Nesses momentos, há uma ativação semelhante do sistema nervoso simpático e tudo se acelera. Então, nossa missão é ativar o sistema parassimpático da maneira mais eficiente possível. Há uma área de pesquisa fascinante que respalda esse "tônus vagal", ou seja, a capacidade de controlar o nível de medo e alerta do corpo e do cérebro ou de calma e restauração.[78] Com o tempo, o tônus vagal pode ser treinado e aprimorado com o aprendizado do controle da frequência cardíaca por meio da respiração.[79] Os indivíduos que apresentam tônus vagal mais alto, em consequência desse treinamento, têm mais serotonina, nosso foco primário aqui na Parte 3.[80]

Estratégias de respiração

É importante aprender a se conectar com o corpo e acalmá-lo por meio da respiração. Há duas estratégias respiratórias principais para lhe dar apoio, que podem ser usadas em momentos crônicos de pensamento receoso e preocupante e como habilidade diária a ser treinada toda manhã. Isso levará ao humor progressivamente mais calmo a cada dia.

1. RESPIRAÇÃO DA RESSONÂNCIA

A respiração é desacelerada a apenas seis ciclos completos por minuto. Já foi verificado que esse estilo de respiração tem o efeito muito positivo de acalmar o sistema nervoso, aumentar o tônus vagal e melhorar o humor.[81]

Para reduzir o ritmo da respiração a apenas seis ciclos por minuto, é preciso dividir a respiração em blocos de dez segundos. Para isso, inspire pelo nariz em quatro segundos e expire pela boca em seis segundos. Repita isso por alguns minutos. Lembre-se: para acalmar o corpo e o cérebro, a missão é ampliar a expiração; é importante soltar o ar mais longamente.

➔ **DESAFIO:** *comece a treinar essa habilidade por alguns minutos toda manhã. Encontre um lugar tranquilo em casa ou um banco confortável no passeio pela natureza, sente-se e comece o treinamento da respiração da ressonância. É como treinar os músculos na academia; quanto mais vezes fizer, melhor vai ficar, e você será capaz de se acalmar com mais eficiência em momentos de preocupação e pensamento em excesso.*

➔ **DESAFIO:** *reserve um minuto para experimentar. Pouse o livro. Sente-se ereto, de forma confortável, no sofá ou numa cadeira. Feche os olhos. Comece a inspirar pelo nariz e expirar pela boca. Quando sentir que o padrão já se estabeleceu, comece a contar. Quatro segundos para dentro, seis para fora.*

2. RESPIRAÇÃO DO SUSPIRO

Outra estratégia fascinante de respiração cujo efeito calmante que buscamos aqui já foi comprovado é a respiração do suspiro fisiológico.[82] É um processo natural do corpo quando você passa para o estado de sono. Inspire fundo pelo nariz e, quando se sentir "cheio", inspire mais um pouquinho com força, novamente pelo nariz. Então, segue-se um longo "suspiro" pela boca. Portanto: dupla inspiração seguida por uma grande expiração.

A inspiração seguida por uma segunda inspiração curtinha permite expandir mais o pulmão, faz o corpo liberar mais dióxido de carbono na expiração e, assim, oferece o impacto calmante que desejamos.

➔ **DESAFIO:** *experimente agora. Sente-se em posição confortável no sofá, feche os olhos e comece com algumas inspirações e expirações. Quando estiver pronto, faça dez "respirações do suspiro". Uma respiração do suspiro é igual a uma dupla inspiração seguida pela expiração. Quanto maior e mais ruidosa a expiração, melhor.*

O que fazer quando estiver pensando demais

Agora, com o entendimento claro da importância do treinamento e do uso da respiração, quero lhe mostrar duas etapas adicionais que você pode usar nos momentos em que estiver pensando demais.

1. VOCALIZE SEUS PENSAMENTOS

Primeiro, acalme o corpo e o cérebro com a respiração. Caso ainda sinta que os pensamentos persistem, telefone, mande mensagem ou se encontre com alguém em quem você confia e se sente conectado. Explique que está pensando demais e descreva a situação. Esse processo de explicar ajudará você a elaborar e racionalizar os pensamentos e abrirá a porta para receber orientação. Outra maneira de conseguir isso é com um diário. Fazer um diário é um processo maravilhoso e respaldado por muita ciência.[83] Somente pegar uma folha de papel e escrever seus sentimentos e pensamentos reforça o processamento e a aceitação dos pensamentos preocupantes dentro da mente.

2. RECORRA À GRATIDÃO

Aprendemos muito sobre a gratidão no Capítulo 9 e, em épocas de pensamento preocupante, ela é uma ferramenta fantástica. Nesses momentos difíceis, o cérebro provavelmente irá na direção do medo – medo ligado ao emprego, à saúde, ao lar, aos amigos, à família, à opinião dos outros, o que for. Assim como a respiração com expiração lenta, a gratidão também acalma a reação de medo. Ela lembra ao cérebro todas as coisas que vão bem em sua vida e lhe dão estabilidade e felicidade. Em momentos de pensamento em excesso, a gratidão oferece à mente a tranquilidade necessária para se acalmar.

Pensar menos é possível a partir de hoje.

Sua prática calmante diária

Para incorporar essas estratégias à vida e acalmar a mente de verdade, criei uma prática matinal breve e fácil que me permitisse treinar essas habilidades. Recomendo enfaticamente que você faça o mesmo. Lembre-se de que a meta aqui é sintonizar-se com o corpo e o coração: aprender a senti-los, escutá-los e, finalmente, acalmá-los. Com isso em mente, vou adicionar um outro componente a seu treinamento respiratório matinal.

Quando se sentar, siga essas etapas:

1. Faça três inspirações e expirações completas.
2. Na terceira expiração, feche os olhos.
3. Faça mais três inspirações e expirações.
4. Comece a prática respiratória escolhida (a que você acha que mais o acalma, seja a da ressonância, seja a do suspiro).
5. Respire dois ou três minutos dessa maneira.
6. Agora, conecte-se com seu corpo. Examine o corpo da cabeça aos pés e veja que sensações consegue perceber.
7. Comece pela cabeça. Consegue ter alguma sensação nos olhos, no nariz, na boca?
8. Depois, a parte superior do corpo. Consegue ter alguma sensação na garganta, ombro, peito, barriga? Na parte inferior do corpo, tem alguma sensação nas coxas, nádegas ou pés?
9. Quando terminar a respiração e a avaliação do corpo, abra os olhos.

Fazer essa prática toda manhã levará menos de cinco minutos e mudará sua vida. O cérebro ficará mais calmo, claro e concentrado.

Estratégia

Neste capítulo, você aprendeu três estratégias primárias para acalmar a mente que pensa em excesso. Queremos encontrar alegria além dos comportamentos de dopamina rápida e descobrir formas mais naturais de felicidade. Alguns exemplos são:

1. RESPIRAÇÃO LENTA
2. VOCALIZAR OS PENSAMENTOS
3. RECORRER À GRATIDÃO

Para incorporar essas estratégias à sua vida, é importante torná-las um exercício diário. Escolha um momento com o qual possa se comprometer todo dia. Por exemplo, em minha caminhada matinal há um banco específico onde faço minha respiração. Se prefere estar na paz do lar, escolha um lugar calmo para fazer sua prática matinal. É bom que seja sempre no mesmo horário, para otimizar a consolidação do hábito: por exemplo, após o banho, depois de se vestir ou após escovar os dentes.

Comece a experimentar a vocalização de seus pensamentos com pessoas em quem confia, além de recorrer à gratidão nos momentos de pensamento em excesso. Lembre-se: essas habilidades exigem prática; quanto maior a frequência com que se dedicar a elas, mais calma sua mente ficará.

Desafio

Proponho agora que aceite o "Desafio de pensar menos". Para isso, toda manhã, na semana que vem, faça uma breve prática de respiração calmante, de dois a cinco minutos. Observe atentamente como isso afeta sua paz de espírito. Lembre-se: treinar a respiração é uma habilidade. Quanto mais lenta a expiração, mais calmos ficarão seus pensamentos.

15

Recarregue à noite para prosperar de dia

SEROTONINA
SONO PROFUNDO
SEROTONINA
SONO PROFUNDO
SEROTONINA
SONO PROFUNDO
SEROTONINA
SONO PROFUNDO
SEROTONINA
SONO PROFUNDO
SEROTONINA
SONO PROFUNDO

Primeiro, vamos classificar o modo como você dorme.

Dê uma nota numa escala de 1 a 10 à qualidade de seu sono toda noite.

1 → 10

1 = terrível
10 = incrível

Entenda o SONO PROFUNDO

Nesta Parte 3, descobrimos os comportamentos essenciais para otimizar a saúde do corpo e, consequentemente, do cérebro. Agora você deve ter uma ideia clara do tipo de atividade que pode praticar durante o dia para aumentar o nível de serotonina, como o sol matinal, o tempo na natureza, a ingestão de alimentos nutritivos e o padrão calmo da respiração. O componente final da serotonina vem no fim do dia: o sono.

Neste capítulo, vamos aprender por que a qualidade e a quantidade do sono são absolutamente essenciais para melhorar o modo como você se sente e, mais importante, seu sono de todas as noites.

O sono profundo causa um considerável aumento do nível de serotonina.[84] Como sabemos que a função da serotonina é melhorar o humor e o nível de energia, dá para ver como está interligada com o sono. Tenho certeza de que, em muitos dias, você dormiu pouco e sentiu uma queda significativa do humor e da energia no dia seguinte. Muitas vezes, o aumento da irritabilidade é um sinal fundamental de que você não dormiu o necessário.

Além de aumentar a serotonina, o sono de qualidade também afeta vários fatores adicionais importantes, como a memória, a capacidade de atenção, a eficiência da aprendizagem, o processamento emocional e até o metabolismo e a capacidade de manter o peso saudável.[85] É importante entender que o sono é um grande tópico, com um número significativo de influências que o afetam.

OBSERVAÇÃO: *qualidade do sono é mais importante do que quantidade. Como guia rápido, você deve tentar ter de sete a nove horas de sono por noite. A melhor maneira de avaliar o sono é simplesmente observar se você se sente alerta e cheio de energia ao acordar.*

Como otimizar o sono

Aqui estão algumas providências que você pode tomar para otimizar o sono, da capacidade de adormecer rapidamente à obtenção dos estados profundos de sono necessários para recarregar o corpo e o cérebro. Não é preciso fazer tudo o que vou lhe mostrar a seguir. Todas são ações importantes, mas escolha as que lhe parecerem úteis e viáveis em sua vida agora.

1. SOL MATINAL

Como descobrimos no Capítulo 12, sobre luz do sol, a hora em que você vê a luz é fundamental para otimizar o ritmo circadiano. Para recordar, este é o relógio corporal interno, responsável por fazer você despertar e adormecer. Um dos componentes mais importantes da melhora do sono é a redução do tempo decorrido entre acordar e sair para ver o sol pela primeira vez no dia. No momento em que seus olhos veem os raios solares, o componente de vigília do relógio corporal começa a funcionar. Quanto mais depressa for ligado de manhã pela luz solar, mais rápido seu sistema energético se acalmará à noite; com isso, você vai adormecer com mais eficiência. Tente se expor à luz do sol no máximo meia hora depois de acordar. E tente ficar por, no mínimo, dez minutos.

Para despertar com facilidade nos meses escuros do inverno, recomendo muito pensar num "despertador do sol". Esse aparelho acorda você com luz durante um período de trinta minutos para permitir um ciclo de despertar muito mais natural para o corpo e o cérebro. Um deles mudou minha vida.

2. MOVIMENTO DIÁRIO

Desperto e já ativo, é importante pensar em quanto movimento você faz a cada dia. Se você é daqueles que ficam na cama com dificuldade para adormecer ou acordam no meio da noite, essa é uma parte essencial da vida para levar em consideração. Em termos bem simples, o corpo deve precisar fisicamente de sono para querer dormir. Se você leva uma vida sedentária, o que é facílimo no mundo moderno, e passa da cama para o carro, a mesa e o sofá, sem fazer qualquer esforço físico, o corpo não vai precisar de sono.[86] Fazer questão de movimentar o corpo todos os dias não é negociável. No primeiro capítulo da Parte 4, sobre as endorfinas, vamos avaliar como obter mais movimento diário.

Se você estiver convalescendo de uma lesão ou tem alguma deficiência que não permite o movimento, use uma das ações sugeridas nas páginas 234 e 235 para acalmar a mente.

3. SEU AMBIENTE

Há alguns componentes ambientais importantíssimos que ajudarão a ter um sono ótimo.

- **Temperatura:** o corpo reduz um grau de temperatura quando você adormece;[87] assim, é importante que o quarto esteja fresco. Eu deixo a janela do quarto aberta à noite no verão e, no inverno, durante vinte minutos logo antes de me deitar.

- **Iluminação:** assim como precisamos de luz clara pela manhã para despertar o corpo, precisamos de luz fraca à noite para nos acalmar. É importantíssimo não ter nenhuma luz principal acesa na casa após as 19 horas; use abajures. A meta é evitar luzes que venham do alto, acima da cabeça (pois o cérebro pode percebê-las como o sol). Providencie que toda a iluminação venha de um nível abaixo dos olhos.

- **Conforto:** é importante sentir-se confortável à noite. Talvez isso exija um travesseiro novo, um edredom novo ou mesmo um colchão novo; o conforto é essencial. O segredo é lavar regularmente a roupa de cama e tratar o quarto com carinho. Crie um santuário que tenha efeito calmante para seu sono. Manter o espaço organizado também ajudará a otimizar a dopamina.

4. TECNOLOGIA À NOITE

O modo como você interage com a tecnologia à noite e antes de dormir é fundamental.

- **Tipo de conteúdo:** na última meia hora antes de dormir, é essencial não rolar o *feed* das redes sociais e das plataformas de notícias. Isso é estimulante demais para o cérebro e causa incapacidade de adormecer ou aumento da probabilidade de despertar no meio da noite.[88] Ler é ótimo, por ser incrivelmente calmante para a mente. Por exemplo, pense em ler algumas páginas deste livro antes de dormir. Se em alguma noite você não quiser ler, assistir a um programa de TV ou ouvir um podcast é bem melhor do que ficar rolando a tela.

OBSERVAÇÃO: *quando olhar qualquer tela depois das 19 horas, deixe o brilho baixíssimo. Luzes fortes despertam o cérebro.*

- **Carregar o celular:** você pode ter passado os últimos dez anos deixando o celular carregar perto da cabeça. Há uma razão muito importante para parar de fazer isso hoje mesmo. Pesquisas mostraram que ver a tela do celular entre as 23 e 4 horas da manhã causa a superativação de uma parte do cérebro chamada habênula.[89] Em geral, a superativação dessa área é associada a ansiedade e depressão clínicas. Isso significa que, mesmo que tudo vá bem na vida, simplesmente olhar o celular à noite pode causar sentimentos ansiosos e depressivos. É importantíssimo carregar seu celular no outro lado do quarto ou, de preferência, em outro cômodo (carrego o meu na sala de estar). Isso também reforça o jejum de celular, pois é fundamental que a primeira dose de dopamina de cada dia não seja obtida com ele.
  Se teme perder alguma ligação de emergência, configure os contatos favoritos para ativar o alarme da ligação deles mesmo que o celular esteja no modo silencioso. Além disso, se as emergências são o principal argumento contra carregar o celular longe do quarto, pergunte-se quantas ligações de emergência você realmente recebeu à noite. Deixe o celular no modo silencioso das 20 horas da noite às 8 horas da manhã.

5. ALIMENTAÇÃO

Há três itens básicos que você talvez consuma à noite que arruínam o sono. Talvez seja desagradável para você saber que são a cafeína, o álcool e o açúcar. Entendo que essas substâncias podem dar muito prazer, mas o impacto negativo no sono e na saúde mental é maior do que qualquer prazer que possam oferecer. A questão não é eliminá-los; é tomar decisões que sejam inteligentes.

- **Cafeína:**[90] se corretamente programada (consumida, no mínimo, noventa minutos depois de acordar), a cafeína reforça a energia e a capacidade de entrar no estado de flow. É importante que esse seja seu único café; não tome mais cafeína depois do meio-dia. À tarde, prefira café descafeinado ou chás.

- **Açúcar:**[91] em geral, ingerir açúcar é problemático, ainda mais depois das 20 horas, pois destrói a qualidade do sono. Leva você a despertar no meio da noite. Depois do entardecer, seja disciplinado e evite petiscos açucarados. Se precisar de uma guloseima depois do jantar, prefira açúcares naturais, como iogurte com mel de boa qualidade, frutas ou, de vez em quando, dois quadradinhos de chocolate amargo (70% ou mais de cacau).

- **Álcool:**[92] entendo bem que o álcool pode se tornar uma parte significativa da rotina noturna; muitos realmente acham que o álcool ajuda a dormir. Na verdade, tem o efeito oposto. O álcool estressa o organismo, facilita acordar no meio da noite e reduz de forma significativa os estágios mais profundos do sono, necessários para recarregar o cérebro. À noite, durante a semana, prefira chás ou mesmo kombucha (que contém uma quantidade mínima de cafeína), e evite bebidas alcoólicas. Observe o nível de sono, humor e energia e decida por si só se essa é uma boa decisão.

6. ACALMAR A MENTE

Finalmente, vejamos alguns métodos baseados em ciência para acalmar a mente ocupada que tenta adormecer.

- **Constância na hora de dormir:**[93] o cérebro é ótimo para aprender. Deitar-se todo dia à mesma hora leva a mente a se preparar instintivamente para o sono.

- **Gratidão:**[94] na Parte 2, aprendemos os benefícios da gratidão. É uma maneira ótima de acalmar a mente antes de dormir e quanto estiver deitado, principalmente se estiver preocupado à noite.

- **Pensar menos:**[95] depois de passar pela prática da gratidão, comece a respiração da ressonância (ver página 222). Assim, a frequência cardíaca se reduzirá e você vai adormecer mais rapidamente. Faça isso quando acordar no meio da noite, para acalmar a mente outra vez.

- **Escrever:** se sua dificuldade são os muitos pensamentos antes de dormir ou no meio da noite, escrever é uma ótima opção.[96] Mantenha papel e caneta perto da cama e, em momentos de pensamento excessivo, escreva-os. Isso ajudará a tirá-los da mente e permitirá que você volte a dormir.

- **Escutar:** nas noites em que realmente não conseguir dormir, não brigue; aceite e garanta que seu corpo esteja na posição mais confortável possível. Escute "música para dormir", como os sons calmantes da natureza ou um ritmo suave que acalme o cérebro. Ou, então, escolha um podcast relaxante, pois isso vai tranquilizar seus pensamentos.[97] Pense em usar um tablet ou alto-falante, para não ter acesso a e-mail ou redes sociais. Permita-se apreciar o que estiver escutando.

Estratégia

Quero que você reserve um momento para examinar essas estratégias básicas e considerar qual é a mais importante para implementar agora. Lembre-se: não é preciso adotar todas, só as que, instintivamente, pareçam possíveis e valiosas para você.

1. SOL MATINAL
2. MOVIMENTO DIÁRIO
3. SEU AMBIENTE
4. TECNOLOGIA NOTURNA
5. ALIMENTAÇÃO
6. ACALMAR A MENTE

Desafio

Proponho agora que aceite o "Desafio do sono profundo". Para isso, você vai precisar fazer do sono uma prioridade na próxima semana. Implemente sua estratégia principal preferida.

Aumente sua DOSE

Na Parte 3, exploramos o verdadeiro poder de aumentar o nível de serotonina para ter uma vida mais feliz e com mais energia.

Você participou da aventura de experimentar uma série de comportamentos novos que ajudarão a otimizar esse sistema no corpo e no cérebro.

Agora, quero que você reserve algum tempo para considerar qual das cinco ações primárias da serotonina lhe parece mais importante para continuar a ser priorizada. Seria incrível se todos esses comportamentos permanecessem prioritários em sua vida. No entanto, escolher um comportamento central e fazer um esforço para incorporá-lo é essencial.

QUAL SERÁ SUA

Ação primária da serotonina?

1. NATUREZA

Conectar-se regularmente com o mundo natural, sem fones.

2. LUZ DO SOL

Prioridade diária: expor-se à luz do sol o mais rápido possível depois de acordar.

3. SAÚDE INTESTINAL

Evitar totalmente alimentos processados e adotar uma alimentação integral para o corpo.

4. PENSAR MENOS

A prática diária que acalma o corpo e, portanto, os pensamentos.

5. SONO PROFUNDO

Otimizar o sono para aumentar o bem-estar.

Não se esqueça de conversar com um amigo ou familiar sobre o desafio primário da serotonina que você escolheu!

PARTE

4

Desestresse e acalme a mente

ENDORFINAS
ENDORFINAS
ENDORFINAS
ENDORFINAS
ENDORFINAS
ENDORFINAS
ENDORFINAS
ENDORFINAS
ENDORFINAS
ENDORFINAS
ENDORFINAS
ENDORFINAS
ENDORFINAS

Entenda as ENDORFINAS

Bem-vindo à Parte 4 da jornada da DOSE: Endorfinas. As endorfinas são substâncias do cérebro e do corpo com a capacidade excepcional de controlar o estresse e melhorar a saúde física, duas coisas que, imagino, você deseje. Entender a função delas na vida e aumentar sua ativação diariamente será transformador. Na Parte 4, vamos entender a evolução desse mecanismo e, mais importante, aprender uma série de desafios divertidos e envolventes pensados para aumentar suas endorfinas.

Para entender as endorfinas, preciso voltar a nossos ancestrais e ao modo como essas substâncias salvavam vidas regularmente. Imagine que você fosse um caçador-coletor atravessando um terreno difícil. Está cansado e com fome. De repente, surge um predador, e sua vida corre perigo. O corpo e o cérebro enfrentam uma escolha: fugir do animal ou lutar com ele. Você escolhe se virar e correr. O estresse aumenta na mente, você corre o mais depressa que pode e começa a sentir uma dor forte na lateral da barriga (a chamada de dor de facão); você ignora a dor e continua correndo sem parar. A dor começa a sumir após um tempo de corrida. Você se mantém concentrado numa única coisa: sobreviver. Dali a dez minutos, percebe que está a salvo e pode começar a se recuperar.

Nessa busca de sobrevivência, as endorfinas tiveram papel fundamental. No momento imediato de grande esforço físico, o corpo e o cérebro começaram a liberar endorfinas por duas razões principais. A primeira, para aliviar o estresse da mente, de modo que você se concentrasse em ficar vivo.[1] A segunda, para eliminar a dor do corpo.[2] Se eu lhe pedisse que corresse dez minutos em velocidade máxima, tenho certeza de que sentiria dor, talvez uma dor de facão, talvez no joelho. As endorfinas liberadas na situação estressante atuam como analgésico natural para lhe oferecer maior probabilidade de sobrevivência.

Hoje, em nosso mundo moderno em avanço constante, imagino que você não passe seus dias sendo perseguido por predadores. No entanto, tenho certeza de que sente estresse com frequência. Por isso, é importante aprender a ativar as endorfinas intencionalmente, pois desestressam a mente e o corpo e promovem uma sensação de relaxamento.[3]

Os princípios da endorfina

PRINCÍPIO 1
REQUER MUITO ESFORÇO FÍSICO

É claro que aqui o exercício é um fator importante. Quando força fisicamente o corpo, você obtém uma liberação significativa de endorfina.[4] Esse é o primeiro princípio básico a entender: é preciso forçar o corpo de alguma forma. Por exemplo, talvez você já tenha ouvido falar no "barato do corredor", que acontece com quem corre grandes distâncias e sente uma elevação significativa de endorfina como resultado da dor física gerada no corpo.[5] Apesar disso, o exercício é apenas um dos cinco métodos primários que usaremos para ativar sua endorfina com mais regularidade. Há outras maneiras de garantir que o corpo se esforce fisicamente.

Se no momento você está se recuperando de alguma lesão ou é portador de alguma deficiência física, examinaremos nesta seção outras maneiras de elevar a endorfina. *Para ver um resumo, consulte a página 303.*

PRINCÍPIO 2
É UM DESESTRESSANTE NATURAL DO CORPO E DO CÉREBRO

O segundo princípio a ser associado às endorfinas é, simplesmente, imaginá-las como o desestressor primário do corpo e do cérebro. Sempre que se sentir estressado, pense logo: "Ah, preciso aumentar minha endorfina".

Seu nível de endorfina é baixo?

Caso você esteja regularmente estressado, esse é um sintoma básico de que a endorfina em seu corpo precisa de um incentivo.[6]

Se, às vezes, se sente zangado e frustrado, você se beneficiaria muito com o aumento da ativação das endorfinas.[7]

É importante notar que essas emoções são completamente naturais. Sentir-se frustrado e estressado faz parte da experiência humana. Aqui, meu foco é ajudar você a entender que, nos momentos em que se sente assim, é preciso pensar imediatamente em aumentar a endorfina.

As QUATRO CAUSAS da baixa endorfina

1 **A primeira causa é a falta de exercício físico intenso.** Durante 300 mil anos, inúmeras gerações de ancestrais humanos passavam uma proporção significativa do dia em movimento, caçando, procurando alimento, construindo e explorando. Boa parte do trabalho era braçal, que envolvia esforço físico para sobreviver. A ausência de uma rotina de exercícios causa uma redução significativa da ativação de endorfinas.[8]

2 **A segunda causa básica é o estilo de vida sedentário.**[9] Com as inovações modernas, é facílimo levar a vida sem muito movimento. Hoje, temos capacidade de fazer muita coisa sem nos mexermos: a comida pode ser entregue em casa, o trabalho pode ser feito no laptop com você sentado na cama e os carros e outros meios de transporte levam você aonde for preciso. Muitas vezes, não realizamos nenhum exercício adequado, e já se comprovou que estilos de vida com pouquíssima caminhada reduzem o nível de endorfina.[10]

3 **A terceira causa básica é a falta de riso.** O riso é uma das maneiras primárias de elevar o nível de endorfinas, como vamos ver no Capítulo 19.[11] Passamos cada vez mais tempo diante de telas, seja no trabalho, ou como parte da vida social. Pergunte-se: com que regularidade eu realmente rio nessas ocasiões? Imagino que seja bem menos do que quando você está em engajamentos sociais presenciais e divertidos. Isso não deve ser subestimado; há uma razão para o riso ser tão agradável. Estar em ambientes onde as risadas possam ocorrer não é negociável.

4 **A quarta e última causa é o estresse crônico.**[12] O estresse crônico é aquele persistente e constante, que se mantém por um período extenso, algumas semanas ou meses e, em alguns casos, anos. É importante entender esse conceito e tomar providências. Muitos sentem estresse crônico; romper esse ciclo é essencial. A neurociência inovadora demonstra que a superativação repetitiva do cortisol, o principal hormônio do estresse, resulta na redução do funcionamento das endorfinas.[13] Então, ocorre um ciclo desafiador. Você fica cada vez mais estressado, enquanto a principal substância que poderia desestressar a mente está com capacidade reduzida de funcionar, o que torna o estresse cada vez pior. É essencial incorporar à vida algumas dessas atividades para romper esse ciclo do estresse crônico.

Embora os cinco promotores das endorfinas que descrevo nos próximos capítulos sejam os melhores métodos cientificamente comprovados para desestressar a mente e o corpo, alguns comportamentos que você já começou a incorporar à sua vida também reforçam esse efeito. O jejum de celular (ver página 73), por exemplo, é essencial e permite evitar problemas do trabalho, notícias estressantes e redes sociais. Outro exemplo é o aumento da priorização da vida social (ver página 138), que lhe permite se conectar aos outros e concentrar a mente na vida dessas pessoas.

Como é o nível elevado de endorfinas

Ao trabalharmos para aumentar o nível de endorfinas, você terá duas emoções principais. Em primeiro lugar, sentirá a mente mais positiva[14] e ficará um pouco mais otimista e feliz com a vida. Em segundo lugar, se sentirá bem mais relaxado.[15] Estará mais calmo a cada dia e mais capaz de controlar o estresse inevitável que surgirá na vida.

Você encontrará na próxima página um resumo das funções, princípios, sentimentos e comportamentos principais associados às endorfinas.

Resumo das endorfinas

Função →
- Lidar com o estresse
- Saúde física

Princípios →
- Exige esforço físico intenso
- Desestressor natural do corpo e do cérebro

Sentimentos com baixa endorfina →
- Estressado
- Raivoso

Causas da baixa endorfina →
- Falta de exercício físico
- Estilo de vida sedentário
- Falta de riso
- Estresse crônico

Sentimentos com alta endorfina →
- Positivo
- Relaxado

Promotores das endorfinas →
- Exercício
- Calor
- Música
- Riso
- Alongamento

16

Mexa-se!

ENDORFINAS
EXERCÍCIO
ENDORFINAS
EXERCÍCIO
ENDORFINAS
EXERCÍCIO
ENDORFINAS
EXERCÍCIO
ENDORFINAS
EXERCÍCIO
ENDORFINAS

Primeiro, vamos classificar sua saúde e forma física atuais.

Dê uma nota de 1 a 10 à sua atual forma física. Seja franco.

1 → 10

1 = péssima
10 = ótima

Entendo que esse número vai variar. Alguns que leem este livro estarão muito ligados aos exercícios. Se for o caso, este capítulo vai garantir que você otimize o modo como movimenta o corpo. Outros podem ter uma nota mais baixa; saiba que isso é muito normal em nossa sociedade atual e que nosso foco será trabalhar para aumentar esse número.

Entenda o EXERCÍCIO

O esforço físico é um método essencial para ativar o sistema das endorfinas.[16] Não faremos você fugir de predadores, mas queremos que seu corpo se sinta como se fosse conseguir, se precisasse. É nos exercícios de maior esforço que você vai sentir considerável aumento das endorfinas.[17] Esse "esforço" significa aqueles momentos em que sobe uma ladeira, corre o mais depressa que consegue, nada na velocidade máxima, dá tudo o que pode na bicicleta ou faz aquelas últimas repetições na academia. Quando sente a verdadeira dor física, seu corpo bombeia endorfinas pelo cérebro e pelo organismo.

OBSERVAÇÃO IMPORTANTE: *essa dor física se refere à dor muscular e cardiovascular; por exemplo, o ardor nos músculos ou a respiração pesada no cardio. A meta não é a dor das lesões ou de se esforçar demais!*

Para incorporar exercícios difíceis, porém factíveis, à vida, vamos dividi-los em dois componentes básicos. Ambos são essenciais para a saúde mental e física imediata, ao lado da longevidade do corpo.

Consulte o médico antes de praticar exercícios vigorosos, principalmente se você tiver doenças subjacentes.

Sua força

A massa muscular reduzida é uma das principais causas de morte na velhice.[18]

Muitos estudos demonstraram que as pessoas que perdem a força física têm probabilidade maior de sofrer quedas, o que causa muitos traumas físicos e mentais que acabam levando à perda da vida.[19] Portanto, não importa se você é jovem, está na meia-idade ou em idade avançada; fortalecer o corpo é fundamental. Primeiro, vamos considerar como você vai fazer isso. O foco aqui é aumentar e manter a massa muscular e incorporar a atividade física à sua rotina. Há três maneiras principais de conseguir isso.

1. MUSCULAÇÃO

A musculação é uma das maneiras mais populares de fortalecer o corpo, na academia ou em casa, com halteres.

Quando levanta peso, você rasga as fibras musculares, que depois passam pelo processo de recuperação. Quando se reconstroem, elas ficam mais fortes (desde que você mantenha a ingestão elevada de proteína, foco importante no desafio da saúde intestinal da página 216).

Antes de levantar peso, sempre reserve um tempo para aquecer e alongar o corpo. Também é importante comprar o peso certo para você. No Capítulo 20, falaremos de alguns alongamentos básicos que você pode fazer. Garanta o treinamento homogêneo de todos os músculos do corpo: braços, peito, ombros, costas, tronco, pernas. A meta são, no mínimo, duas sessões de musculação por semana. Você pode misturar tudo e decompor os exercícios em uma sessão para a parte superior do corpo, outra para a parte inferior.

PARTE SUPERIOR DO CORPO

- Inclua o supino para o peito, desenvolvimento para os ombros, rosca bíceps para os braços e elevação das pernas para o tronco.
- Para cada exercício, a meta são três séries de dez repetições.

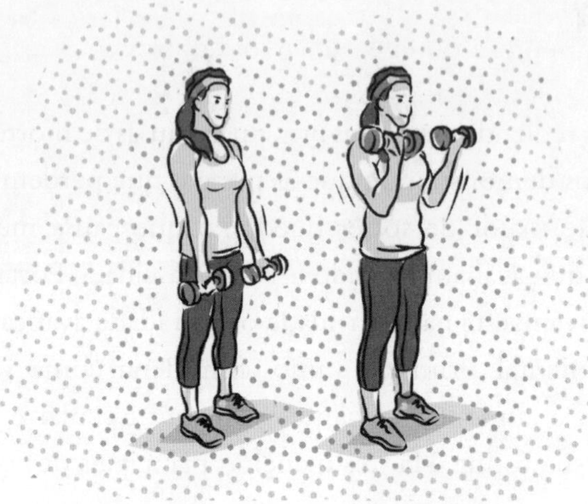

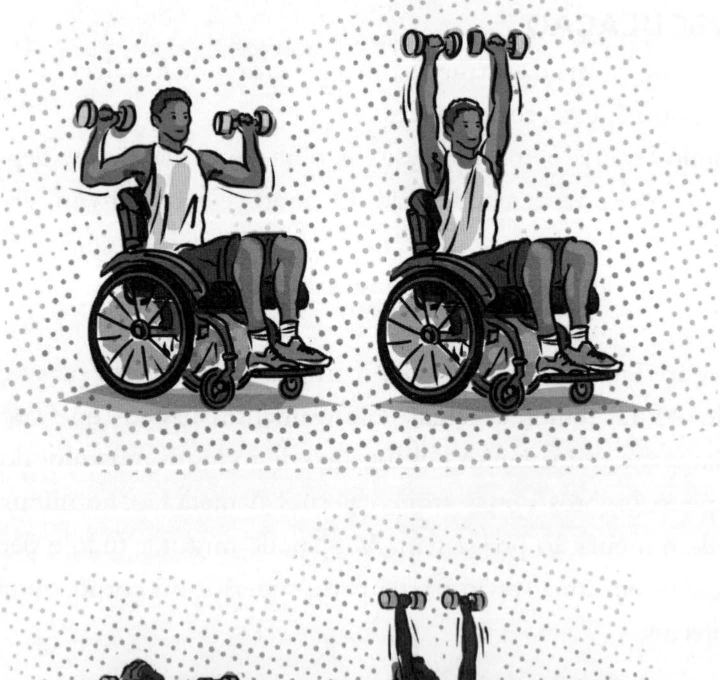

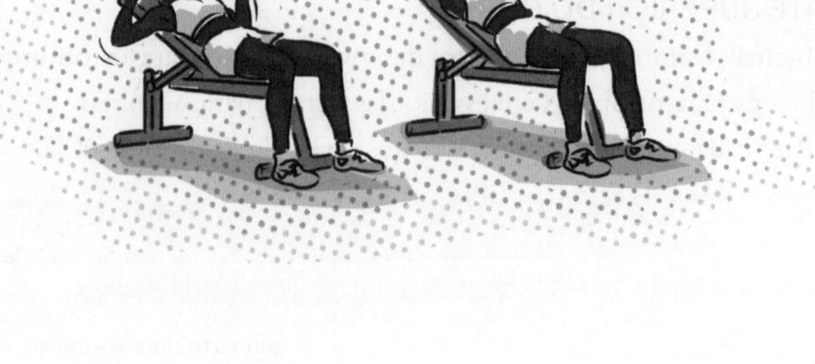

PARTE INFERIOR DO CORPO

- Inclua agachamento, afundo e extensão de perna.
- Para cada exercício, a meta são três séries de dez repetições.

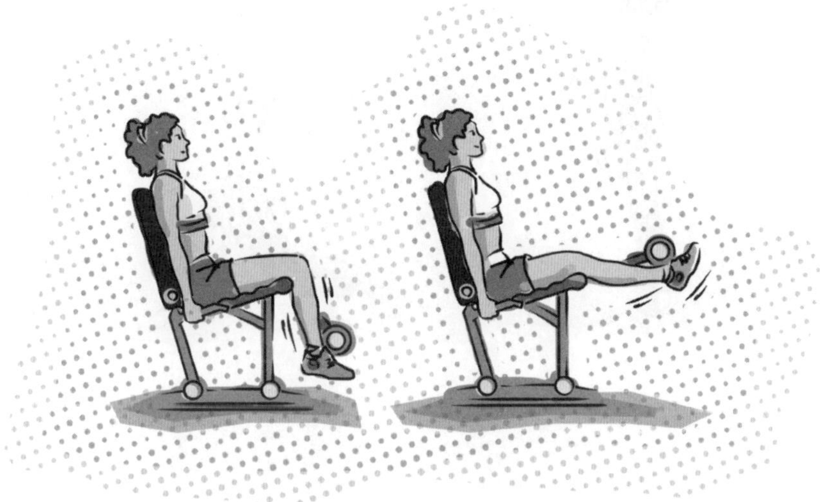

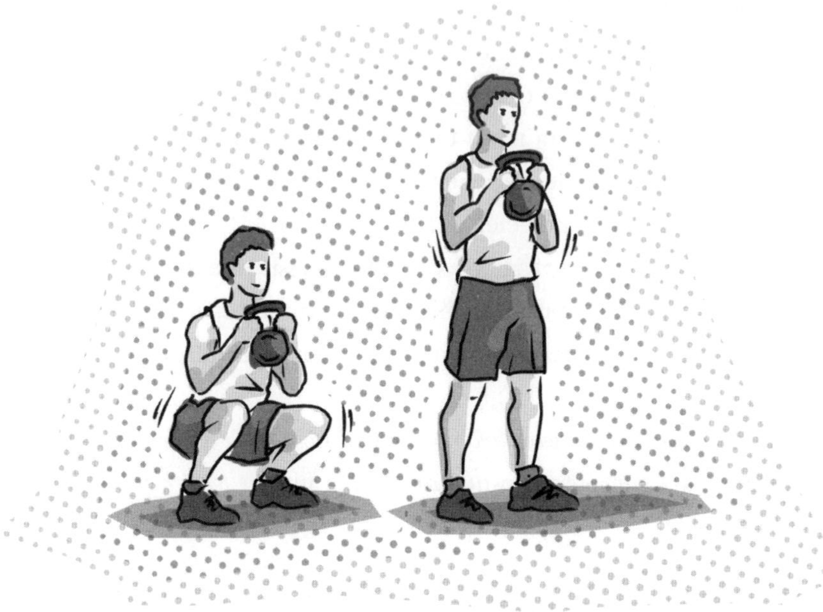

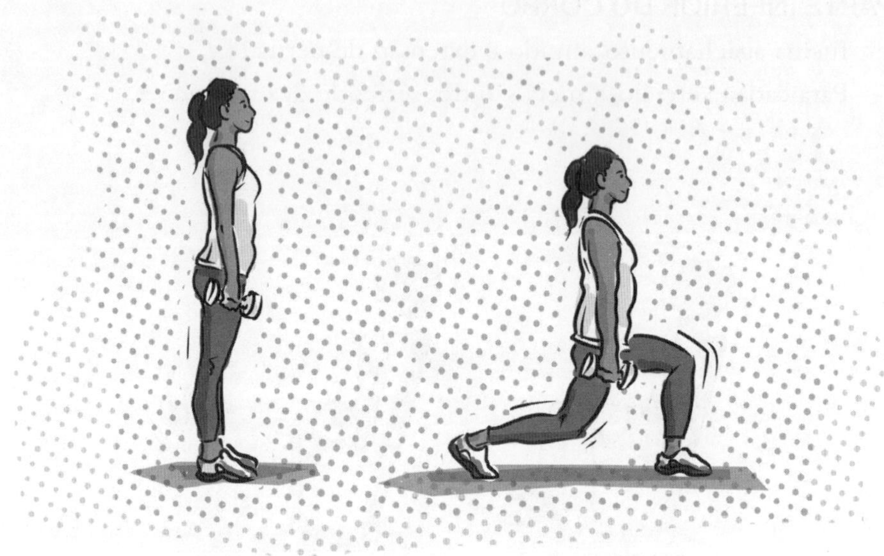

2. FAIXAS ELÁSTICAS

Uma rápida pesquisa na internet vai lhe mostrar o que são; procure "exercício com faixa elástica" no YouTube e verá rotinas curtas para começar a usá-las. Entre elas, haverá rosca bíceps, desenvolvimento, agachamento e afundo. Procure um vídeo adequado para você em termos de duração e dificuldade e comece por ele.

Lembre-se: o foco é tornar o corpo progressivamente mais forte e aumentar as endorfinas no processo. Naquelas últimas repetições em que você dá tudo o que pode, o cérebro vai liberar a maior quantidade de endorfinas.[20]

OBSERVAÇÃO: *se começou recentemente a treinar na academia, converse com os instrutores para entender a postura correta e a melhor técnica para os exercícios que estiver fazendo.*

3. CALISTENIA

São exercícios como flexões, barra fixa, agachamentos e *sit-ups*, que usam o peso do próprio corpo para aumentar a força. São muito eficazes. Adote a mesma mentalidade de incluir no mínimo duas sessões de calistenia na rotina semanal.

PARTE SUPERIOR DO CORPO

- Inclua flexões, barra fixa, flexões de tríceps, prancha.
- Para cada exercício, a meta são três séries de dez repetições.

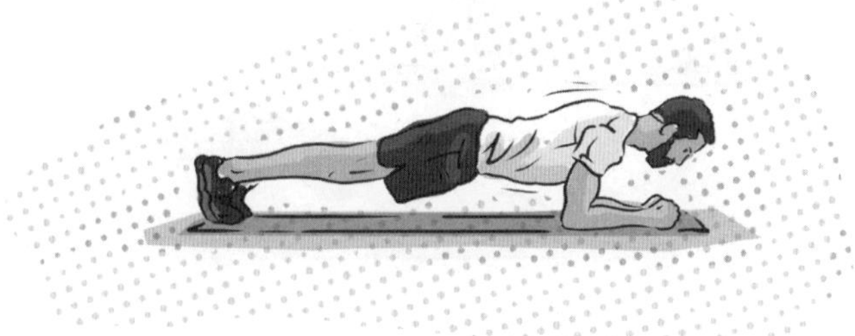

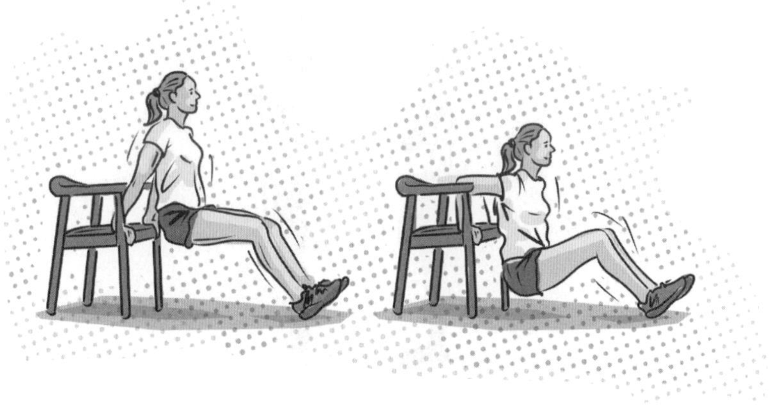

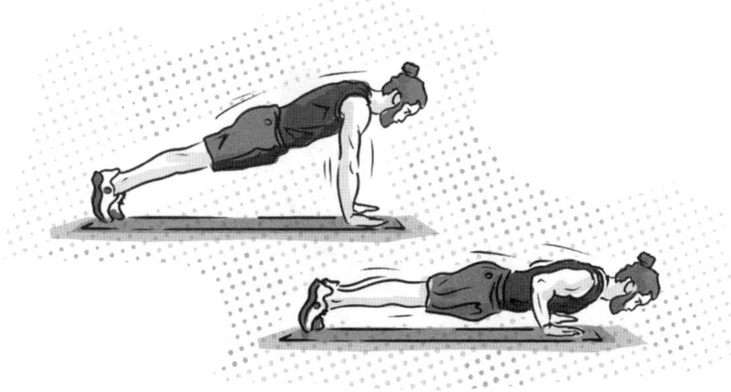

PARTE INFERIOR DO CORPO

- Inclua agachamento, afundo, elevação de quadril, elevação de panturrilha.
- Para cada exercício, a meta são três séries de dez repetições.

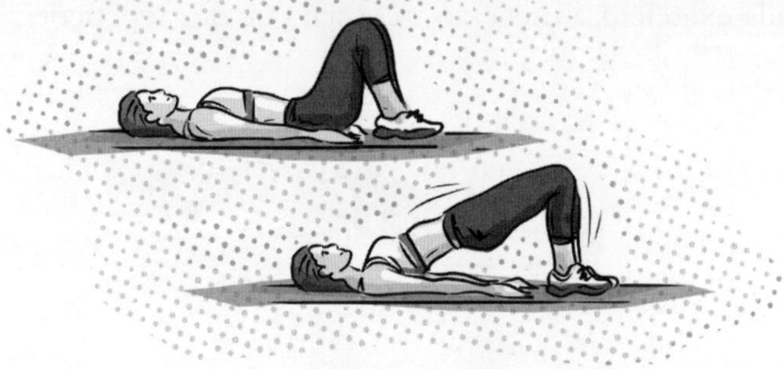

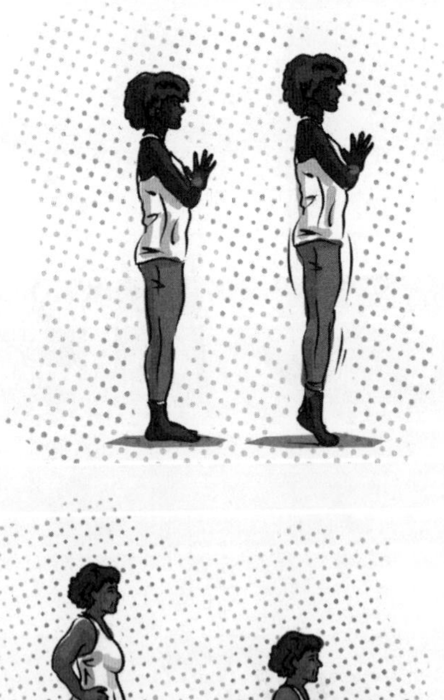

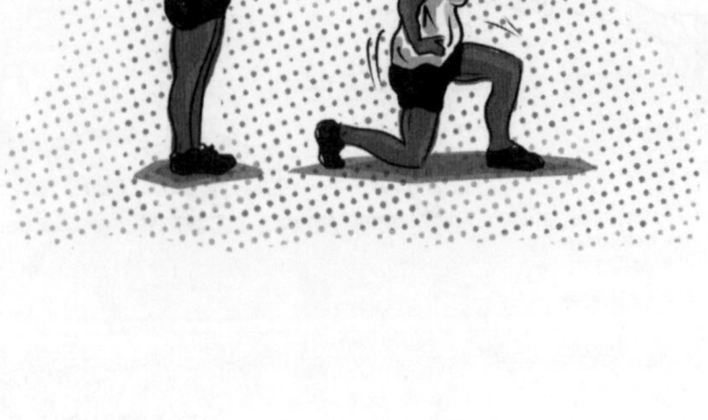

Sua resistência

Refere-se à forma física. Um modo simples de medi-la são dez minutos de cardio – correr, pedalar, nadar ou caminhar. Quanto tempo seu corpo leva para se recuperar? Você vai notar que o coração bate depressa, e você pode ficar sem fôlego. A velocidade do retorno do corpo ao estado normal de repouso é a maneira mais clara de saber se seu corpo está fisicamente em forma. Vamos explorar sete métodos para treinar a resistência.

Enquanto lê as ideias a seguir, pergunte-se a qual delas é mais provável que você se dedique com regularidade. Se tiver dificuldade para inserir muito exercício na rotina, quero que comece aos poucos. A meta não é começar de repente a treinar várias horas todos os dias, porque isso é insustentável. O exercício é algo que você aumenta paulatinamente e vai aprendendo a escolher os métodos mais adequados para você. Conforme entra em forma, o corpo começará a gostar cada vez mais da experiência de se exercitar.

1. CAMINHAR E CORRER

Achei dificílimo praticar corrida. Portanto, uso a caminhada matinal (quando já recebo minha fonte de natureza e luz do sol) e aproveito três momentos para forçar o corpo um pouco mais. Pode ser uma corridinha rápida de cinquenta metros ou subindo uma ladeira. Esses momentos dão um estímulo maior às endorfinas e trazem um aumento gradual da resistência física do corpo.

2. PEDALAR E NADAR

Comece em um ritmo adequado para seu nível. Enquanto vai concluindo aos poucos mais e mais sessões bem-sucedidas, a busca e a realização lhe darão um reforço da dopamina também! Quando a dopamina sobe, a motivação aumenta. Com o tempo, motivar-se para se exercitar ficará cada vez mais fácil, e você obterá o duplo benefício de mais endorfinas no cérebro e mais dopamina. Quando estiver pedalando ou nadando, lembre-se de incluir alguns momentos de máximo esforço. Diga a si mesmo que, nesses momentos, você estimula as endorfinas e, em consequência, oferece à mente maior alívio do estresse.

3. AULAS DE GINÁSTICA E ARTES MARCIAIS

A popularidade das aulas de ginástica e artes marciais vem crescendo depressa. São opções incríveis, pois há o componente adicional de motivação do grupo para estimular a ocitocina.

4. ESPORTES

Finalmente, considere se há algum esporte que você queira praticar; seria um modo incrível de cumprir a meta. Durante muitos anos, deixei o esporte de lado. Era algo que eu amava na escola, mas descartei na idade adulta. Decidi voltar a jogar tênis e tem sido incrível. O benefício do esporte é quase esquecer que está se exercitando por estar concentrado no esporte em si. Se existir um esporte de que você já gostou, pense em como reincorporá-lo à sua vida. Mais uma vez, se for um esporte coletivo, também há a oportunidade de reforçar a serotonina com ele.

Independentemente do método que você escolha para treinar a resistência do corpo, faça duas sessões principais por semana. Ou seja, a meta é um mínimo total de duas sessões de musculação e duas de resistência por semana. Um número factível. Lembre-se: se não estiver se sentindo em forma, comece com sessões curtas e aumente aos poucos. Se seu regime de exercícios já estiver bombando, mantenha-o; assim, ajudará mais do que pensa o corpo e a mente!

Motive-se para se exercitar

Uma das dificuldades dos exercícios, naturalmente, é a motivação. Para você se exercitar com mais frequência, quero que considere dois componentes básicos para se incentivar a manter a prática.

1. COMPETIÇÃO E UMA META PRIMÁRIA

Somos uma espécie naturalmente muito competitiva, e o cérebro é preparado para perseguir metas (você já sabe disso pelo entendimento da dopamina!). Trabalhar rumo a uma meta específica ajuda o cérebro a manter o nível de dopamina elevado, o que causa mais motivação.

Leve em consideração se inscrever em algum tipo de desafio físico. Se for com um amigo ou membro da família, você se motivará ainda mais. Por exemplo, desafie um amigo ou seu cônjuge para uma competição de quem dá mais passos por dia na semana que vem. Toda noite, perguntem-se quantos passos deram e vejam quem venceu. Esse elemento competitivo vai motivá-lo. O mesmo acontece com quem é mais forte na academia, quem corre mais depressa no parque ou quem acelera mais o ritmo no fim do passeio de bicicleta. A competição e as metas claras são fundamentais para manter a motivação.

2. DECISÕES INTELIGENTES

O estilo de vida sedentário é terrível para o corpo e a mente. Além de pensar em alguma forma de desafio físico na vida, quero que você tome decisões inteligentes para aumentar seus movimentos num dia comum. Por exemplo, se vai de carro ao supermercado para comprar mantimentos, quero que estacione no lado mais distante, longe da entrada, e aumente a caminhada até lá. Quando tiver a opção de subir de escada ou de elevador, vá pela escada. Levante-se de sua mesa com mais regularidade e dê uma volta. Faça caminhadas breves na hora do almoço. Leve sua vida diária a exigir mais momentos de movimentos pequenos para garantir a ativação sutil do sistema de endorfinas. Isso lhe dará uma experiência mental mais relaxada e um nível cada vez melhor de forma física.

Estratégia

Considere seu método de FORTALECER o corpo:

1. MUSCULAÇÃO
2. CALISTENIA
3. FAIXAS ELÁSTICAS

Considere seu método de TREINAR a resistência:

1. CAMINHAR
2. CORRER
3. PEDALAR
4. NADAR
5. AULAS DE GINÁSTICA
6. ARTES MARCIAIS
7. FUTEBOL
8. OUTROS ESPORTES

Considere seu método de se MOTIVAR:

1. COMPETIÇÕES
2. DECISÕES INTELIGENTES

Desafio

Proponho agora que você aceite o "Desafio do exercício". Para cumpri-lo, você precisa incluir duas sessões de musculação e duas de resistência na próxima semana.

17

Relaxe com o calor

ENDORFINAS
CALOR
ENDORFINAS
CALOR
ENDORFINAS
CALOR
ENDORFINAS
CALOR
ENDORFINAS
CALOR

Vamos ver quanto está se sentindo relaxado atualmente.

Dê uma nota de 1 a 10 a quão relaxado se sente.

1 → 10

1 = pouco relaxado
10 = muito relaxado

Entenda o CALOR

Você já entrou num banho morno e logo sentiu o corpo relaxar? Você acende algumas velas, deita-se na água morna e borbulhante, inspira profundamente e solta um longo e lento suspiro pela boca. Nesse momento, você se sente mental e fisicamente calmo.

Os ambientes quentes são um método incrível que podemos usar para elevar o nível de endorfina.[21] Neste capítulo, veremos a frequência com que você deveria usar o calor, por quanto tempo e as várias maneiras de fazer isso. Examinaremos três métodos primários: banho, saunas seca e a vapor.

Primeiro, lembremos como as endorfinas funcionam. A razão primária para o corpo ter endorfinas é que, em momentos de esforço físico, o organismo as libera para desestressar a mente e o corpo. Quando se deita na banheira, o corpo vivencia temporariamente uma forma de "estresse por calor". O corpo percebe que esse calor pode ser perigoso, pois não sabe que a água não ficará mais quente a ponto de queimá-lo. Para se preparar para essa eventualidade, ele libera endorfinas no organismo.[22] Isso é bem útil, pois promove sensações de relaxamento.

Seria incrível se você pudesse incluir mais banhos de banheira na vida diária. Quando tomar um banho de imersão, fique por, pelo menos, quinze minutos. Crie um ambiente relaxante. Ponha uma música calmante para tocar, leve consigo este livro, acenda algumas velas e acrescente sais ou espuma de banho. Essa também é a hora perfeita para treinar a respiração para pensar menos (ver página 222). Lembra? Inspire em quatro segundos, expire em seis. Faça isso alguns minutos para promover mais relaxamento.

Caso não tenha acesso a uma banheira, chuveiradas mornas de cinco minutos ajudam a obter o efeito desejado. As banheiras oferecem uma imersão maior na água quente e mais oportunidade para relaxar.

Lembre-se: não leve o celular para o banheiro. Ficar na água rolando a tela nas redes sociais, mandando mensagens ou olhando notícias não proporciona tranquilidade ao corpo e à mente. Pense nisso como mais um momento para obter uma DOSE de jejum de celular.

OBSERVAÇÃO: *tome cuidado. Nunca entre num banho que deixe a pele ardendo. Isso pode ser muito prejudicial à saúde. Você quer um banho quentinho, e não pelando.*

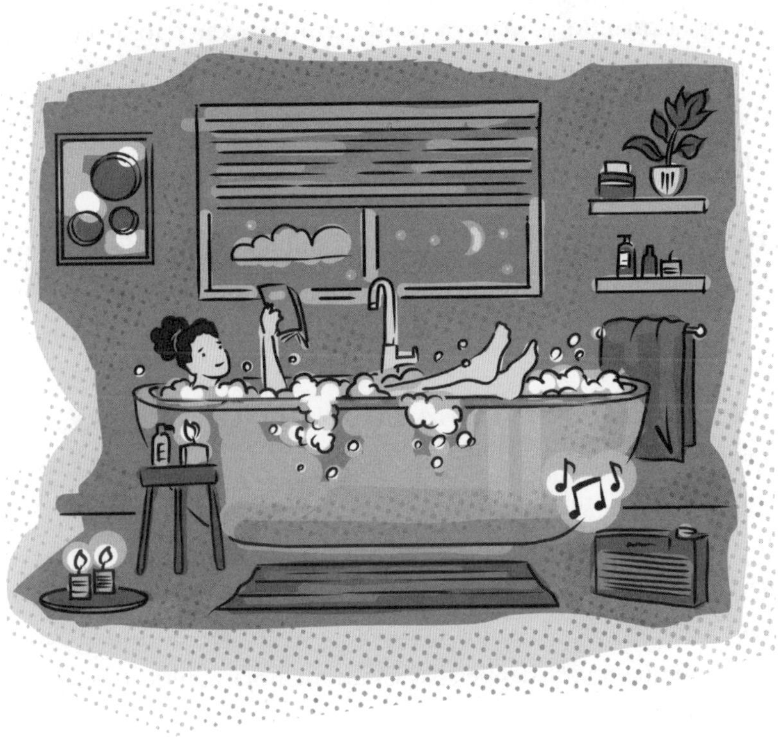

Com a família, muitas vezes fica difícil ter tempo para se priorizar dessa maneira. Quero que você pense na analogia a seguir. Nas instruções de segurança do avião, os pais são sempre orientados a pôr a máscara de oxigênio em si mesmos antes de colocá-la nos filhos, para que tenham capacidade de salvá-los. Pense nesse autocuidado do calor como a máscara de oxigênio. Cuidar de si mesmo e desestressar a mente permite que você seja um apoio mais forte e amoroso para as pessoas de sua vida.

O segundo e o terceiro métodos de aquecer o corpo são as saunas seca e a vapor. Entendo que nem todo mundo tem acesso a elas, e por isso começamos pensando em banheiras e chuveiros. No entanto, se você tiver acesso a um desses ambientes na academia ou no spa, eles são absolutamente incríveis para a saúde física e mental.

Para uma excelente liberação de endorfinas, recomendo priorizar a sauna seca. Aqui, mais uma vez, atingimos a meta desejada de forçar fisicamente o corpo. Enquanto os minutos passam, você vai perceber que se torna cada vez mais difícil ficar na sauna. Nesses momentos, de modo semelhante a quando se esforça no desafio do exercício, você vai liberar endorfinas para a mente e o corpo aguentarem.

Ao lado disso, há uma série enorme de outros benefícios à saúde em consequência de passar algum tempo na sauna.

1. **DESINTOXICAÇÃO:** suar nesses ambientes ajuda a desintoxicar a corrente sanguínea. Adquirimos toxinas prejudiciais na alimentação e no meio ambiente; e essa é uma maneira perfeita de expeli-las.[23]

2. **REFORÇO DO SISTEMA IMUNOLÓGICO:** o sistema das endorfinas é intimamente ligado ao sistema imunológico. Elas podem aumentar a resistência a doenças.[24]

3. **MELHORA DO SONO:** já foi demonstrado que o efeito de relaxamento que ocorre na sauna aumenta a qualidade do sono. Um estudo constatou que 83,5% das pessoas viram melhora significativa ao dormir.[25]

4. **CRESCIMENTO MUSCULAR:** o estresse do calor causa uma liberação do "hormônio do crescimento", que ajuda a manter e aumentar a massa muscular.[26]

5. **CAPACIDADE COGNITIVA:** num estudo que durou mais de vinte anos, em que mais de 2 mil pessoas foram examinadas, revelou-se que os indivíduos que faziam sauna quatro vezes por semana tiveram probabilidade 66% menor de receber diagnóstico de demência.[27]

Aumente o tempo de permanência até ficar quinze minutos na sauna. Naturalmente, tome cuidado. Caso se sinta meio tonto, saia e respire calma e lentamente. As saunas a vapor, além de ótimas para o relaxamento, são outra maneira de aquecer o corpo.

OBSERVAÇÃO: *se você tem uma doença específica, como problemas cardíacos ou pressão alta, veja com o médico se tudo isso é recomendado para você.*

Estratégia

AUMENTE o número de banhos de imersão que toma:

1. FIQUE NO BANHO POR, NO MÍNIMO, QUINZE MINUTOS.
2. USE VELAS, MÚSICA, ESTE LIVRO, ESPUMA E SAIS DE BANHO.
3. PRATIQUE OS PADRÕES DE RESPIRAÇÃO CALMA E AFASTE-SE DO CELULAR.

AUMENTE o número de saunas que faz:

1. VÁ AUMENTANDO AS SESSÕES ATÉ QUINZE MINUTOS.
2. NÃO LEVE O CELULAR PARA A SAUNA (*CONFIRA O RELÓGIO DE PAREDE*).
3. FREQUENTE ESSES AMBIENTES QUATRO VEZES POR SEMANA.

Se estiver pensando em se inscrever numa academia, verifique se tem sauna. Os benefícios à saúde são enormes, e ter acesso a uma sauna vale a pena, mesmo que seja mais cara. Pense em reduzir as bebidas alcoólicas que toma todo mês para pagar o extra na mensalidade da academia. Isso lhe dará um duplo benefício: menos álcool (ótimo para a dopamina) e mais sauna (ótimo para as endorfinas).

Desafio

Proponho agora que você aceite o "Desafio do calor". Para cumpri-lo, você precisa se comprometer a, nos próximos sete dias, visitar quatro vezes o ambiente quente que escolheu.

18

Quem canta o estresse espanta

ENDORFINAS
MÚSICA
ENDORFINAS
MÚSICA
ENDORFINAS
MÚSICA
ENDORFINAS
MÚSICA
ENDORFINAS
MÚSICA

Primeiro, vamos classificar com que regularidade você canta.

Dê uma nota de 1 a 10 à frequência com que canta em voz alta.

1 → 10

1 = nunca
10 = o tempo todo

Entenda a MÚSICA

Você canta e dança quando ouve música? No carro, quando toca sua música favorita, você canta junto? Canta em casa, no chuveiro? Já foi a uma discoteca ou a um show em que todos cantam a plenos pulmões e sem nenhuma vergonha? Quando faz isso, certa euforia toma conta e você se sente incrível. Essas experiências criam na mente uma sensação mágica governada pelas endorfinas.[28]

Lembre-se, as endorfinas são simples: quando o corpo se esforça fisicamente, as endorfinas serão liberadas. Nesses momentos de canto, de abraçar a música, principalmente quando você se entrega, o corpo é exigido, e as endorfinas são bombeadas no cérebro.

Vou contar a você minha experiência recente. Tive uma reunião de trabalho difícil que fez meu nível de estresse subir. Eu estava sobrecarregado com algumas decisões importantes que precisavam ser tomadas, e o estresse continuou a aumentar. Eu não conseguia parar de pensar no assunto. Com o coração disparado, os pensamentos espiralavam. Entrei no carro depois da reunião para voltar para casa. Assim que me acomodei, pensei nesse mesmo conceito de que a música pode liberar endorfinas, e percebi que ela me ajudaria a desestressar. Coloquei para tocar algumas músicas favoritas. A princípio, estressado e em um estado de espírito mais negativo, apenas cantarolei. Aos poucos, fui me envolvendo e comecei a cantar mais alto (imaginando ser um profissional, apesar da afinação questionável). Logo, minha mente mergulhou nas músicas. Cantei durante uns dez ou quinze minutos. Nesse período, deixei de lado as preocupações. Quando cheguei em casa, elas voltaram. Mas, dessa vez, eu as recebi num espaço mental diferente, pois me sentia muito mais calmo.

Em momentos de estresse, é dificílimo resolver problemas. A música é um modo incrível de se desconectar temporariamente das preocupações e desestressar a mente; assim, ela nos permite retornar ao problema a resolver com um estado de espírito diferente, mais racional, com capacidade de encontrar a solução.

Um estudo revelou os benefícios imediatos da música na empolgação do indivíduo com a vida e constatou outros benefícios: redução da ansiedade e da dor física e melhor funcionamento do sistema imunológico.[29] Outro estudo encontrou benefícios transformadores da reação dos indivíduos ao estresse e demonstrou que quem aumentou o tempo dedicado à música se recuperou mais rapidamente do estresse.[30] Um terceiro estudo encontrou nos participantes uma redução significativa do cortisol (principal hormônio do estresse). Em especial, essa pesquisa viu a melhora da capacidade das pessoas de regular as emoções.[31] O nível acentuado de estresse e ansiedade é comum hoje em dia. O simples fato de que cantar alivia essas dificuldades é fascinante, e você pode usá-lo como recurso onde estiver.

É importante notar que esse fenômeno não é novo. Instintivamente, sabemos há milhares de anos que cantar e dançar resulta em emoções positivas. As tradições e práticas religiosas de muitas culturas sempre incluíram cantos, coros e danças. O instinto humano é poderoso e sabe o que é bom. A neurociência moderna está apenas correndo atrás de explicar por que é assim.

Algo importante a levar em conta quando receber sua DOSE diária de música são os diferentes estilos que você ouve e o impacto que causam em seu estado de espírito.

1. MÚSICA ENERGIZANTE

Música animada faz sua frequência cardíaca aumentar. Esse tipo de música pode ser útil de manhã, para proporcionar energia para o restante do dia. Também pode ser ótima antes ou durante o treino. Se estiver se sentindo cansado, tente aumentar sua energia cantando e dançando com música energizante.

2. MÚSICA CALMANTE

Música calmante é ótima para escutar mais no fim da tarde, principalmente quando você quer desacelerar depois de um dia agitado de trabalho.

Toque música calmante enquanto volta para casa. Cante junto, baixinho. Quanto mais você mergulhar na música, melhor. Será um descanso para a mente depois de um dia cheio de pensamentos. Se tiver dificuldade para dormir, procure "música calmante para o sono" em seu aplicativo preferido antes de se deitar; pode ser um jeito ótimo para tranquilizar a mente.

3. MÚSICA PARA SE CONCENTRAR

Já foi demonstrado que alguns estilos de música aumentam o nível de concentração. Músicas sem letra, com um ritmo calmo e mais lento, aumentam a capacidade de foco quando estamos trabalhando. Experimentar a música binaural ou lo-fi é uma ótima ideia. Acho essa música extremamente benéfica quando preciso me concentrar para fazer um trabalho. Escolho a tarefa, fecho os aplicativos do computador que me distraem, pego algo bom para beber, deixo o celular em outro cômodo e coloco minha música. O ritual desse processo também me ajuda a focar na tarefa a cumprir.

4. MÚSICA TRISTE

Essa é interessante. Talvez você tenha notado que o estilo da música que escuta a qualquer momento pode se refletir diretamente em seu estado de espírito atual. Às vezes, quando tristes ou abatidos, nosso gosto musical pode se alinhar com esses sentimentos. Por outro lado, quando estamos mais felizes e empolgados, a música também segue a essa energia. Portanto, se você estiver enfrentando alguma situação angustiante, como um rompimento ou a perda de alguém amado, escutar música triste lhe permite vivenciar plenamente as emoções. Permita-se chorar e sentir essa dor, pois isso ajuda a processar a emoção.[32]

OBSERVAÇÃO IMPORTANTE: *ficar preso num ciclo de choro e angústia pode ser incrivelmente prejudicial. Passar um período escutando música triste não é ruim. Mas é importante voltar às músicas mais animadas em outros momentos do dia, para levar a mente de volta a um lugar mais positivo.*[33]

A música é um excelente modo de se desconectar temporariamente das preocupações, desestressar a mente e retornar ao problema com um estado de espírito diferente. Um estado de espírito racional, com capacidade de encontrar a solução.

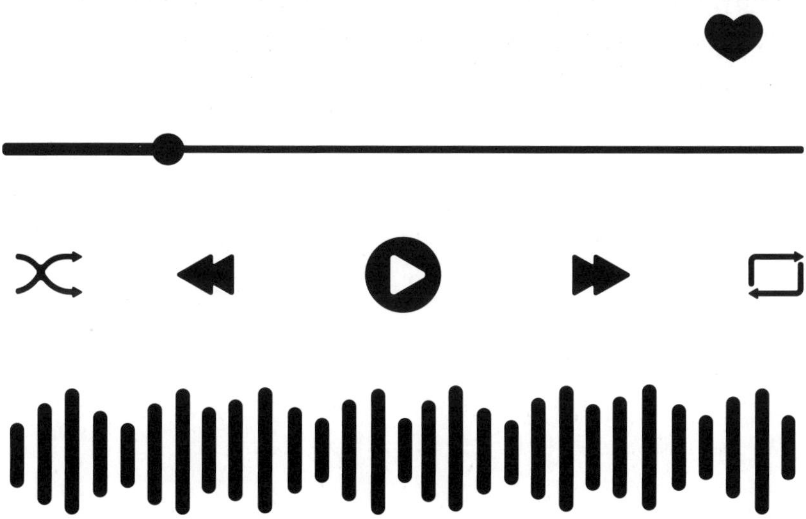

Estratégia

Aqui, nossa estratégia é simples: vamos começar intencionalmente a cantar mais a cada dia. A meta é atingir no mínimo cinco minutos por dia. Os aplicativos de música facilitaram seguir a letra das músicas (aprender a letra exige foco, o que também é ótimo para o nível de dopamina!).

Toda manhã, tente cantar cinco minutos antes de ir trabalhar, em casa, no carro ou na caminhada. Além disso, use a música, como fiz, nos momentos de estresse. Observe o que essa liberação de endorfinas faz para acalmar a mente e o corpo.

Dance e cante com outras pessoas, se houver oportunidade. Pode ser num show, num bar, num karaokê ou em casa. Já foi demonstrado que cantar e dançar juntos traz benefícios incríveis à qualidade dos relacionamentos.[34] Isso permite liberar ocitocina e endorfinas ao mesmo tempo!

Desafio

Proponho agora o "Desafio da música". Para cumpri-lo, você precisa cantar durante cinco minutos toda manhã nos próximos sete dias.

19

Você ri o suficiente?

ENDORFINAS

RISO

ENDORFINAS

RISO

ENDORFINAS

RISO

ENDORFINAS

RISO

Vamos começar classificando a frequência com que você ri todos os dias.

Dê uma nota de 1 a 10 a quanto de risada tem em sua vida.

1 → 10

1 = nenhuma
10 = milhares

Entenda o RISO

Pense numa época em que você ria com vontade. O tipo de riso que quase faz o corpo doer. A barriga dói quando você solta uma gargalhada. As lágrimas escorrem dos olhos. Isso é euforia. São as endorfinas. Seu corpo se esforça fisicamente e, como já sabemos, ocorre uma enorme liberação de endorfinas.[35] Você já deve ter ouvido a expressão "rir é o melhor remédio", e é verdade.

Vamos à ciência. Um estudo recente revelou o impacto da "terapia do riso" no estresse e na ansiedade dos indivíduos[36] e demonstrou a eficácia do riso para regular as emoções. Os benefícios também vêm dos aspectos exclusivos do riso, como o aumento da entrada de oxigênio, que leva à redução dos hormônios do estresse, e até o aumento da ativação dos músculos abdominais, que leva à perda de peso.[37] Em última análise, tudo isso traz benefícios fantásticos para a saúde física e mental.

Você pode se esforçar para rir mais e elevar seu humor todo dia. Agora, mais do que nunca, passamos uma parte enorme de nosso tempo diante das telas e cada vez menos nos conectamos uns com os outros. Colocar-se nos ambientes em que o riso é garantido é nossa meta. Vamos ver algumas maneiras de conseguir.

1. VIDA PROFISSIONAL

Trabalhar em casa tem sido imensamente benéfico de várias maneiras, e há muitos aspectos que passamos a amar. Mas uma dificuldade que sempre vejo em empresas que permitem o trabalho remoto é a redução do engajamento social diário das pessoas. No escritório, você pode pegar um café e conversar com os colegas sobre o fim de semana, e é nesses momentos em que um pouco de riso pode ocorrer. Recomendo que você vá ao escritório regularmente, se o tiver, para obter essa conexão.

2. EVENTOS SOCIAIS

Rir com os outros também aumenta a ocitocina.[38] Reserve um momento para verificar o desafio de vida social da Parte 2 e se você está frequentando ambientes sociais suficientes para ter oportunidades de rir, se divertir e se soltar por algum período.

3. TEMPO COM CRIANÇAS

Talvez você tenha notado que as crianças riem muito. Dedicar tempo aos pequenos membros da família e aos amigos mais jovens e mergulhar no mundo deles por algum tempo é uma maneira de sorrir mais. Esteja plenamente presente, concentre-se nas brincadeiras e divirta-se. Rir é contagioso.

4. CONTEÚDO HUMORÍSTICO

Embora seja a melhor forma de riso, rir na companhia dos outros não é a única maneira de trazer mais humor à vida. Há muito conteúdo hilário na internet que você pode ouvir e assistir para dar risada. Por exemplo, podcasts de comédia, filmes engraçados e programas humorísticos da TV. Todos podem levar um pouco mais de alegria ao seu dia.

É importante citar o conteúdo oposto: aquele que, mais do que sem graça, também é muito estressante para a mente. Embora rolar a tela para ver notícias seja informativo e, às vezes, necessário, você precisa ser muito cuidadoso com a quantidade consumida desse conteúdo. Assistir e clicar constantemente em reportagens negativas influenciará seu modo de pensar e sentir. O cérebro é muito condicionável. Quando lhe dizem o tempo todo o que há de errado no mundo, você começa a pensar em tudo o que dá errado em sua vida também. É claro que você deve se manter informado sobre o que está acontecendo, mas não se deixe sobrecarregar com esse conteúdo, se quiser se sentir calmo e feliz.

Estratégia

Aqui, o foco é simples: aumente o tempo que passa em ambientes que fazem você rir.

1. VIDA PROFISSIONAL
2. EVENTOS SOCIAIS
3. TEMPO COM CRIANÇAS
4. CONTEÚDO HUMORÍSTICO

É importantíssimo vincular isso ao arcabouço das endorfinas. Elas vivem dentro do corpo para nos ajudar a controlar o estresse. Muitas vezes, quando estamos muito estressados, não priorizamos os eventos sociais e acabamos passando mais tempo mergulhados em preocupações.

Quando estressado, você precisa de humor e engajamento social. Isso dará à mente o alívio necessário para se acalmar e encontrar uma solução adequada à origem do estresse. Priorize o tempo social.

Desafio

Proponho agora que você aceite o "Desafio do riso". Para cumpri-lo, nos próximos sete dias, você precisa estar em três ambientes que o façam rir.

20

Levante-se da cadeira

ENDORFINAS
ALONGAMENTO
ENDORFINAS
ALONGAMENTO
ENDORFINAS
ALONGAMENTO
ENDORFINAS
ALONGAMENTO
ENDORFINAS
ALONGAMENTO
ENDORFINAS
ALONGAMENTO
ENDORFINAS

Primeiro, vamos classificar sua mobilidade.

Dê uma nota de 1 a 10 à flexibilidade que sente quando você alonga o corpo.

1 → 10

1 = muito rígido
10 = muito flexível

Parabéns! Você chegou ao último capítulo de *A DOSE certa*. A decisão de priorizar a leitura deste livro todo dia em vez da facilidade de só rolar a tela do celular é dificílima. Reserve um momento para comemorar. Essa é uma imensa Realização.

Entenda o ALONGAMENTO

Vamos ao Capítulo 20, que trata do alongamento. É interessante que, sempre que apresento o DOSE Live, essa é uma das seções mais populares.

Vamos retratar um comportamento comum. Você acorda, sai perambulando para se aprontar e, sem perceber, já está sentado outra vez. Você passa muitas horas sentado até, finalmente, sentir fome ou vontade de ir ao banheiro. Levanta-se por cinco minutos e logo se senta outra vez. Passa horas, ou até o dia todo, nessa posição. Imagine-se no futuro. Se tiver a sorte de chegar à velhice, e espero que tenha, quero que imagine sua vida. Como é sua postura, como está sua mobilidade, qual a facilidade de se levantar do sofá, de subir a escada, de interagir com os netos? Não muito fácil, não é mesmo? Alongar-se ainda não é prioridade suficiente para a maior parte de nossa sociedade. É isso o que causa dificuldades físicas tão imensas em idade mais avançada.

Vislumbro para você um futuro alternativo, em que seu corpo tem mais força e mobilidade e se mantém ativo ainda por muitos anos. Em que você se sente forte e em forma na velhice. Isso é possível e simplíssimo de fazer com apenas algumas ações básicas de bem-estar em cada dia da vida.

Lembre-se do princípio das endorfinas. Quando forçamos fisicamente o corpo, as endorfinas são liberadas e desestressamos a mente. Um estudo que examinou os benefícios da prática de ioga revelou, além do aumento das endorfinas, a redução do cortisol, o hormônio do estresse. Ao incorporar algo simples como a ioga, você cria um benefício duplo: mais endorfinas para reduzir o estresse e menos do principal hormônio que o causa.[39] Isso cria uma sensação eufórica chamada de "barato do ioga". Outro estudo revelou um nível de ativação semelhante e inacreditável do sistema das endorfinas, ligado a vários benefícios adicionais à saúde, como melhora do sono, regulação emocional e capacidade de enfrentar desafios físicos dolorosos.[40]

Nossa missão é descobrir como alongar o corpo com um pouco mais de frequência. Entendo que alguns que leem este livro talvez já sejam entusiastas da ioga e alonguem o corpo o tempo todo. Se for o seu caso, mantenha assim, essa atividade é incrível. Outros, grupo no qual me incluo, são os que não têm a mínima intenção de se alongar e acham chato. Tenho um plano para nós.

Primeiro, quero que você verifique agora mesmo como está sentado. Aposto que está com a postura errada. Antes de se ajeitar, examine sua postura. Talvez você note que seus ombros estejam caídos para a frente, as costas, em especial a região lombar, curvadas, e as pernas, em ângulo reto. Pode estar deitado na banheira bem agora, obtendo seu calor; se estiver, ótimo, essa é a ideia, aproveite. Voltando aos que estão sentados: é essa posição que queremos aprender a corrigir. Precisamos de um modo de endireitar e alongar as costas. Alongar a parte de trás das pernas. Fazer a coluna se torcer com uma frequência um pouco maior. Quando o mundo exigia muito mais esforço físico, o corpo se mexia constantemente, com a grande variedade de movimentos que ajuda a manter a mobilidade.

Uma rotina simples de alongamento

Vou guiar você numa rotina simples para fazer ao acordar, na hora do almoço e antes de dormir, todos os dias, pelo resto da vida. Tudo bem, isso intimida. O bom é que cada série leva apenas de trinta a sessenta segundos.

São três movimentos simples, e quero que você os faça logo depois de ler cada parágrafo.

MOVIMENTO 1

ALONGAMENTO DE BRAÇOS E COLUNA

Em pé, estenda as mãos para cima o mais alto que puder, como se fosse tocar o teto.

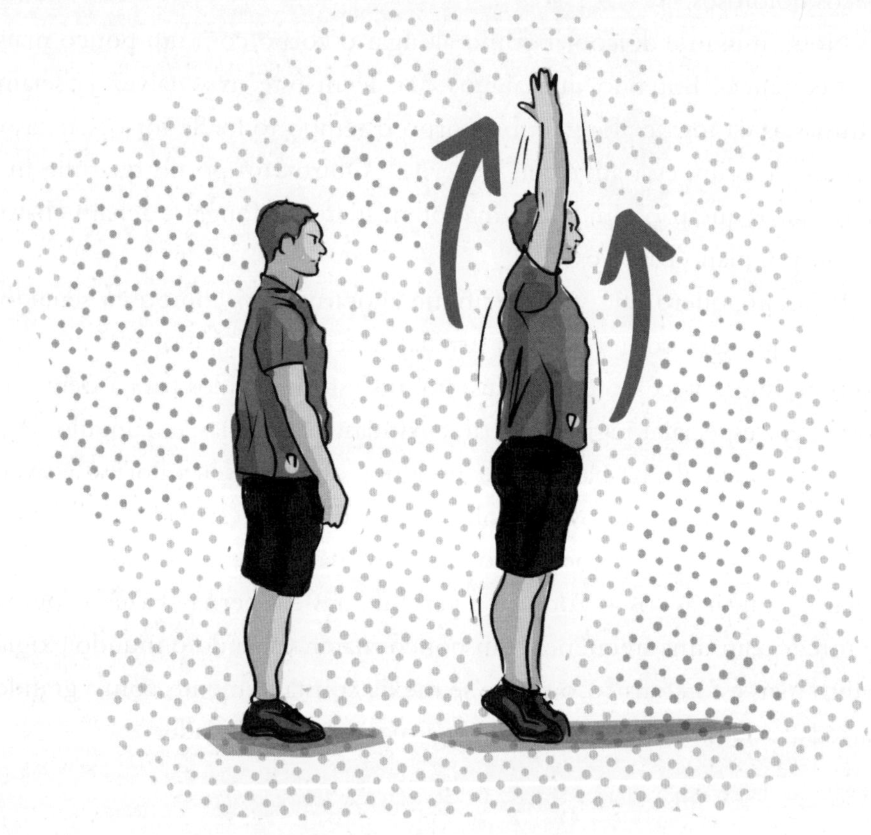

MOVIMENTO 2

ALONGAMENTO POSTERIOR DE COSTAS

Incline-se para a frente e tente tocar os dedos dos pés. Alongue-se o máximo que conseguir. Pare quando sentir um incômodo na parte posterior das pernas. Não se lesione.

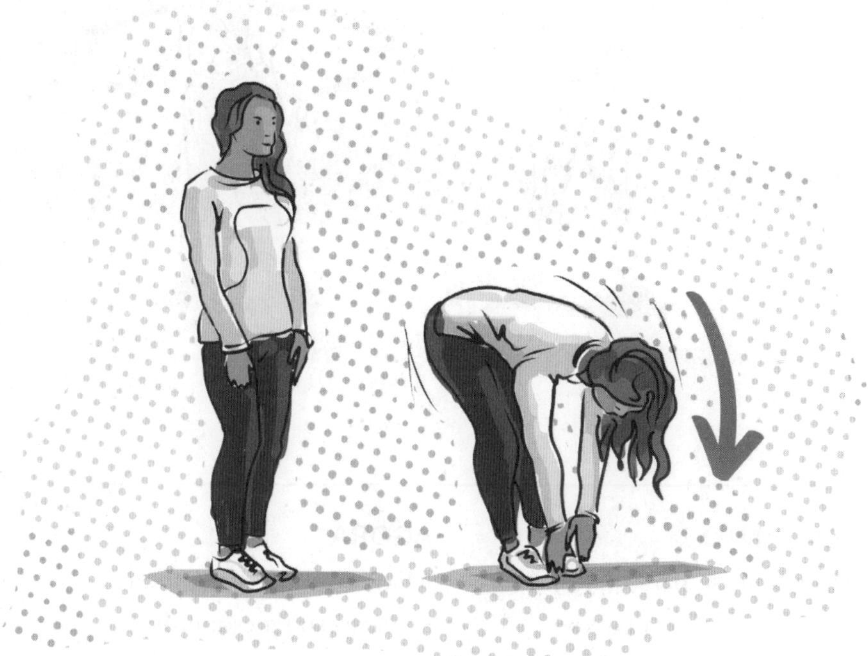

MOVIMENTO 3

ROTAÇÃO DE TRONCO

Levante os braços na altura dos ombros, com as palmas voltadas para baixo. Gire o tronco, primeiro para a esquerda, depois para a direita. Talvez você ouça alguns estalos nas costas.

FAÇA ESSA ROTINA TRÊS VEZES.

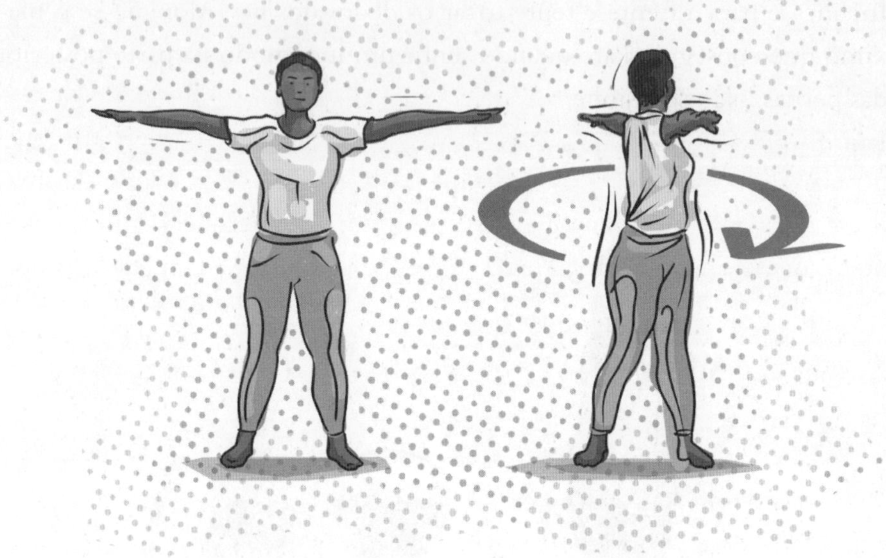

PORTANTO...	AGORA...
• Estique-se para o alto, estique-se para baixo. • Estique-se para o alto, estique-se para baixo. • Estique-se para o alto, estique-se para baixo.	Mãos erguidas à sua frente • Gire para a esquerda, gire para a direita. • Gire para a esquerda, gire para a direita. • Gire para a esquerda, gire para a direita.

É só isso. Simples assim. E é inacreditavelmente eficaz.

Passe a fazer isso três vezes por dia, e sua mobilidade começará a aumentar. Também sinta o sangue correr para o cérebro, acompanhado da liberação de endorfinas.

PENDURAR-SE NA BARRA

Você já tentou se pendurar numa barra de *pull up*? Talvez sim, se é crossfiteiro, ou é algo que você não tenta desde a infância. Vamos imaginar que você esteja andando por uma pracinha certa manhã e veja uma pessoa de 75 anos pendurada numa barra dessas. Você se espantaria, mas, novamente, vejo isso em seu futuro. Pendurar-se na barra é um jeito inacreditável de descomprimir a coluna, alongar o corpo e mantê-lo o mais móvel e forte possível.

Na academia ou numa pracinha próxima, sempre que vir uma barra, quero que tente se pendurar nela. Agora, é claro, tome cuidado. Primeiro, ponha as mãos na barra, mantenha os pés no chão e só afrouxe as pernas de leve para sentir como é se pendurar. Quando ganhar confiança, tire um pé do chão, depois o outro. Aos poucos, você vai avançando até se pendurar na barra. Comece com três segundos, depois cinco, depois dez. Vá aumentando até trinta segundos. Fazer isso diariamente mudará sua vida. Aumentará as endorfinas no presente e transformará sua qualidade de vida no futuro.

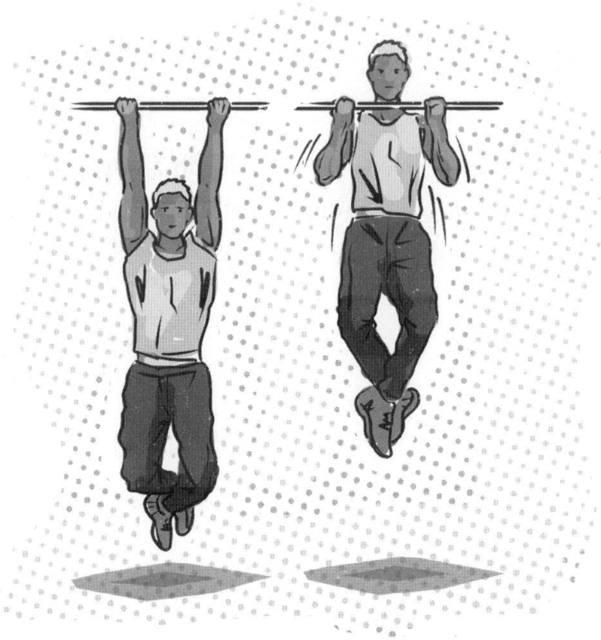

Estratégia

Aqui, nossa estratégia de alongamento é clara. Você precisa fazer isso três vezes por dia. Ao acordar, na hora do almoço e antes de dormir, você vai se esticar para o alto, se esticar para baixo e torcer. Rapidamente, isso começará a transformar a mobilidade de seu corpo.

Então, sempre que tiver acesso a uma barra, pendure-se. Comece aos poucos e vá aumentando o tempo conforme ficar mais à vontade e confiante.

Se você faz ioga, pilates ou uma prática diária mais longa, isso é incrível e deve continuar. Esses alongamentos e movimentos de se pendurar na barra são para quem precisa começar a inserir isso na vida cotidiana.

Quando começar a se alongar mais, seu corpo ficará em melhor forma e apreciará mais os exercícios; a capacidade de obter sua DOSE de endorfinas aumentará.

Desafio

Proponho agora que você aceite o "Desafio do alongamento". Para cumpri-lo, faça sua prática de alongamento todo dia nos próximos sete dias (e pelo resto da vida também!).

Aumente sua DOSE

Na Parte 4, exploramos o verdadeiro poder de reforçar regularmente suas endorfinas e vimos que, além de melhorar a saúde física, isso reduzirá de forma significativa o nível de estresse.

Agora, quero que considere qual das cinco ações primárias das endorfinas lhe parece mais importante priorizar. Seria incrível se todos esses comportamentos permanecessem prioritários em sua vida. No entanto, é essencial escolher um comportamento central e garantir que o incorpore definitivamente à sua vida.

QUAL SERÁ SUA

Ação primária das endorfinas?

1. EXERCÍCIO

Encontre seu modo favorito de movimentar o corpo regularmente.

2. CALOR

Mergulhe em ambientes quentes, como saunas ou banhos.

3. MÚSICA

Cante e dance todo dia, principalmente de manhã.

4. RISO

Faça questão de estar regularmente em ambientes que maximizem o riso.

5. ALONGAMENTOS

Tenha uma rotina curta e constante que mobilize o corpo.

Não se esqueça de conversar com um amigo ou membro da família sobre o principal desafio das endorfinas que você escolher!

Estou empolgadíssimo porque você chegou até aqui. O que conseguiu por meio deste livro é genuinamente fenomenal. Entendo que não é fácil escolher a leitura nos raros momentos de tempo livre, quando há tantas outras tentações às quais se dedicar. Agora, reserve um segundo para dizer "muito bem" a si mesmo. Você criou um caminho inteiramente novo para o resto da vida.

Nossa meta final é consolidar o que você vai guardar deste livro e selecionar as ações que tenham mais impacto em sua experiência de vida.

Primeiro, vamos aumentar sua DOSE. Vamos nos concentrar em cada substância e selecionar a ação principal que você vai priorizar a cada dia. Quando estiver arrasando em sua ação diária de cada substância, trabalharemos para aumentar isso ainda mais.

CONCLUSÃO

Dopamina

Comecemos com a dopamina. Lembre-se, essa é a substância que cria seu impulso na vida. Ela controla sua motivação e a capacidade de se manter concentrado em suas metas. Aumenta naturalmente quando você conclui atividades difíceis. Também há picos e quedas não naturais quando você se dedica em demasiada frequência aos comportamentos dopaminérgicos rápidos que nosso mundo moderno tem a oferecer.

1. ESTADO DE FLOW

Você acha que o estado de flow deveria ser a ação primária da dopamina a levar adiante? Treinar a capacidade de entrar todo dia em estados profundos de foco e produtividade deixa você empolgado? Consegue aprender a avançar além daqueles primeiros quinze minutos de desconforto iniciais de uma tarefa para entrar num estado bem-aventurado de realização tranquila?

2. DISCIPLINA

A disciplina precisa ser seu foco primário neste momento? Aumentar intencionalmente o nível de dopamina ao levar a vida de um modo mais cuidadoso e diligente? Você consegue se disciplinar a despertar e fazer sua cama? Consegue garantir que o ambiente doméstico permaneça organizado e sem bagunça? Lembre-se, o ambiente é uma externalização de sua mente. Limpe-o e observe a clareza que surge nos pensamentos.

3. JEJUM DE CELULAR

Você é viciado em celular? Seja franco. Eu sou, com certeza. Todo dia, faço um esforço profundo e consciente de procurar espaço longe dele. Não é fácil, mas muda a vida. Consegue se comprometer a ignorar o celular pela manhã, logo ao acordar? Consegue se comprometer com uma hora longe dele toda noite? Desenvolver essa capacidade de encontrar espaço longe da tecnologia é uma habilidade que continuará a melhorar sua qualidade de vida a cada ano.

4. ÁGUA FRIA

Você precisa desenvolver a tenacidade? A força de vontade? A capacidade de aceitar o desconforto? Quer se sentir forte e capacitado diante dos desafios? A imersão em água fria lhe oferece o treinamento para conseguir tudo isso. Não surpreende que haja dor física e psicológica quando a água fria atinge o corpo. Mas o sentimento de realização, a energia e o impulso criados valem muito a pena.

5. MEU PROPÓSITO

Você precisa de uma meta clara na vida? Uma meta tão significativa pela qual você se disponha a sacrificar momentos de prazer para atingi-la? Consegue definir uma meta tão inspiradora que, para chegar até ela, abriria mão de olhar o telefone constantemente, comer açúcar, beber e assistir à pornografia, e faria o que fosse preciso para cumpri-la? Nada é mais poderoso do que a visão de futuro que acende uma fogueira dentro de você. Consegue passar um breve período por dia ao ar livre, numa caminhada, sem o celular, sonhando e fazendo planos para o futuro?

Selecione sua AÇÃO DA DOPAMINA:

1. ESTADO DE FLOW
2. DISCIPLINA
3. JEJUM DE CELULAR
4. ÁGUA FRIA
5. MEU PROPÓSITO

Ocitocina

Agora, pensemos na ocitocina, a substância mágica que nos dá uma compreensão científica clara de nosso verdadeiro propósito: amor a nós mesmos e aos que nos cercam. Uma substância criada por meio do serviço: servir aos outros e a si mesmo. Vamos considerar qual ação da ocitocina você considera mais impactante em sua vida.

6. CONTRIBUIÇÃO

Você se sente incitado a apoiar e dar amor às pessoas que o cercam? Pergunte-se se está satisfeito com a contribuição que dá ao mundo. Há um sentimento potente dentro de você que quer dar apoio aos outros. Consegue pensar todo dia, conscientemente, na contribuição que lhes dá? Às vezes, podem ser grandes coisas; em outras, apenas ligar para alguém e escutar.

7. TOQUE

Conectar-se fisicamente a pessoas e animais lhe traz paz? Acalma sua mente? Faz você se sentir mais amado e pertencente? Você percebe que a quantidade de conexão física em sua vida diminuiu? Consegue fazer um esforço consciente de abraçar mais os amigos? A família? Se estiver num relacionamento romântico, consegue dar mais destaque ao carinho na relação?

8. VIDA SOCIAL

Você gosta de socializar? Sente-se feliz e cheio de energia quando se conecta com outras pessoas? Consegue ver os amigos e familiares com mais frequência e se encontrar com eles para tomar um café, caminhar, jantar ou se exercitar? Consegue fazer dentro de si a verificação interna diária e consciente de que "fiz algo divertido com alguém hoje?".

9. GRATIDÃO

Você quer um sentimento subjacente de felicidade todo dia? Um sentimento de paz genuína? Todos vivemos no mundo do mais: mais dinheiro, mais roupa, casas melhores, férias melhores, mais amigos, mais seguidores. Vivemos num estado de desejo constante, mas desejo pelo que não temos é uma vida de insatisfação. Sabemos que é importante sonhar, mas a ausência de gratidão pelo que já temos é uma vida de infelicidade. Consegue reservar um momento, uma vez por dia, para se perguntar "Pelo que agradeço neste momento?". É uma pessoa específica? Seu lar? Seu emprego? Sua saúde? A natureza? Consegue mergulhar a mente alguns segundos por dia na alegria do que você tem? Uma experiência de vida mais feliz o aguarda, se você assim fizer.

10. REALIZAÇÕES

Quer acreditar, de verdade, em si mesmo? Crer que consegue atingir o que sua mente quiser, uma meta no trabalho, na saúde ou nas amizades? Ou somente a meta de se amar mais, de falar consigo de um jeito mais gentil e acolhedor? Consegue reservar um momento, uma vez por dia, para comemorar os pequenos progressos que fez? Podem ser mais pausas do celular, refeições mais saudáveis, mais concentração no trabalho ou um diálogo interno mais encorajador quando você se olha no espelho. A simples ação diária de reforçar positivamente as mudanças que está fazendo em sua vida transformará sua voz interior e levará você a uma experiência de vida mais saudável.

Selecione sua AÇÃO DA OCITOCINA:

6 CONTRIBUIÇÃO

7 TOQUE

8 VIDA SOCIAL

9 GRATIDÃO

10 REALIZAÇÕES

Serotonina

Vamos agora considerar a serotonina. A substância natural. A substância que quer apenas que sejamos humanos. Alguém que se proponha a estar ao ar livre, coma alimentos naturais, tenha um sono profundo à noite e respire de modo a criar paz no coração. A serotonina está aqui para guiar você para os comportamentos que otimizarão sua energia e seu estado de espírito. Ela é produzida predominantemente no intestino. Vamos descobrir que ação da serotonina terá mais impacto em sua vida no futuro.

11. NATUREZA

Você começou a sentir o poder do mundo natural? Conectar-se com seus instintos é o segredo para destravar a capacidade de tomar decisões mais saudáveis. Ser capaz de sentir o que o corpo realmente quer é uma habilidade que precisamos desenvolver. Passar um breve período por dia no mundo natural é importantíssimo. Uma simples caminhada no parque, na floresta, na praça, na praia ou à margem de um rio: você consegue. Lá, você é capaz de se desconectar da tecnologia e se reconectar com o mundo à sua volta? Consegue escutar, olhar, cheirar e tocar a natureza que o cerca?

12. LUZ DO SOL

A luz do sol causa impacto positivo sobre o modo como você se sente? Já experimentou sentir a luz do sol toda manhã antes das redes sociais? Fazer o esforço consciente de sair mais vezes ao ar livre seria seu método para aumentar o nível de serotonina? Não precisa ser exatamente na natureza. Um momento nas mesas externas de um café ou sentar-se ao ar livre em casa é a oportunidade de que você precisa para aumentar a serotonina e criar um cérebro mais feliz e com mais energia.

13. SAÚDE INTESTINAL

A resposta para promover sua serotonina estará nas decisões tomadas sobre o que comer e beber? Uma vida em que o corpo é abastecido com alimentos naturais e nutritivos soa atraente? Quando as quedas de energia desaparecem, e um estado de espírito calmo, constante e positivo surge em seu lugar? Consegue abrir mão dos alimentos ultraprocessados e optar pelos integrais? Consegue elevar a ingestão de proteínas? Aumentar o consumo de frutas, legumes e verduras? E garantir que o corpo se hidrate adequadamente todo dia?

14. PENSAR MENOS

Sua mente fica agitada? Você pensa demais? Fica preocupado regularmente? Consegue fazer um esforço consciente para aprender a desacelerar a mente e o corpo? Isso está a seu alcance. Você pode começar uma prática simples de respiração lenta por apenas alguns minutos por dia. Uma prática respiratória que, além de treinar a capacidade de enfrentar os momentos difíceis, faz com que eles mal aconteçam. Consegue reagir ao excesso de pensamentos, utilizando técnicas de respiração, além de externar os pensamentos assustadores a alguém de confiança ou devolver à mente o estado de gratidão, para que ela volte a se sentir segura?

15. SONO PROFUNDO

Uma boa noite de sono muda o modo como você se sente no dia seguinte? Você já experimentou, em sua jornada da DOSE, acordar e se sentir imediatamente pronto para o dia? Isso só é possível se você largar o celular e dormir o recomendado. O corpo precisa de sono. O cérebro também. Consegue tornar o sono uma prioridade maior na vida? Está disposto a sacrificar as noites acordadas a favor de manhãs mais felizes, que começam mais cedo?

Selecione sua AÇÃO DA SEROTONINA:

- 11 NATUREZA
- 12 LUZ DO SOL
- 13 SAÚDE INTESTINAL
- 14 PENSAR MENOS
- 15 SONO PROFUNDO

Endorfinas

Finalmente, as endorfinas. As substâncias que são uma dádiva para nós. Que têm a capacidade de desestressar o cérebro a qualquer momento. O mundo moderno é veloz e, para sermos francos, estressante. O fato de termos uma substância que pode reduzir imediatamente o nível de estresse é incrível. Garantir todo dia a ativação das endorfinas é essencial, se você quiser uma vida tranquila e pacífica.

16. EXERCÍCIO

Quer se sentir mais em forma? Mais forte? Se você se perguntar neste momento: "Preciso me exercitar mais?", qual resposta receberia do corpo e do cérebro? Se a resposta for "sim", são suas endorfinas se manifestando. A meta com o exercício é a sustentabilidade. Não é começar um grande programa de exercícios apenas para desistir duas semanas depois. A meta é explorar as formas de exercício que você consegue praticar. Lembre-se: o exercício não é algo de que você vai gostar logo de cara. Ele é difícil, mas, com o tempo, o corpo aprenderá a apreciar. É importantíssimo que você encontre seu modo preferido de incorporá-lo a seus dias.

17. CALOR

O calor faz você se sentir calmo? Já tomou um banho quente de imersão ou fez sauna e, em consequência, se sentiu mais calmo? A simples prática diária de mergulhar num ambiente quente, longe do celular, seria seu método de intensificar as endorfinas?

18. MÚSICA

Como você se sente com a música? Mais especificamente, o que você sente quando canta e dança? Fica eufórico? Presente? Feliz? Consegue dançar com mais frequência? Consegue aprender a letra de suas músicas favoritas e cantá-las mais vezes?

19. RISO

Você ri bastante? Há momentos em que acha algo tão engraçado que todas as preocupações da mente somem e você fica realmente presente?

Consegue ficar com mais frequência em ambientes onde isso ocorre? Consegue ver mais vezes os amigos e familiares? Consegue evitar o excesso de reclamação e parar de falar sobre as desgraças do noticiário? Consegue mergulhar no lado mais engraçado da vida?

20. ALONGAMENTO

Você sente que o corpo precisa de alongamento? Se perguntasse a seu corpo agora: "Você gostaria que eu o alongasse mais?", que sentimento instintivo surge? A resposta é "sim"? Consegue se levantar de manhã e se esticar para cima, para baixo, de um lado para o outro? Consegue se pendurar na barra com mais frequência para alongar os ombros e as costas? Consegue praticar ioga?

Escolha sua AÇÃO DAS ENDORFINAS:

16 EXERCÍCIO

17 CALOR

18 MÚSICA

19 RISO

20 ALONGAMENTO

Suas Ações da DOSE

Agora que escolheu suas ações diárias da DOSE, vamos pensar em como passar seus dias e que ações parecem mais importantes. Nas próximas páginas, destaque em cada substância uma ação que se alinhe às suas metas. Você pode tirar uma foto, escrever no aplicativo de anotações ou fazer uma cópia e imprimir.

DOSE matinal

AÇÃO MATINAL DA DOPAMINA:

- ESTADO DE FLOW
- DISCIPLINA
- JEJUM DE CELULAR
- ÁGUA FRIA
- MEU PROPÓSITO

AÇÃO MATINAL DA OCITOCINA:

- CONTRIBUIÇÃO
- TOQUE
- VIDA SOCIAL
- GRATIDÃO
- REALIZAÇÕES

AÇÃO MATINAL DA SEROTONINA:

- NATUREZA
- LUZ DO SOL
- SAÚDE INTESTINAL
- PENSAR MENOS
- SONO PROFUNDO

AÇÃO MATINAL DA ENDORFINA:

- EXERCÍCIO
- CALOR
- MÚSICA
- RISO
- ALONGAMENTO

DOSE noturna

AÇÃO NOTURNA DA DOPAMINA:

- ESTADO DE FLOW
- DISCIPLINA
- JEJUM DE CELULAR
- ÁGUA FRIA
- MEU PROPÓSITO

AÇÃO NOTURNA DA OCITOCINA:

- CONTRIBUIÇÃO
- TOQUE
- VIDA SOCIAL
- GRATIDÃO
- REALIZAÇÕES

AÇÃO NOTURNA DA SEROTONINA:

- NATUREZA
- LUZ DO SOL
- SAÚDE INTESTINAL
- PENSAR MENOS
- SONO PROFUNDO

AÇÃO NOTURNA DA ENDORFINA:

- EXERCÍCIO
- CALOR
- MÚSICA
- RISO
- ALONGAMENTO

DOSE no trabalho

AÇÃO NO TRABALHO DA DOPAMINA:

- ESTADO DE FLOW
- DISCI-PLINA
- JEJUM DE CELULAR
- ÁGUA FRIA
- MEU PROPÓ-SITO

AÇÃO NO TRABALHO DA OCITOCINA:

- CONTRI-BUIÇÃO
- TOQUE
- VIDA SOCIAL
- GRATIDÃO
- REALI-ZAÇÕES

AÇÃO NO TRABALHO DA SEROTONINA:

- NATUREZA
- LUZ DO SOL
- SAÚDE INTES-TINAL
- PENSAR MENOS
- SONO PROFUNDO

AÇÃO NO TRABALHO DA ENDORFINA:

- EXER-CÍCIO
- CALOR
- MÚSICA
- RISO
- ALONGA-MENTO

DOSE no dia de descanso

AÇÃO DA DOPAMINA NO DESCANSO:

- ESTADO DE FLOW
- DISCI-PLINA
- JEJUM DE CELULAR
- ÁGUA FRIA
- MEU PROPÓ-SITO

AÇÃO DA OCITOCINA NO DESCANSO:

- CONTRI-BUIÇÃO
- TOQUE
- VIDA SOCIAL
- GRATIDÃO
- REALI-ZAÇÕES

AÇÃO DA SEROTONINA NO DESCANSO:

- NATUREZA
- LUZ DO SOL
- SAÚDE INTES-TINAL
- PENSAR MENOS
- SONO PROFUNDO

AÇÃO DA ENDORFINA NO DESCANSO:

- EXER-CÍCIO
- CALOR
- MÚSICA
- RISO
- ALONGA-MENTO

Empilhamento da DOSE

Bem-vindo ao empilhamento da DOSE, que é uma atividade simples, cativante e divertida que eleva seu conhecimento e sua capacidade realmente a outro patamar.

A meta é pensar numa atividade que você possa praticar uma vez por semana e lhe permita atingir várias Ações da DOSE de uma vez só e, portanto, estimular ao mesmo tempo diversas substâncias cerebrais! Vamos pensar em alguns exemplos.

1. A CAMINHADA SOCIAL

Passe algum tempo na natureza, ao ar livre, ao sol, longe do celular, enquanto socializa com amigos. Assim, você caminha e força o corpo, come alimentos saudáveis e escuta e canta músicas.

➔ *Nessa atividade, você vai ativar todas as quatro substâncias com jejum de celular, vida social, natureza, luz do sol, saúde intestinal, exercício e música.*

2. JANTAR FESTIVO

Convide os amigos ou familiares para um jantar saudável. Enquanto conversa, pense e fale de algo pelo qual você é grato naquele momento e de uma realização recente. Faça questão de deixar todos os celulares em outro cômodo a noite toda e ria bastante.

➔ *Nessa atividade, você vai ativar todas as quatro substâncias com jejum de celular, vida social, gratidão, realizações, saúde intestinal e riso.*

Desafio do empilhamento de DOSE

Junte suas Ações da DOSE e dê a si mesmo um imenso incentivo!

3. EVENTO ESPORTIVO AMISTOSO

Crie um plano para praticar um esporte de sua escolha num parque local. Convide os amigos e garanta que todos contribuam para o dia. Abracem-se quando chegarem. Toquem música. Levem petiscos saudáveis. E, enquanto jogam, busquem entrar no estado de flow!

➔ *Nessa atividade, você vai ativar todas as quatro substâncias com estado de flow, exercício, contribuição, toque, vida social, natureza, luz do sol, saúde intestinal e música.*

4. SESSÃO DE TRABALHO PRODUTIVO

Planeje seu dia para concluir um período de trabalho em profunda concentração. Faça questão de acordar, ter uma manhã disciplinada e caminhar sob o sol antes de olhar as redes sociais. Assim que estiver pronto para começar, prepare uma bebida saudável, como um café ou chá, deixe o celular em outro cômodo e ponha para tocar música lo-fi. Não importa o tédio que sentir nem a dificuldade da tarefa; não se deixe distrair por 45 minutos. Quando concluir a atividade, comemore a realização e passe algum tempo conversando com um amigo numa chamada de vídeo.

➔ *Nessa atividade, você vai ativar todas as quatro substâncias com estado de flow, disciplina, jejum de celular, meu propósito, vida social, realizações, luz do sol, saúde intestinal, exercício e música.*

5. LIMPEZA PROFUNDA

Reserve uma hora para fazer uma boa faxina num cômodo da casa. Essa é uma grande contribuição que você dá a si mesmo e, se mora com alguém, aos outros também. Ponha música para tocar. Largue o celular em outro cômodo. Faça questão de ter uma meta clara e precisa do que quer conseguir com meu propósito. Entre no flow e depois comemore a realização assistindo a um filme à noite, sem o celular, e indo dormir cedo.

➔ *Nessa atividade, você vai ativar todas as quatro substâncias com disciplina, jejum de celular, meu propósito, contribuição, realizações, sono profundo e música.*

A revolução da DOSE

Parabéns, agora você sentiu o efeito DOSE! Essa é uma realização e tanto. Espero que se sinta imensamente orgulhoso de seu compromisso até chegar a esta parte de sua jornada da DOSE e que, como resultado, esteja sentindo os benefícios profundos em sua vida.

É no caminho esboçado neste livro que você continuará a seguir pelo resto da vida. Como agora você entende claramente pelas noções de neurociência recém-adquiridas, precisamos trabalhar e dar apoio constante ao corpo e ao cérebro. Leve DOSE à vida, aos relacionamentos e às conversas. Quanto mais a mente entender de forma profunda o valor das Ações da DOSE, menor o esforço para continuarem fazendo parte do modo como você vive.

É claro que haverá momentos em que seus novos hábitos saudáveis falharão ou a tentação de uma dopamina rápida tomará conta, e tudo bem. Isso faz parte da vida no século XXI. Nesses momentos, lembre-se sempre de verificar como se sente e, especificamente, de se conectar com o modo como cada uma de suas decisões afeta a motivação, os relacionamentos, o nível de energia e o humor. Quanto mais você perceber como os comportamentos positivos e negativos na vida o afetam, mais inteligentes se tornarão suas decisões diárias.

Se, por acaso, você sair do caminho da DOSE, basta pegar este livro outra vez e voltar. Pode começar do princípio, escolher um capítulo específico ou uma ação que pareça pertinente; ou, então, siga para Sua DOSE Diária e crie um novo plano.

Se você sente que este livro teve um impacto positivo em sua vida, eu adoraria saber. Leio todas as mensagens, e a parte mais compensadora de minha existência é quando fico sabendo que essas ações elevaram a vida de vocês. Caso se sinta inspirado para dividir essas ideias com os amigos e familiares, faça isso. Estamos começando uma revolução da DOSE e precisamos de cada um de vocês para fazer sua parte e guiar o mundo numa nova direção.

Muito obrigado por percorrer este caminho comigo. É apenas o começo. Logo nos veremos.

Tj

Agradecimentos

Papai

A Thomas Power (o verdadeiro Thomas Power), meu pai inspirador. Muito obrigado por me incentivar a pensar grande. Quando eu era jovem, você me dizia todo santo dia: "Nós nos tornamos aquilo em que pensamos". Você me ensinou que nenhuma montanha é alta demais para ser escalada.

Mamãe

A Penny Power, minha mãe amorosa. Obrigado por resolver todos os problemas que já lhe apresentei. Obrigado por me ensinar a amar o sentimento de ser disciplinado. Obrigado por me guiar para ser amoroso, sentir as emoções dos outros e acreditar em mim mesmo.

Hannah Power

À minha linda irmã, Hannah Power. Obrigado por ficar a meu lado durante toda esta jornada de escrita, por ser minha colega no vício em dopamina e por me inspirar a cuidar da saúde, controlar meus vícios e levar minha vida no estado de flow.

Ross Power

À lenda que é meu irmão, Ross Power. Obrigado por me ensinar a entender que trabalhar com afinco é o segredo da vida. Ver você se esforçar pela grandeza durante e depois de minha adolescência me inspirou a seguir seu caminho. Obrigado, mano, por abrir meus olhos para a ideia de que este caminho era possível.

Georgia Farrar

À minha linda namorada, Georgia Farrar. Obrigado por me dar confiança para ser plenamente quem sou. Por me permitir levar a vida como caçador e coletor, por mais incomum que isso seja para a maioria. Sua capacidade de me escutar e me guiar rumo às ações que maximizarão o impacto da DOSE em nosso mundo é absolutamente fenomenal. Obrigado.

Alex Eastman

A meu sábio primo, Alex Eastman. Obrigado por me sintonizar, inspirar minha criatividade e, é claro, por aquela noite em que você, na verdade, mudou minha vida. Este livro é o resultado da quantidade imensa de sabedoria que você dividiu comigo.

Jerry Fox

A Jerry Fox, meu guia consciencioso. Obrigado por me desacelerar, me ajudar a refletir e por me ensinar a ser consciencioso, a ouvir meus pensamentos e a levar a vida num ritmo que permita impacto e longevidade.

Jen Horner

A Jen Horner, rainha do humor e da eficiência. Obrigado por tornar a vida e o trabalho tão loucamente divertidos e, ao mesmo tempo, garantir que continuemos hipereficazes nos próximos anos.

Stein Kolman

Ao homem que fez disto realidade: Stein Kolman. Obrigado por me capacitar a encontrar meu lugar na internet e por criar o Neurify comigo. Mal posso esperar para ver o que criamos juntos.

Karam Sihra

A Karam Sihra, meu segundo cérebro. Obrigado por administrar meu cérebro hiperpreciso e bastante excêntrico de forma tão incrível. Por enxergar a visão que vive nas profundezas de meus pensamentos e levar essa visão ao mundo.

Clay Jubran

A Clay Jubran, o gênio da educação on-line. Obrigado por me ajudar a descobrir a maneira mais inteligente de dividir a DOSE com o mundo da internet. Sua capacidade de entender nossa missão e trazê-la à nossa comunidade revolucionou seu impacto.

Tom, Bev e a equipe da HarperCollins

A Tom Wright e Bev James, meus fantásticos gerentes, e à equipe incrível da HarperCollins: obrigado pelo nível inacreditável de crença em mim e na DOSE. Desde o momento em que nos conhecemos, eu soube que essa equipe mudaria o mundo. Obrigado por fazer disto uma realidade.

Tj Power

E a mim... Sei que não é a norma, mas, considerando tudo o que afirmei no capítulo sobre realizações, acho que é apropriado escrever este agradecimento.

Obrigado por enfrentar seus medos e entrar no silêncio, na natureza, todo santo dia, longe do celular. Obrigado por escutar aquela voz crítica na mente, por aprender a controlar seus vícios e por ponderar profundamente sobre a saúde futura de nosso mundo para encontrar esta resposta.

Referências

Introdução

1. SAHLINS, M. The Original Affluent Society. *In*: SAHLINS, M. **Stone Age Economics**. Chicago: Aldine-Atherton, 1972. p 4-41.
2. BROMBERG-MARTIN, E. S.; MATSUMOTO, M.; HIKOSAKA, O. Dopamine in Motivational Control: Rewarding, Aversive, and Alerting. **Neuron**, (s. l.), 2010, v. 68, n. 5, p. 815-834. Disponível em: Dopamine in Motivational Control: Rewarding, Aversive, and Alerting: Neuron. Acesso em: 27 abr. 2025.
3. JONES, C. *et al.* Oxytocin and Social Functioning. **Dialogues in Clinical Neuroscience**, (s. l.), 2017, v. 19, n. 2, p. 193-201. Disponível em Full article: Oxytocin and social functioning. Acesso em: 27 abr. 2025.
4. BERGER, M.; GRAY, J. A.; ROTH, B. L. The Expanded Biology of Serotonin. **Annual Review of Medicine**, (s. l.), 2009, v. 60, p. 355-366. Disponível em: The Expanded Biology of Serotonin | Annual Reviews. Acesso em: 27 abr. 2025.
5. PILOZZI, A.; CARRO, C.; HUANG, X. Roles of β-Endorphin in Stress, Behavior, Neuroinflammation, and Brain Energy Metabolism. **International Journal of Molecular Sciences**, (s. l.), 2021, v. 22, n. 1, p. 338. Disponível em: Roles of β-Endorphin in Stress, Behavior, Neuroinflammation, and Brain Energy Metabolism. Acesso em: 27 abr. 2025.
6. DALES, R. *et al.* Quality of Indoor Residential Air and Health. **Canadian Medical Association Journal**, (s. l.), 2008, v. 179, n. 2, p. 147-152. Disponível em: Quality of indoor residential air and health | CMAJ. Acesso em: 27 abr. 2025.

Parte 1 – Dopamina

1. WESTBROOK, A. *et al.* Striatal Dopamine Synthesis Capacity Reflects Smartphone Social Activity. **iScience**, (s. l.), 2021, v. 24, n. 5, p. 102497. Disponível em: Striatal dopamine synthesis capacity reflects smartphone social activity: iScience. Acesso em: 27 abr. 2025.
2. BROMBERG-MARTIN, E. S.; MATSUMOTO, M.; HIKOSAKA, O. Dopamine in Motivational Control: Rewarding, Aversive, and Alerting. **Neuron**, (s. l.), 2010, v. 68, n. 5, p. 815-834. Disponível em: Dopamine in Motivational Control: Rewarding, Aversive, and Alerting: Neuron. Acesso em: 27 abr. 2025.

3. KURNIAWAN, I. T.; GUITART-MASIP, M.; DOLAN, R. J. Dopamine and Effort-Based Decision Making. **Frontiers in Neuroscience**, (s. l.), 2011, v. 5, p. 81. Disponível em: Frontiers | Dopamine and Effort-Based Decision Making. Acesso em: 27 abr. 2025.
4. BROMBERG-MARTIN, E. S.; MATSUMOTO, M.; HIKOSAKA, O. Dopamine in Motivational Control: Rewarding, Aversive, and Alerting. **Neuron**, (s. l.), 2010, v. 68, n. 5, p. 815-834. Disponível em: Dopamine in Motivational Control: Rewarding, Aversive, and Alerting: Neuron. Acesso em: 27 abr. 2025.
5. BERKMAN; E. T. The Neuroscience of Goals and Behavior Change. **Consulting Psychology Journal**, (s. l.), 2018, v. 70, n. 1, p. 28-44. Disponível em: The neuroscience of goals and behavior change. Acesso em: 27 abr. 2025.
6. TSUCHIYA, K. *et al.* An Acute Bout of Housework Activities Has Beneficial Effects on Executive Function. **Neuropsychiatric Disease and Treatment**, (s. l.), 2017, v. 14, p. 61-72. Disponível em: An acute bout of housework activities has beneficial effects on execut | NDT. Acesso em: 27 abr. 2025.
7. LEMBKE, A. **Dopamine Nation**: Finding Balance in the Age of Indulgence. Nova York: Penguin Publishing Group, 2021.
8. **Cigarro e dopamina:**

   BENOWITZ, N. L. Pharmacology of Nicotine: Addiction, Smoking-Induced Disease, and Therapeutics. **Annual Review of Pharmacology and Toxicology**, (s. l.), 2009, v. 49, p. 57-71. Disponível em: Pharmacology of Nicotine: Addiction, Smoking-Induced Disease, and Therapeutics | Annual Reviews. Acesso em: 27 abr. 2025.

Álcool e dopamina:

DI CHIARA, G. Alcohol and Dopamine. **Alcohol Health and Research World**, (s. l.), 1997, v. 21, n. 2, p. 108-114. Disponível em: Alcohol and dopamine – PubMed. Acesso em: 27 abr. 2025.

Drogas e dopamina:

NESTLER, E. J. The Neurobiology of Cocaine Addiction. **Science & Practice Perspectives**, (s. l.), 2005, v. 3, n. 1, p. 4-10. Disponível em: https://pmc.ncbi.nlm.nih.gov/articles/PMC2851032/. Acesso em: 27 abr. 2025.

Pornografia e dopamina:

LOVE, T. *et al.* Neuroscience of Internet Pornography Addiction: A Review and Update. **Behavioral Sciences**, Basel, 2015, v. 5, n. 3, p. 388-433. Disponível em: Neuroscience of Internet Pornography Addiction: A Review and Update. Acesso em: 27 abr. 2025.

***Junk food* e dopamina:**

OGINSKY, M. F. *et al.* Eating "Junk-Food" Produces Rapid and Long-Lasting Increases in NAc CP-AMPA Receptors: Implications for Enhanced Cue-Induced Motivation and Food Addiction. **Neuropsychopharmacology**, (s. l.), 2016, v. 41, n. 13, p. 2977-2986. Disponível em: Eating 'Junk-Food' Produces Rapid and Long-Lasting Increases in NAc CP-AMPA Receptors: Implications for Enhanced Cue-Induced Motivation and Food Addiction | Neuropsychopharmacology. Acesso em: 27 abr. 2025.

Redes sociais e dopamina:

WESTBROOK, A. *et al.* Striatal Dopamine Synthesis Capacity Reflects Smartphone Social Activity. **iScience**, (s. l.), 2021, v. 24, n. 5, p. 102497. Disponível em: Striatal dopamine synthesis capacity reflects smartphone social activity: iScience. Acesso em: 27 abr. 2025.

9. LOVE, T. *et al.* Neuroscience of Internet Pornography Addiction: A Review and Update. **Behavioral Sciences**, Basel, 2015, v. 5, n. 3, p. 388-433. Disponível em: Neuroscience of Internet Pornography Addiction: A Review and Update. Acesso em: 27 abr. 2025.

10. AMEN, D. **You, Happier**: The 7 Neuroscience Secrets of Feeling Good Based on Your Brain Type. United States: Tyndale House Publishers, 2022. p. 60.

11. AMEN, D. **You, Happier**: The 7 Neuroscience Secrets of Feeling Good Based on Your Brain Type. United States: Tyndale House Publishers, 2022. p. 60.

12. WESTBROOK, A. *et al.* Striatal Dopamine Synthesis Capacity Reflects Smartphone Social Activity. **iScience**, (s. l.), 2021, v. 24, n. 5, p. 102497. Disponível em: Striatal dopamine synthesis capacity reflects smartphone social activity: iScience. Acesso em: 27 abr. 2025.

13. WESTBROOK, A. *et al.* Striatal Dopamine Synthesis Capacity Reflects Smartphone Social Activity. **iScience**, (s. l.), 2021, v. 24, n. 5, p. 102497. Disponível em: Striatal dopamine synthesis capacity reflects smartphone social activity: iScience. Acesso em: 27 abr. 2025.

14. WESTBROOK, A. *et al.* Striatal Dopamine Synthesis Capacity Reflects Smartphone Social Activity. **iScience**, (s. l.), 2021, v. 24, n. 5, p. 102497. Disponível em: Striatal dopamine synthesis capacity reflects smartphone social activity: iScience. Acesso em: 27 abr. 2025.

15. DREYER, J. K. *et al.* Influence of Phasic and Tonic Dopamine Release on Receptor Activation. **The Journal of Neuroscience**, (s. l.), 2010, v. 30, n. 42, p. 14273-14283. Disponível em: Influence of Phasic and Tonic Dopamine Release on Receptor Activation | Journal of Neuroscience. Acesso em: 27 abr. 2025.

16. BELUJON, P.; GRACE, A. A. Dopamine System Dysregulation in Major Depressive Disorders. **The International Journal of Neuropsychopharmacology**, (s. l.), 2017, v. 20, n. 12, p. 1036-1046. Disponível em: Dopamine System Dysregulation in Major Depressive Disorders | International Journal of Neuropsychopharmacology | Oxford Academic. Acesso em: 27 abr. 2025.
17. HUBERMAN LAB: Understanding and Treating Addiction. Entrevistador: Andrew Huberman. Entrevistada: dra. Anna Lembke. (S. l.): 16 ago. 2021. *Podcast*. Disponível em: https://www.hubermanlab.com/podcast. Acesso em: 27 abr. 2025.
18. HUBERMAN LAB: Understanding and Treating Addiction. Entrevistador: Andrew Huberman. Entrevistada: dra. Anna Lembke. (S. l.): 16 ago. 2021. *Podcast*. Disponível em: https://www.hubermanlab.com/podcast. Acesso em: 27 abr. 2025.
19. TREADWAY, M. T. *et al*. Dopaminergic Mechanisms of Individual Differences in Human Effort-Based Decision-Making. **Journal of Neuroscience**, (s. l.), 2012, v. 32, n. 18. Disponível em: https://doi.org/10.1523/JNEUROSCI.6459-11.2012. Acesso em: 27 abr. 2025.
20. MOHEBI, A.; BERKE, J. D. Dopamine Release Drives Motivation, Independently from Dopamine Cell Firing. **Neuropsychopharmacology**, (s. l.), 2020, v. 45, p. 220. Disponível em: https://www.nature.com/articles/s41386-019-0492-7. Acesso em: 27 abr. 2025.
21. TOUROUTOGLOU, A. *et al*. The Tenacious Brain: How the Anterior Mid-Cingulate Contributes to Achieving Goals. **Cortex**, (s. l.), 2020, v. 123, p. 12-29. Disponível em: The tenacious brain: How the anterior mid-cingulate contributes to achieving goals – ScienceDirect. Acesso em 27 abr. 2025.
22. HUBERMAN LAB: How to Increase Your Willpower & Tenacity. (S. l.): 8 out. 2023. *Podcast*. Disponível em: https://www.hubermanlab.com/podcast. Acesso em: 27 abr. 2025.
23. CSIKSZENTMIHALYI, M. **Beyond Boredom and Anxiety**: Experiencing Flow in Work and Play. Reino Unido: Wiley, 2000.
24. GOLD, J.; CIORCIARI, J. A Review on the Role of the Neuroscience of Flow States in the Modern World. **Behavioral Sciences**. Basel, 2020, v. 10, n. 9, p. 137. Disponível em: A Review on the Role of the Neuroscience of Flow States in the Modern World. Acesso em: 27 abr. 2025.
25. WESTBROOK, A.; BRAVER, T. S. Dopamine Does Double Duty in Motivating Cognitive Effort. **Neuron**, (s. l.), 2016, v. 89, n. 4. Disponível em: Dopamine Does Double Duty in Motivating Cognitive Effort: Neuron. Acesso em: 27 abr. 2025.

26. NIEOULLON, A. Dopamine and the Regulation of Cognition and Attention. **Progress in Neurobiology**, (s. l.), 2002, v. 67, n. 1, p. 53-83. Disponível em: Dopamine and the regulation of cognition and attention – ScienceDirect. Acesso em: 27 abr. 2025.

27. VAN DER LINDEN, D.; TOPS, M.; BAKKER, A. B. The Neuroscience of the Flow State: Involvement of the Locus Coeruleus Norepinephrine System. **Frontiers in Psychology**, (s. l.), 2021, v. 12. Disponível em: https://doi.org/10.1016/S0301-0082(02)00011-4. Acesso em: 27 abr. 2025.

28. WESTBROOK, A.; BRAVER, T. S. Dopamine Does Double Duty in Motivating Cognitive Effort. **Neuron**, (s. l.), 2016, v. 89, n. 4. Disponível em: Dopamine Does Double Duty in Motivating Cognitive Effort: Neuron. Acesso em: 27 abr. 2025.

29. KURNIAWAN, I. T.; GUITART-MASIP, M.; DOLAN, R. J. Dopamine and Effort-Based Decision Making. **Frontiers in Neuroscience**, (s. l.), 2011, v. 5, n. 81. Disponível em: Frontiers | Dopamine and Effort-Based Decision Making. Acesso em: 27 abr. 2025.

30. AMERICAN PSYCHOLOGICAL ASSOCIATION. Multitasking: Switching Costs. (S. l.), 20 mar. 2006. Disponível em: https://www.apa.org/topics/research/multitasking. Acesso em: 27 abr. 2025.

31. HARTNETT, Y.; CUMMINGS, E. Social Media and ADHD: Implications for Clinical Assessment and Treatment. **Irish Journal of Psychological Medicine**, (s. l.), 2024, v. 41, n. 1, p. 132-136. Disponível em: https://doi.org/10.1017/ipm.2023.40. Acesso em: 27 abr. 2025.

32. MAGNUS, W. *et al.* Attention Deficit Hyperactivity Disorder. **StatPearls**, 2023. Disponível em: https://www.ncbi.nlm.nih.gov/books/NBK441838/#. Acesso em: 27 abr. 2025.

33. GOLD, M. S. *et al.* Low Dopamine Function in Attention Deficit/Hyperactivity Disorder: Should Genotyping Signify Early Diagnosis in Children?. **Postgraduate Medicine**, (s. l.), 2014, v. 126, n. 1, p. 153-177. Disponível em: https://doi.org/10.3810/pgm.2014.01.2735. Acesso em: 27 abr. 2025.

34. NIERMANN, H. C. M.; SCHERES, A. The Relation Between Procrastination and Symptoms of Attention-deficit Hyperactivity Disorder (ADHD) in Undergraduate Students. **International Journal of Methods in Psychiatric Research**, (s. l.), 2014, v. 23, n. 4, p. 411-421. Disponível em: DOI: 10.1002/mpr.1440. Acesso em: 27 abr. 2025.

35. SHERZADA, A. An Analysis of ADHD Drugs: Ritalin and Adderall. **JCCC Honors Journal**, (s. l.), 2012, v. 3, n. 1. Disponível em: https://scholarspace.jccc.edu/cgi/viewcontent.cgi?article=1021&context=honors_journal. Acesso em: 27 abr. 2025.

36. PINE, A. *et al.* Dopamine, Time, and Impulsivity in Humans. **Journal of Neuroscience**, (s. l.), 2010, v. 30, n. 26, p. 8888-8896. Disponível em: https://doi.org/10.1523/JNEUROSCI.6028-09.2010. Acesso em: 27 abr. 2025.

37. KURNIAWAN, I. T.; GUITART-MASIP, M.; DOLAN, R. J. Dopamine and Effort-Based Decision Making. **Frontiers in Neuroscience**, (s. l.), 2011, v. 5, p. 81. Disponível em: Frontiers | Dopamine and Effort-Based Decision Making. Acesso em: 27 abr. 2025.

38. WESTBROOK, A.; BRAVER, T. S. Dopamine Does Double Duty in Motivating Cognitive Effort. **Neuron**, (s. l.), 2016, v. 89, n. 4. Disponível em: Dopamine Does Double Duty in Motivating Cognitive Effort: Neuron. Acesso em: 27 abr. 2025.

39. WESTBROOK, A. *et al.* Striatal Dopamine Synthesis Capacity Reflects Smartphone Social Activity. **iScience**, (s. l.), 2021, v. 24, n. 5, p. 102497. Disponível em: Striatal dopamine synthesis capacity reflects smartphone social activity: iScience. Acesso em: 27 abr. 2025.

40. CHONG, T. T.-J.; HUSAIN, M. The Role of Dopamine in the Pathophysiology and Treatment of Apathy. **Progress in Brain Research**, (s. l.), 2016, v. 229, p. 389-426. Disponível em: https://doi.org/10.1016/bs.pbr.2016.05.007. Acesso em: 27 abr. 2025.

41. KOETSIER, J. Digital Crack Cocaine: The Science Behind TikTok's Success. **Forbes**, 18 jan. 2020. Disponível em: https://www.forbes.com/sites/johnkoetsier/2020/01/18/digital-crack-cocaine-the-science-behind-tiktoks-success/. Acesso em: 27 abr. 2025.

42. WESTBROOK, A. *et al.* Striatal Dopamine Synthesis Capacity Reflects Smartphone Social Activity. **iScience**, (s. l.), 2021, v. 24, n. 5, p. 102497. Disponível em: Striatal dopamine synthesis capacity reflects smartphone social activity: iScience. Acesso em: 27 abr. 2025.

43. VOLKOW, N. D. *et al.* Evidence that Sleep Deprivation Downregulates Dopamine D2R in Ventral Striatum in the Human Brain. **Journal of Neuroscience**, (s. l.), 2012, v. 32, n. 19, p. 6711-6717. Disponível em: https://doi.org/10.1523/JNEUROSCI.0045-12.2012. Acesso em: 27 abr. 2025.

44. FOO, C. *et al.* Reinforcement Learning Links Spontaneous Cortical Dopamine Impulses to Reward. **Current Biology**, (s. l.), 2021, v. 31, n. 18, p. 4111-4119. Disponível em: Reinforcement learning links spontaneous cortical dopamine impulses to reward: Current Biology. Acesso em: 27 abr. 2025.

45. HARRISON, M. E. *et al.* Systematic Review of the Effects of Family Meal Frequency on Psychosocial Outcomes in Youth. **Canadian Family Physician**, 2015,

v. 61, n. 2, p. e96-e106. Disponível em: Systematic review of the effects of family meal frequency on psychosocial outcomes in youth – PMC. Acesso em: 27 abr. 2025.

46. LINNET, J. The Anticipatory Dopamine Response in Addiction: a Common Neurobiological Underpinning of Gambling Disorder and Substance Use Disorder?. **Progress in Neuro-Psychopharmacology and Biological Psychiatry**, (s. l.), 2020, v. 98, p. 109802. Disponível em: https://doi.org/10.1016/j.pnpbp.2019.109802. Acesso em: 27 abr. 2025.

47. HUBERMAN LAB: Controlling Your Dopamine for Motivation, Focus and Satisfaction. (S. l.): 8 out. 2023. *Podcast*. Disponível em: https://www.hubermanlab.com/podcast. Acesso em: 27 abr. 2025.

48. ŠRÁMEK, P. *et al.* Human Physiological Responses to Immersion Into Water of Different Temperatures. **European Journal of Applied Physiology**, (s. l.), 2000, v. 81, p. 436-442. Disponível em: https://doi.org/10.1007/s004210050065. Acesso em: 27 abr. 2025.

49. BUIJZE, G. A. *et al.* The Effect of Cold Showering on Health and Work: A Randomized Controlled Trial. **PloS One**, (s. l.), 2016, v. 11, n. 9, p. e0161749. Disponível em: https://doi.org/10.1371/journal.pone.0161749. Acesso em: 27 abr. 2025.

50. SHEYCHUK, N. A. Adapted Cold Shower as a Potential Treatment for Depression. **Medical Hypotheses**, (s. l.), 2008, v. 70, n. 5, p. 995-1001. Disponível em: https://doi.org/10.1016/j.mehy.2007.04.052. Acesso em: 27 abr. 2025.

51. MOOVENTHAN, A.; NIVETHITHA, L. Scientific Evidence-Based Effects of Hydrotherapy on Various Systems of the Body. **North American Journal of Medical Sciences**, (s. l.), 2014, v. 6, n. 5, p. 199-209. Disponível em: https://pmc.ncbi.nlm.nih.gov/articles/PMC4049052/. Acesso em: 27 abr. 2025.

52. LATEEF, Fatimah. Post Exercise Ice Water Immersion: Is It a Form of Active Recovery?. **Journal of Emergencies, Trauma, and Shock**, (s. l.), 2010, v. 3, n. 3, p. 302. Disponível em: *Journal of Emergencies, Trauma, and Shock*. Acesso em: 27 abr. 2025.

53. HUBERMAN LAB: How to Lose Fat with Science-Based Tools. (S. l.): 23 maio 2021. *Podcast*. Disponível em: https://www.hubermanlab.com/podcast. Acesso em: 27 abr. 2025.

54. GODEK, D.; FREEMAN, A. M. Physiology, Diving Reflex. **StatPearls**, 2022. Disponível em: https://www.ncbi.nlm.nih.gov/books/NBK538245/#. Acesso em: 27 abr. 2025.

PANNETON, W. M. The Mammalian Diving Response: An Enigmatic Reflex to Preserve Life?. **Physiology**, Bethesda, 2013, v. 28, n. 5, p. 284-297. Disponível em: https://doi.org/10.1152/physiol.00020.2013. Acesso em: 27 abr. 2025.

55. COOPER, A. J.; PICKERING, A. D. Predictive Reward Signal of Dopamine Neurons, 2011.

56. WALTON, M. E.; BOURET, S. What Is the Relationship between Dopamine and Effort?. **Trends in Neurosciences**, (s. l.), 2019, v. 42, n. 2, p. 79-91. Disponível em: What Is the Relationship between Dopamine and Effort?: Trends in Neurosciences. Acesso em: 27 abr. 2025.

Parte 2 – Ocitocina

1. LEE, H. J. *et al.* Oxytocin: The Great Facilitator of Life. **Progress in Neurobiology**, (s. l.), 2009, v. 88, n. 2, p. 127-151. Disponível em: https://doi.org/10.1016/j.pneurobio.2009.04.001. Acesso em: 27 abr. 2025.

2. WALTER, M. H.; ABELE, H.; PLAPPERT, C. F. The Role of Oxytocin and the Effect of Stress During Childbirth: Neurobiological Basics and Implications for Mother and Child. **Frontiers in Endocrinology**, (s. l.), 2021, v. 12. Disponível em: https://doi.org/10.3389/fendo.2021.742236. Acesso em: 27 abr. 2025.

3. UVNÄS-MOBERG, K. *et al.* Maternal Plasma Levels of Oxytocin During Physiological Childbirth – A Systematic Review with Implications for Uterine Contractions and Central Actions of Oxytocin. **BMC Pregnancy Childbirth**, (s. l.), 2019, v. 19. Disponível em: Maternal plasma levels of oxytocin during physiological childbirth – a systematic review with implications for uterine contractions and central actions of oxytocin | BMC Pregnancy and Childbirth | Full Text. Acesso em: 27 abr. 2025.

4. BICK, J.; DOZIER, M. Mothers' and Children's Concentrations of Oxytocin Following Close, Physical Interactions with Biological and Non-biological Children. Developmental Psychobiology, (s. l.), 2010, v. 52, n. 1, p. 100-107. Disponível em: https://doi.org/10.1002/dev.20411. Acesso em: 27 abr. 2025.

5. HARDIN, J. S. *et al.* Affectionate Touch in the Context of Breastfeeding and Maternal Depression Influences Infant Neurodevelopmental and Temperamental Substrates. **Neuropsychobiology**, (s. l.), 2021, v. 80, n. 2, p. 158-175. Disponível em: https://doi.org/10.1159/000511604. Acesso em: 27 abr. 2025.

6. CARTER, C. S.; PORGES, S. W. The Biochemistry of Love: An Oxytocin Hypothesis. **EMBO Reports**, (s. l.), 2013, v. 14, n. 1, p. 12-16. Disponível em: https://doi.org/10.1038/embor.2012.191. Acesso em: 27 abr. 2025.

7. WANG, Y. *et al.* Neurogenetic Mechanisms of Self-Compassionate Mindfulness: the Role of Oxytocin-Receptor Genes. **Mindfulness**, (s. l.), 2019, v. 10, p. 1792-1802. Disponível em: Neurogenetic Mechanisms of Self-Compassionate Mindfulness: the Role of Oxytocin-Receptor Genes | Mindfulness. Acesso em: 27 abr. 2025.
8. FELDMAN, R. *et al.* Oxytocin Pathway Genes: Evolutionary Ancient System Impacting on Human Affiliation, Sociality, and Psychopathology. **Biological Psychiatry**, (s. l.), 2016, v. 79, n. 3, p. 174-184. Disponível em: Oxytocin Pathway Genes: Evolutionary Ancient System Impacting on Human Affiliation, Sociality, and Psychopathology – Biological Psychiatry. Acesso em: 27 abr. 2025.
9. HAAS, B. W.; SMITH, A. K.; NISHITANI, S. Epigenetic Modification of OXTR is Associated with Openness to Experience. **Personality Neuroscience**, (s. l.), 2018, v. 1, e7. Disponível em: Epigenetic Modification of OXTR is Associated with Openness to Experience | Personality Neuroscience | Cambridge Core. Acesso em: 27 abr. 2025.
10. ALGOE, S. B.; KURTZ, L. E.; GREWEN, K. Oxytocin and Social Bonds: The Role of Oxytocin in Perceptions of Romantic Partners' Bonding Behavior. **Psychological Science**, (s. l.), 2017, v. 28, n. 12. Disponível em: https://doi.org/10.1177/0956797617716922. Acesso em: 27 abr. 2025.
11. DEMARINIS, S. Loneliness at Epidemic Levels in America. **Explore**, Nova York, 2020, v. 16, n. 5, p. 278-279. Disponível em: https://doi.org/10.1016/j.explore.2020.06.008. Acesso em: 27 abr. 2025.
12. KROLL, M. M. Prolonged Social Isolation and Loneliness are Equivalent to Smoking 15 Cigarettes a Day. **University of New Hampshire**, (s. l.), 2 maio 2022. Disponível em: https://extension.unh.edu/blog/2022/05/prolonged-social-isolation-loneliness-are-equivalent-smoking-15-cigarettes-day. Acesso em: 27 abr. 2025.

MIKHAIL, A. Loneliness is a Health Crisis Comparable to Smoking Up To 15 Cigarettes a Day. Here's How to Combat It. **Fortune Well**, (s. l.), 15 jun. 2023. Disponível em: https://fortune.com/well/2023/06/15/loneliness-comparable-to-smoking-up-to-15-cigarettes-a-day/. Acesso em: 27 abr. 2025.

13. MORESE, R.; PALERMO, S. Feelings of Loneliness and Isolation: Social Brain and Social Cognition in the Elderly and Alzheimer's Disease. Frontiers in Aging Neuroscience, (s. l.), 2022, v. 14. Disponível em: https://doi.org/10.3389/fnagi.2022.896218. Acesso em: 27 abr. 2025.
14. VITALE, E. M.; SMITH, A. S. Neurobiology of Loneliness, Isolation, and Loss: Integrating Human and Animal Perspectives. **Frontiers in Behaviou-**

ral Neuroscience, (s. l.), 2022, v. 16. Disponível em: https://doi.org/10.3389/fnbeh.2022.846315. Acesso em: 27 abr. 2025.

15. Nível mais alto de ocitocina em pessoas com mais autoconfiança:

LA FRATTA, I. *et al.* Salivary Oxytocin, Cognitive Anxiety and Self-Confidence in Pre-Competition Athletes. **Science Reports**, (s. l.), 2021, v. 11. Disponível em: Salivary oxytocin, cognitive anxiety and self-confidence in pre-competition athletes | Scientific Reports. Acesso em: 27 abr. 2025.

A ocitocina promove autocrítica positiva:

COLONNELLO, V.; HEINRICHS, M. Intranasal Oxytocin Enhances Positive Self-Attribution in Healthy Men. **Journal of Psychosomatic Research**, (s. l.), 2014, v. 77, n. 5, p. 415-419. Disponível em: https://doi.org/10.1016/j.jpsychores.2014.06.016. Acesso em: 27 abr. 2025.

Ansiedade social:

JONES, C. *et al.* Oxytocin and Social Functioning. **Dialogues in Clinical Neuroscience**, (s. l.), 2017, v. 19, n. 2, p. 193-201. Disponível em: https://doi.org/10.31887/DCNS.2017.19.2/cjones. Acesso em: 27 abr. 2025.

16. [Vide entrada 8 da Parte 1 – Dopamina]

17. MUSARDO, S. *et al.* Oxytocin Neurons Mediate the Effect of Social Isolation Via the VTA Circuits. **eLife**, (s. l.), 2022, v. 11, p. e73421. Disponível em: https://doi.org/10.7554/eLife.73421. Acesso em: 27 abr. 2025.

18. Ocitocina e *storytelling*:

BROCKINGTON, G. *et al.* Storytelling Increases Oxytocin and Positive Emotions and Decreases Cortisol and Pain in Hospitalized Children. **Proceedings of the National Academy of Sciences**, (s. l.), 2021, v. 118, n. 22. Disponível em: https://doi.org/10.1073/pnas.2018409118. Acesso em: 27 abr. 2025.

Ocitocina e atenção:

19. ALVARES, G. A. *et al.* Oxytocin Selectively Moderates Negative Cognitive Appraisals in High Trait Anxious Males. **Psychoneuroendocrinology**, (s. l.), 2012, v. 37. n. 12, p. 2022-2031. Disponível em: https://doi.org/10.1016/j.psyneuen.2012.04.018. Acesso em: 27 abr. 2025.

20. Ocitocina e avaliação positiva:

AGUILAR-RAAB, C. *et al.* Oxytocin Modulates the Cognitive Appraisal of the Own and Others Close Intimate Relationships. **Frontiers in Neuroscience**, (s. l.), 2019, v. 13, p. 714. Disponível em: https://doi.org/10.3389/fnins.2019.00714. Acesso em: 27 abr. 2025.

Ocitocina e pensamento autocrítico:

LIU, B. *et al.* Oxytocin Effects on Self-Referential Processing: Behavioral and Neuroimaging Evidence. **Social Cognitive and Affective Neuroscience**, (s. l.), 2017, v. 12, n. 12, p. 1845-1858. Disponível em: https://doi.org/10.1093/scan/nsx116. Acesso em: 27 abr. 2025.

21. SABIK, N. J. *et al.* The Effect of Perceived Appearance Judgements on Psychological and Biological Stress Processes Across Adulthood. **Stress and Health**, (s. l.), 2019, v. 35, n. 3, p. 318-329. Disponível em: https://doi.org/10.1002/smi.2863. Acesso em: 27 abr. 2025.

22. Ocitocina e conexão com os outros:

ALGOE, S. B.; KURTZ, L. E.; GREWEN, K. Oxytocin and Social Bonds: The Role of Oxytocin in Perceptions of Romantic Partners' Bonding Behavior. **Psychological Science**, (s. l.), 2017, v. 28, n.12, p. 1763-1772. Disponível em: https://doi.org/10.1177/0956797617716922. Acesso em: 27 abr. 2025.

Autoconfiança:

COLONNELLO, V.; HEINRICHS, M. Intranasal Oxytocin Enhances Positive Self-Attribution in Healthy Men. **Journal of Psychosomatic Research**, (s. l.), 2014, v. 77, n. 5, p. 415-419. Disponível em: https://doi.org/10.1016/j.jpsychores.2014.06.016. Acesso em: 27 abr. 2025.

23. DE DREU, C. K. W.; KRET, M. E. Oxytocin Conditions Intergroup Relations Through Upregulated In-Group Empathy, Cooperation, Conformity, and Defense. **Biological Psychiatry**, (s. l.), 2016, v. 79, n. 3, p. 165-173. Disponível em: Oxytocin Conditions Intergroup Relations Through Upregulated In-Group Empathy, Cooperation, Conformity, and Defense – Biological Psychiatry. Acesso em: 27 abr. 2025.

24. BARRAZA, J. A. *et al.* Oxytocin Infusion Increases Charitable Donations Regardless of Monetary Resources. **Hormones and Behavior**, (s. l.), 2011, v. 60, n. 2, p. 148-151. Disponível em: https://doi.org/10.1016/j.yhbeh.2011.04.008. Acesso em: 27 abr. 2025.

25. SANDSTROM, G. M.; DUNN, E. W. Social Interactions and Well-Being: The Surprising Power of Weak Ties. **Personality and Social Psychology Bulletin**, (s. l.), 2014, v. 40, n. 7, p. 910-922. Disponível em: https://doi.org/10.1177/0146167214529799. Acesso em: 27 abr. 2025.

26. BICK, J.; DOZIER, M. Mothers' and Children's Concentrations of Oxytocin Following Close, Physical Interactions with Biological and Non-biological

Children. **Developmental Psychobiology**, (s. l.), 2010, v. 52, n. 1, p. 100-107. Disponível: https://doi.org/10.1002/dev.20411. Acesso em: 27 abr. 2025.

27. WORLD HEALTH ORGANIZATION. Infant and Young Child Feeding: Model Chapter for Textbooks for Medical Students and Allied Health Professionals. Geneva: 2009. Disponível em: https://www.ncbi.nlm.nih.gov/books/NBK148970/#. Acesso em: 27 abr. 2025.

28. ELLINGSEN, D. M. *et al.* The Neurobiology Shaping Affective Touch: Expectation, Motivation, and Meaning in the Multisensory Context. **Frontiers in Psychology**, (s. l.), 2016, v. 6. Disponível em: https://doi.org/10.3389/fpsyg.2015.01986. Acesso em: 27 abr. 2025.

29. WALTER, M. H.; ABELE, H.; PLAPPERT, C. F. The Role of Oxytocin and the Effect of Stress During Childbirth: Neurobiological Basics and Implications for Mother and Child. **Frontiers in Endocrinology**, (s. l.), 2021, v. 12. Disponível em: https://doi.org/10.3389/fendo.2021.742236. Acesso em: 27 abr. 2025.

30. YU, H. *et al.* Social Touch-Like Tactile Stimulation Activates a Tachykinin 1-Oxytocin Pathway to Promote Social Interactions. **Neuron**, (s. l.), 2022, v. 110, n. 6, p. 1051-1067.e7. Disponível em: Social touch-like tactile stimulation activates a tachykinin 1-oxytocin pathway to promote social interactions: Neuron. Acesso em: 27 abr. 2025

31. BEETZ, A. *et al.* Psychosocial and Psychophysiological Effects of Human-Animal Interactions: the Possible Role of Oxytocin. **Frontiers in Psychology**, (s. l.), 2012, v. 3, p. 234. Disponível em: https://doi.org/10.3389/fpsyg.2012.00234. Acesso em: 27 abr. 2025

32. WALTER, M. H.; ABELE, H.; PLAPPERT, C. F. The Role of Oxytocin and the Effect of Stress During Childbirth: Neurobiological Basics and Implications for Mother and Child. **Frontiers in Endocrinology**, (s. l.), 2021, v. 12. Disponível em: https://doi.org/10.3389/fendo.2021.742236. Acesso em: 27 abr. 2025.

33. **Saúde intestinal:**

LA, J.; ROBERTS, N. H.; YAFI, F. A. Diet and Men's Sexual Health. **Sexual Medicine Reviews**, (s. l.), 2018, v, 6, n. 1, p. 54-68. Disponível em: https://doi.org/10.1016/j.sxmr.2017.07.004. Acesso em: 27 abr. 2025.

Sono:

KALMBACH, D. A. *et al.* The Impact of Sleep on Female Sexual Response and Behavior: a Pilot Study. **The Journal of Sexual Medicine**, (s. l.), 2015, v. 12, n. 5, p. 1221-1232. Disponível em: https://doi.org/10.1111/jsm.12858. Acesso em: 27 abr. 2025.

Exercícios:

JIANNINE, L. M. An Investigation of the Relationship Between Physical Fitness, Self-Concept, and Sexual Functioning. **Journal of Education and Health Promotion**, (s. l.), 2018, v. 7, n. 1, p. 57. Disponível em: Journal of Education and Health Promotion. Acesso em: 27 abr. 2025.

Alongamento:

BAY, R. *et al.* Effect of Combined Psycho-Physiological Stretching and Breathing Therapy on Sexual Satisfaction. **BMC Urology**, (s. l.), 2013, v. 13. Disponível em: Effect of combined psycho-physiological stretching and breathing therapy on sexual satisfaction | BMC Urology | Full Text. Acesso em: 27 abr. 2025.

34. COHEN, S. *et al.* Does Hugging Provide Stress-Buffering Social Support? A Study of Susceptibility to Upper Respiratory Infection and Illness. **Psychological Science**, (s. l.), 2015, v. 26, n. 2, p. 135-147. Disponível em: https://doi.org/10.1177/0956797614559284. Acesso em: 27 abr. 2025.

35. TEJADA, A. H.; DUNBAR, R. I. M.; MONTERO, M. Physical Contact and Loneliness: Being Touched Reduces Perceptions of Loneliness. **Adaptive Human Behavior and Physiology**, (s. l.), 2020, v. 6, n. 3, p. 292-306. Disponível em: Physical Contact and Loneliness: Being Touched Reduces Perceptions of Loneliness | Adaptive Human Behavior and Physiology. Acesso em: 27 abr. 2025.

36. MORHENN, V.; BEAVIN, L. E.; ZAK, P. J. Massage Increases Oxytocin and Reduces Adrenocorticotropin Hormone in Humans. **Alternative Therapies in Health and Medicine**, (s. l.), 2012, v. 18, n. 6, p. 11-18. Disponível em: Massage increases oxytocin and reduces adrenocorticotropin hormone in humans – PubMed. Acesso em: 27 abr. 2025.

37. UVNÄS-MOBERG, K.; HANDLIN, L.; PETERSSON, M. Self-Soothing Behaviors with Particular Reference to Oxytocin Release Induced by Non-Noxious Sensory Stimulation. **Frontiers in Psychology**, (s. l.), 2015, v. 5, p. 1529. Disponível em: https://doi.org/10.3389/fpsyg.2014.01529. Acesso em: 27 abr. 2025.

38. HARVARD MEDICAL SCHOOL. The Harvard Study of Adult Development. Disponível em: https://www.adultdevelopmentstudy.org/. Acesso em: 27 abr. 2025.

39. HARVARD MEDICAL SCHOOL. The Harvard Study of Adult Development. Disponível em: https://www.adultdevelopmentstudy.org/. Acesso em: 27 abr. 2025.

40. SCATLIFFE, N. *et al.* Oxytocin and Early Parent-Infant Interactions: A Systematic Review. **International Journal of Nursing Sciences**, (s. l.), 2019, v. 6, n. 4, p. 445-453. Disponível em: https://doi.org/10.1016/j.ijnss.2019.09.009. Acesso em: 27 abr. 2025.

41. NORMAN, G. J. *et al.* Social Neuroscience: The Social Brain, Oxytocin, and Health. **Social Neuroscience**, (s. l.), 2012, v. 7, n. 1, p. 18-29. Disponível em: https://doi.org/10.1080/17470919.2011.568702. Acesso em: 27 abr. 2025.

42. JO, H.; SONG, C.; MIYAZAKI, Y. Physiological Benefits of Viewing Nature: A Systematic Review of Indoor Experiments. **International Journal of Environmental Research and Public Health**, (s. l.), 2019, v. 16, n. 23, p. 4739. Disponível em: https://doi.org/10.3390/ijerph16234739. Acesso em: 27 abr. 2025.

43. GOLDY, S. P.; PIFF, P. K. Toward a Social Ecology of Prosociality: Why, When, and Where Nature Enhances Social Connection. **Current Opinion in Psychology**, (s. l.), 2020, v. 32, p. 27-31. Disponível em: https://doi.org/10.1016/j.copsyc.2019.06.016. Acesso em: 27 abr. 2025.

44. DINGLE, G. A. *et al.* How Do Music Activities Affect Health and Well-Being? A Scoping Review of Studies Examining Psychosocial Mechanisms. **Frontiers in Psychology**, (s. l.), 2021, v. 12. Disponível em: https://doi.org/10.3389/fpsyg.2021.713818. Acesso em: 27 abr. 2025.

45. DINGLE, G. A. *et al.* How Do Music Activities Affect Health and Well-Being? A Scoping Review of Studies Examining Psychosocial Mechanisms. **Frontiers in Psychology**, (s. l.), 2021, v. 12. Disponível em: https://doi.org/10.3389/fpsyg.2021.713818. Acesso em: 27 abr. 2025.

46. SELTZER, L. J. *et al.* Instant Messages vs. Speech: Hormones and Why We Still Need to Hear Each Other. **Evolution and Human Behavior**, (s. l.), 2012, v. 33, n. 1, p. 42-45. Disponível em: https://doi.org/10.1016/j.evolhumbehav.2011.05.004. Acesso em: 27 abr. 2025.

47. WEGER, H. *et al.* The Relative Effectiveness of Active Listening in Initial Interactions. **International Journal of Listening**, (s. l.), 2014, v. 28, n. 1, p. 13-31. Disponível em: https://doi.org/10.1080/10904018.2013.813234. Acesso em: 27 abr. 2025.

48. GAO, Z. *et al.* Oxytocin Reduces the Attractiveness of Silver-Tongued Men for Women During Mid-Cycle. **Frontiers in Neuroscience**, (s. l.), 2022, v. 16. Disponível em: https://doi.org/10.3389/fnins.2022.760695. Acesso em: 27 abr. 2025.

49. AUYEUNG, B. *et al.* Oxytocin Increases Eye Contact During a Real-Time, Naturalistic Social Interaction in Males with and without Autism. **Translational Psychiatry**, (s. l.), 2015, v. 5, n. 2, p. e507. Disponível em: Oxytocin increases eye contact during a real-time, naturalistic social interaction in males with and without autism | Translational Psychiatry. Acesso em: 27 abr. 2025.

50. LIGHT, K. C.; GREWEN, K. M.; AMICO, J. A. More Frequent Partner Hugs and Higher Oxytocin Levels Are Linked to Lower Blood Pressure and Heart Rate in Premenopausal Women. **Biological Psychology**, (s. l.), 2005, v. 69, n. 1, p. 5-21. Disponível em: https://doi.org/10.1016/j.biopsycho.2004.11.002. Acesso em: 27 abr. 2025.

51. GILOVICH, T.; MEDVEC, V. H.; SAVITSKY, K. The Spotlight Effect in Social Judgment: an Egocentric Bias in Estimates of the Salience of One's Own Actions and Appearance. **Journal of Personality and Social Psychology**, (s. l.), 2000, v. 78, n. 2, p. 211-222. Disponível em: https://doi.org/10.1037/0022-3514.78.2.211. Acesso em: 27 abr. 2025.

52. CALDERARO, R. Reducing Social Anxiety: The Spotlight Effect. Cabrini University, 2021.

53. JARICK, M., *et al.* Eye Contact Affects Attention More Than Arousal as Revealed by Prospective Time Estimation. **Atten Percept Psychophys**, (s. l.), 2016, v. 78, p. 1302-1307. Disponível em: Eye contact affects attention more than arousal as revealed by prospective time estimation | Attention, Perception, & Psychophysics. Acesso em: 27 abr. 2025.

54. HARVARD MEDICAL SCHOOL. The Harvard Study of Adult Development. Disponível em: https://www.adultdevelopmentstudy.org/. Acesso em: 27 abr. 2025.

55. WANG, Y. *et al.* Neurogenetic Mechanisms of Self-Compassionate Mindfulness: the Role of Oxytocin-Receptor Genes. **Mindfulness**, 2019, v. 10, p. 1792-1802. Disponível em: Neurogenetic Mechanisms of Self-Compassionate Mindfulness: the Role of Oxytocin-Receptor Genes | Mindfulness. Acesso em: 27 abr. 2025.

56. BENZEL. E. Comparison is the Thief of Joy. **World Neurosurgery**, (s. l.), 2022, v. 168, p. XVI. Disponível em: https://doi.org/10.1016/j.wneu.2022.10.085. Acesso em: 27 abr. 2025.

57. SANSONE, R. A.; SANSONE, L. A. Gratitude and Well Being: the Benefits of Appreciation. **Psychiatry** (Edgmont), 2010, v. 7, n. 11, p. 18-22. Disponível em: Gratitude and well being: the benefits of appreciation – PubMed. Acesso em: 27 abr. 2025.

58. ALGOE, S. B.; KURTZ, L. E.; GREWEN, K. Oxytocin and Social Bonds: The Role of Oxytocin in Perceptions of Romantic Partners' Bonding Behavior. **Psychological Science**, (s. l.), 2017, v. 28, n. 12. Disponível em: https://doi.org/10.1177/0956797617716922. Acesso em: 27 abr. 2025.

59. ALGOE, S. B.; WAY, B. M. Evidence for a Role of the Oxytocin System, Indexed by Genetic Variation in CD38, in the Social Bonding Effects of Expressed Gratitude. **Social Cognitive and Affective Neuroscience**, (s. l.), 2014, v. 9, n. 12, p. 1855-1861. Disponível em: https://doi.org/10.1093/scan/nst182. Acesso em: 27 abr. 2025.

60. BARRAZA, J. A. *et al.* Effects of a 10-day Oxytocin Trial in Older Adults on Health and Well-being. **Experimental and Clinical Psychopharmacology**, (s. l.), 2013, v. 21, n. 2, p. 85-92. Disponível em: https://doi.org/10.1037/a0031581. Acesso em: 27 abr. 2025.

61. Ackerman, C. E. Benefits of Gratitude: 28+ Surprising Research Findings. **Positive Psychology**. 2017. Disponível em: https://positivepsychology.com/benefits-gratitude-research-questions/

62. COLONNELLO, V.; HEINRICHS, M. Intranasal Oxytocin Enhances Positive Self-Attribution in Healthy Men. **Journal of Psychosomatic Research**, (s. l.), 2014, v. 77, n. 5, p. 415-419. Disponível em: https://doi.org/10.1016/j.jpsychores.2014.06.016. Acesso em: 27 abr. 2025.

63. ALVARES, G. A. *et al.* Oxytocin Selectively Moderates Negative Cognitive Appraisals in High Trait Anxious males. **Psychoneuroendocrinology**, (s. l.), 2012, v. 37, n. 12, p. 2022-2031. Disponível em: https://doi.org/10.1016/j.psyneuen.2012.04.018. Acesso em: 27 abr. 2025.

64. PEPPING, G. J.; TIMMERMANS, E. J. Oxytocin and the Biopsychology of Performance in Team Sports. **The Scientific World Journal**, (s. l.), 2012. Disponível em: https://doi.org/10.1100/2012/567363. Acesso em: 27 abr. 2025.

65. WESTBROOK, A.; BRAVER, T. S. Dopamine Does Double Duty in Motivating Cognitive Effort. **Neuron**, (s. l.), 2016, v. 89, n. 4. Disponível em: Dopamine Does Double Duty in Motivating Cognitive Effort: Neuron. Acesso em: 27 abr. 2025.

Parte 3 – Serotonina

1. TERRY, N.; MARGOLIS, K. G. Serotonergic Mechanisms Regulating the GI Tract: Experimental Evidence and Therapeutic Relevance. **Handbook of Experimental Pharmacology**, (s. l.), 2017, v. 239, p. 319-342. Disponível em: Serotonergic Mechanisms Regulating the GI Tract: Experimental Evidence and Therapeutic Relevance | SpringerLink. Acesso em: 27 abr. 2025.

STRANDWITZ, P. Neurotransmitter Modulation by the Gut Microbiota. **Brain Research**, (s. l.), 2018, v. 1693, p. 128-133. Disponível em: https://doi.org/10.1016/j.brainres.2018.03.015. Acesso em: 27 abr. 2025.

BARANDOUZI, Z. A. *et al.* Associations of Neurotransmitters and the Gut Microbiome with Emotional Distress in Mixed Type of Irritable Bowel Syndrome. **Scientific Reports**, (s. l.), 2022, v. 12. Disponível em: Associations of neurotransmitters and the gut microbiome with emotional distress in mixed type of irritable bowel syndrome | Scientific Reports. Acesso em: 27 abr. 2025.

2. JENKINS, T. A. *et al.* Influence of Tryptophan and Serotonin on Mood and Cognition with a Possible Role of the Gut-Brain Axis. **Nutrients**, (s. l.), 2016, v. 8, n. 1, p. 56. Disponível em: https://doi.org/10.3390/nu8010056. Acesso em: 28 abr. 2025.

3. **Serotonina e humor:**

BAMALAN, O. A.; MOORE, M. J.; AL KHALILI, Y. Physiology, Serotonin. **Stat Pearls**, Treasure Island, 2023. Disponível em: https://www.ncbi.nlm.nih.gov/books/NBK545168/. Acesso em: 28 abr. 2025.

4. **Serotonina e energia:**

YABUT, J. M. *et al.* Emerging Roles for Serotonin in Regulating Metabolism: New Implications for an Ancient Molecule. **Endocrine Reviews**, (s. l.), 2019, v. 40, n. 4, p. 1092-1107. Disponível em: https://doi.org/10.1210/er.2018-00283. Acesso em: 28 abr. 2025.

5. BEELER, J. A. *et al.* A Kinder, Gentler Dopamine: Highlighting Dopamine's Role in Behavioral Flexibility. **Frontiers in Neuroscience**, (s. l.), 2014, v. 8. Disponível em: https://doi.org/10.3389/fnins.2014.00004. Acesso em: 28 abr. 2025.

6. RAMALHEIRA, F.; MORENO, M. C. Sharing is Caring: a Review on Oxytocin Role in Human Behaviour and Clinical Implications. **European Psychiatry**, (s. l.) 2022, v. 65, n. S1. DOI: https://doi.org/10.1192/j.eurpsy.2022.1898. Acesso em: 28 abr. 2025.

7. KARAYOL, R. *et al.* Serotonin Receptor 4 in the Hippocampus Modulates Mood and Anxiety. **Molecular Psychiatry**, (s. l.), 2021, v. 26, p. 2334-2349. Disponível em: Serotonin receptor 4 in the hippocampus modulates mood and anxiety | Molecular Psychiatry. Acesso em: 28 abr. 2025.

8. SAHU, M. P. *et al.* Depletion of TrkB Receptors from Adult Serotonergic Neurons Increases Brain Serotonin Levels, Enhances Energy Metabolism and Impairs Learning and Memory. **Frontiers in Molecular Neuroscience**, (s. l.), 2021, v. 14. Disponível em: https://doi.org/10.3389/fnmol.2021.616178. Acesso em: 28 abr. 2025.

9. AVENA, N. M.; RADA, P.; HOEBEL, B. G. Evidence for Sugar Addiction: Behavioral and Neurochemical Effects of Intermittent, Excessive Sugar Intake.

Neuroscience and Biobehavioral Reviews, (s. l.), 2008, v. 32, n. 1, p. 20-39. Disponível em: https://doi.org/10.1016/j.neubiorev.2007.04.019. Acesso em: 28 abr. 2025.

10. HAFIZURRACHMAN, M.; HARTONO, R. K. Junk Food Consumption and Symptoms of Mental Health Problems: A Meta-Analysis for Public Health Awareness. **Kesmas**, (s. l.), 2021, v. 16, n. 1. Disponível em: "Junk Food Consumption and Symptoms of Mental Health Problems: A Meta-A" by Muhammad Hafizurrachman and Risky Kusuma Hartono. Acesso em: 28 abr. 2025.

11. BJORVATN, B. *et al.* Effects of Sleep Deprivation on Extracellular Serotonin in Hippocampus and Frontal Cortex of the Rat. **Neuroscience**, (s. l.), 2022, v. 113, n. 2, p. 323-330. Disponível em: Effects of sleep deprivation on extracellular serotonin in hippocampus and frontal cortex of the rat – Neuroscience. Acesso em: 28 abr. 2025.

12. Luz do sol:

SARI, M.; YUNIARTI, E. The Effect of Sun Exposure on the Effectiveness of the Serotonin Hormone: Literature Review. **Jurnal Biologi Tropis**, (s. l.), 2023, v. 23, n. 4, p. 91-97. Disponível em: The Effect of Sun Exposure on the Effectiveness of the Serotonin Hormone: Literature Review | Jurnal Biologi Tropis. Acesso em: 28 abr. 2025.

Terapia da floresta:

PARK, B. J. *et al.* Effects of Forest Therapy on Health Promotion among Middle--Aged Women: Focusing on Physiological Indicators. **International Journal of Environmental Research and Public Health**, (s. l.), 2020, v. 17, n. 12. Disponível em: https://doi.org/10.3390/ijerph17124348. Acesso em: 28 abr. 2025.

13. KARAYOL, R. *et al.* Serotonin Receptor 4 in the Hippocampus Modulates Mood and Anxiety. **Molecular Psychiatry**, (s. l.), 2021, v. 26, p. 2334-2349. Disponível em: Serotonin receptor 4 in the hippocampus modulates mood and anxiety | Molecular Psychiatry. Acesso em: 28 abr. 2025.

14. YOUNG, S. N. How to Increase Serotonin in the Human Brain without Drugs. **Journal of Psychiatry and Neuroscience**, (s. l.), 2007, v. 32, n. 6, p. 394-399. Disponível em: How to increase serotonin in the human brain without drugs – PubMed. Acesso em: 28 abr. 2025.

15. BASU, A.; DUVALL, J.; KAPLAN, R. Attention Restoration Theory: Exploring the Role of Soft Fascination and Mental Bandwidth. **Environment and Behavior**, (s. l.), 2019, v. 51, n. 9-10, p. 1055-1081. Disponível em: https://doi.org/10.1177/0013916518774400. Acesso em: 28 abr. 2025.

16. OHLY, H. *et al.* Attention Restoration Theory: A Systematic Review of the Attention Restoration Potential of Exposure to Natural Environments. **Journal of Toxicology and Environmental Health**, (s. l.), 2016, v. 19, n. 7, p. 305-343. Disponível em: https://doi.org/10.1080/10937404.2016.1196155. Acesso em: 28 abr. 2025.
17. OHLY, H. *et al.* Attention Restoration Theory: A Systematic Review of the Attention Restoration Potential of Exposure to Natural Environments. **Journal of Toxicology and Environmental Health**, (s. l.), 2016, v. 19, n. 7, p. 305-343. Disponível em: https://doi.org/10.1080/10937404.2016.1196155. Acesso em: 28 abr. 2025.
18. LI, Q. Effect of Forest Bathing Trips on Human Immune Function. **Environmental Health and Preventive Medicine**, (s. l.), 2010, v. 15, n. 1, p. 9-17. Disponível em: Effect of forest bathing trips on human immune function | Environmental Health and Preventive Medicine. Acesso em: 28 abr. 2025.
19. LI, Q. et al. Phytoncides (Wood Essential Oils) Induce Human Natural Killer Cell Activity. **Immunopharmacology and Immunotoxicology**, (s. l.), 2006, v. 28, n. 2, p. 319-333. Disponível em: Phytoncides (wood essential oils) induce human natural killer cell activity – PubMed. Acesso em: 28 abr. 2025.
20. VIVIER, E. *et al.* Innate or Adaptive Immunity? The Example of Natural Killer Cells. **Science**, (s. l.), 2011, v. 331, n. 6013, p. 44-49. Disponível em: Innate or Adaptive Immunity? The Example of Natural Killer Cells | Science. Acesso em: 28 abr. 2025.
21. WOO, J.; LEE, C. J. Sleep-Enhancing Effects of Phytoncide Via Behavioral, Electrophysiological, and Molecular Modeling Approaches. **Experimental Neurobiology**, (s. l.), 2020, v. 29, n. 2, p. 120-129. Disponível em: https://doi.org/10.5607/en20013. Acesso em: 28 abr. 2025.
22. FITZGERALD, F. The Secret to Mindful Travel? A Walk in the Woods. **National Geographic**, 2019. Disponível em: https://www.nationalgeographic.com/travel/article/forest-bathing-nature-walk-health. Acesso em: 28 abr. 2025.
23. HUNT, E. Japan's Karoshi Culture Was a Warning. We Didn't Listen. **Wired**, 2021. Disponível em: https://www.wired.com/story/karoshi-japan-overwork-culture/. Acesso em: 28 abr. 2025.
24. **Depressão:**

YI, Y.; SEO, E.; AN, J. Does Forest Therapy Have Physio-Psychological Benefits? A Systematic Review and Meta-Analysis of Randomized Controlled Trials. **International Journal of Environmental Research and Public Health**, (s. l.), 2022, v. 19, n. 17. Disponível em: https://doi.org/10.3390/ijerph191710512. Acesso em: 28 abr. 2025.

Saúde mental:

KANG, M. J.; KIM, H. S.; KIM, J. Y. Effects of Forest-Based Interventions on Mental Health: A Meta-Analysis of Randomized Controlled Trials. International Journal of Environmental Research and Public Health, (s. l.), 2022, v. 19, n. 8. Disponível em: https://doi.org/10.3390/ijerph19084884. Acesso em: 28 abr. 2025.

Estresse e ansiedade:

STIER-JARMER, M. *et al.* The Psychological and Physical Effects of Forests on Human Health: A Systematic Review of Systematic Reviews and Meta-Analyses. **International Journal of Environmental Research and Public Health**, (s. l.), 2021, v. 18, n. 4. Disponível em: https://doi.org/10.3390/ijerph18041770. Acesso em: 28 abr. 2025.

Raiva e fadiga:

PARK, B.-J. *et al.* Effects of Forest Therapy on Psychological Improvement in Middle--Aged Women in Korea. **Journal of Preventive Medicine and Public Health**, (s. l.), 2022, v. 55, n. 5, p. 492-497. Disponível em: https://doi.org/10.3961/jpmph.22.086. Acesso em: 28 abr. 2025.

Sono:

KIM, Y.; CHOI, Y.; KIM, H. Positive Effects on Emotional Stress and Sleep Quality of Forest Healing Program for Exhausted Medical Workers during the COVID-19 Outbreak. International **Journal of Environmental Research and Public Health**, 2022, v. 19, n. 5. Disponível em: https://doi.org/10.3390/ijerph19053130. Acesso em: 28 abr. 2025.

25. LAMBERT, G. W. *et al.* Effect of Sunlight and Season on Serotonin Turnover in the Brain. **The Lancet**, Londres, 2002, v. 360, n. 9348, p. 1840-1842. Disponível em: Effect of sunlight and season on serotonin turnover in the brain – The Lancet. Acesso em: 28 abr. 2025.

26. Sistema imunológico:

MEAD, M. N. Benefits of Sunlight: a Bright Spot for Human Health. **Environmental Health Perspectives**, (s. l.), 2008, v. 116, n. 4, p. A160-A167. Disponível em: https://doi.org/10.1289/ehp.116-a160. Acesso em: 28 abr. 2025.

Sono:

BLUME, C.; GARBAZZA, C.; SPITSCHAN, M. Effects of Light on Human Circadian Rhythms, Sleep and Mood. **Somnologie**, (s. l.), 2019, v. 23, n. 3, p. 147-156. Disponível em: Effects of light on human circadian rhythms, sleep and mood | Somnologie. Acesso em: 28 abr. 2025.

27. LAMBERT, G. W. *et al.* Effect of Sunlight and Season on Serotonin Turnover in the Brain. **The Lancet**, Londres, 2002, v. 360, n. 9348, p. 1840-1842. Disponível em: Effect of sunlight and season on serotonin turnover in the brain – The Lancet. Acesso em: 28 abr. 2025.

MUNIR, S; ABBAS, M. Seasonal Depressive Disorder. **StatPearls**, Treasure Island, 2023. Disponível em: https://www.ncbi.nlm.nih.gov/books/NBK568745/. Acesso em: 28 abr. 2025.

28. LAMBERT, G. W. *et al.* Effect of Sunlight and Season on Serotonin Turnover in the Brain. **The Lancet**, Londres, 2002, v. 360, n. 9348, p. 1840-1842. Disponível em: Effect of sunlight and season on serotonin turnover in the brain – The Lancet. Acesso em: 28 abr. 2025.

29. REDDY, S.; REDDY, V.; SHARMA, S. Physiology, Circadian Rhythm. **Stat Pearls**, Treasure Island, 2023. Disponível em: https://www.ncbi.nlm.nih.gov/books/NBK519507/. Acesso em: 28 abr. 2025.

30. NATIONAL INSTITUTE OF GENERAL MEDICAL SCIENCES. Circadian Rhythms. 2023. Disponível em: Circadian Rhythms | National Institute of General Medical Sciences. Acesso em: 28 abr. 2025.

31. GUO, L.; BRYAN, L. Circadian Rhythm: What It Is, What Shapes It, and Why It's Fundamental to Getting Quality Sleep. **Sleep Foundation**, 2024. Disponível em: https://www.sleepfoundation.org/circadian-rhythm. Acesso em: 28 abr. 2025.

32. BURNS, A. C. *et al.* Day and Night Light Exposure Are Associated with Psychiatric Disorders: an Objective Light Study in >85,000 People. **Nature Mental Health**, (s. l.), 2023, v. 1, p. 853-862. Disponível em: Day and night light exposure are associated with psychiatric disorders: an objective light study in >85,000 people | Nature Mental Health. Acesso em: 28 abr. 2025.

33. Dopamina:

TSAI, H. Y. *et al.* Sunshine-Exposure Variation of Human Striatal Dopamine D2/D3 Receptor Availability in Healthy Volunteers. **Progress in Neuro psychopharmacology and Biological Psychiatry**, (s. l.), 2011, v. 35, n. 1, p. 107-110. Disponível em: https://doi.org/10.1016/j.pnpbp.2010.09.014. Acesso em: 28 abr. 2025.

Cortisol:

SCHEER, F. A.; BUIJS, R. M. Light Affects Morning Salivary Cortisol in Humans. **The Journal of Clinical Endocrinology and Metabolism**, (s. l.), 1999, v. 84, n. 9, p. 3395-3398. Disponível em: https://doi.org/10.1210/jcem.84.9.6102. Acesso em: 28 abr. 2025.

34. BLUME, C.; GARBAZZA, C.; SPITSCHAN, M. Effects of Light on Human Circadian Rhythms, Sleep and Mood. **Somnologie**, (s. l.), 2019, v. 23, n. 3, p.

147-156. Disponível em: Effects of light on human circadian rhythms, sleep and mood | Somnologie. Acesso em: 28 abr. 2025.

35. ARENDT, J.; AULINAS, A. Physiology of the Pineal Gland and Melatonin. **Endotext**. Massachusetts, 2022. Disponível em: https://www.ncbi.nlm.nih.gov/books/NBK550972/. Acesso em: 28 abr. 2025.

36. LEE, B. H.; HILLE, B.; KOH, D. S. Serotonin Modulates Melatonin Synthesis as an Autocrine Neurotransmitter in the Pineal Gland. **Proceedings of the National Academy of Sciences**, 2021, v. 118, n. 43. Disponível em: https://doi.org/10.1073/pnas.2113852118. Acesso em: 28 abr. 2025.

37. LEE, B. H.; HILLE, B.; KOH, D. S. Serotonin Modulates Melatonin Synthesis as an Autocrine Neurotransmitter in the Pineal Gland. **Proceedings of the National Academy of Sciences**, 2021, v. 118, n. 43. Disponível em: https://doi.org/10.1073/pnas.2113852118. Acesso em: 28 abr. 2025.

38. TERRY, N.; MARGOLIS, K. G. Serotonergic Mechanisms Regulating the GI Tract: Experimental Evidence and Therapeutic Relevance. **Handbook of Experimental Pharmacology**, (s. l.), 2017, v. 239, p. 319-342. Disponível em: Serotonergic Mechanisms Regulating the GI Tract: Experimental Evidence and Therapeutic Relevance | SpringerLink. Acesso em: 27 abr. 2025.

STRANDWITZ, P. Neurotransmitter Modulation by the Gut Microbiota. **Brain Research**, (s. l.), 2018, v. 1693, p. 128-133. Disponível em: https://doi.org/10.1016/j.brainres.2018.03.015. Acesso em: 27 abr. 2025.

BARANDOUZI, Z. A. *et al.* Associations of Neurotransmitters and the Gut Microbiome with Emotional Distress in Mixed Type of Irritable Bowel Syndrome. **Scientific Reports**, (s. l.), 2022, v. 12. Disponível em: Associations of neurotransmitters and the gut microbiome with emotional distress in mixed type of irritable bowel syndrome | Scientific Reports. Acesso em: 27 abr. 2025.

39. FIRTH, J. *et al.* Food and Mood: How do Diet and Nutrition Affect Mental Wellbeing?. **TheBMJ**, 2020, v. 369. Disponível em: https://doi.org/10.1136/bmj.m2382. Acesso em: 27 abr. 2025.

40. ELIZABETH, L. *et al.* Ultra-Processed Foods and Health Outcomes: A Narrative Review (1955). **Nutrients**, (s. l.), 2020, v. 12, n. 7. Disponível em: https://doi.org/10.3390/nu12071955. Acesso em: 29 abr. 2025.

41. JENKINS, T. A. *et al.* Influence of Tryptophan and Serotonin on Mood and Cognition with a Possible Role of the Gut-Brain Axis. **Nutrients**, (s. l.), 2016, v. 8, n. 1, p. 56. Disponível em: https://doi.org/10.3390/nu8010056. Acesso em: 28 abr. 2025.

42. TEXAS HEALTH RESOURCES. Bluezones Project. Disponível em: GAUGE YOUR INTAKE WITH THE 80% RULE. Acesso em: 28 abr. 2025.

43. KAHN, S. *et al.* The Jaw Epidemic: Recognition, Origins, Cures, and Prevention. **Bioscience**, (s. l.), 2020, v. 70, n. 9, p. 759-771. Disponível em: https://doi.org/10.1093/biosci/biaa073. Acesso em: 28 abr. 2025.

44. FELDMAN, J. M.; LEE, E. M. Serotonin Content of Foods: Effect on Urinary Excretion of 5-Hydroxyindoleacetic Acid. **The American Journal of Clinical Nutrition**, (s. l.), 1985, v. 42, n. 4, p. 639-643. Disponível: https://doi.org/10.1093/ajcn/42.4.639. Acesso em: 28 abr. 2025.

GASMI, A. *et al.* Neurotransmitters Regulation and Food Intake: The Role of Dietary Sources in Neurotransmission. **Molecules**, Basel, 2022, v. 28, n. 1, p. 210. Disponível em: Neurotransmitters Regulation and Food Intake: The Role of Dietary Sources in Neurotransmission. Acesso em: 28 abr. 2025.

45. GŁĄBSKA, D. *et al.* Fruit and Vegetable Intake and Mental Health in Adults: A Systematic Review. **Nutrients**, (s. l.), 2020, v. 12, n. 1, p. 115. Disponível em: https://doi.org/10.3390/nu12010115. Acesso em: 28 abr. 2025.

46. JENKINS, T. A. *et al.* Influence of Tryptophan and Serotonin on Mood and Cognition with a Possible Role of the Gut-Brain Axis. **Nutrients**, (s. l.), 2016, v. 8, n. 1, p. 56. Disponível em: https://doi.org/10.3390/nu8010056. Acesso em: 28 abr. 2025.

47. JENKINS, T. A. *et al.* Influence of Tryptophan and Serotonin on Mood and Cognition with a Possible Role of the Gut-Brain Axis. **Nutrients**, (s. l.), 2016, v. 8, n. 1, p. 56. Disponível em: https://doi.org/10.3390/nu8010056. Acesso em: 28 abr. 2025.

48. FELDMAN, J. M.; LEE, E. M. Serotonin Content of Foods: Effect on Urinary Excretion of 5-Hydroxyindoleacetic Acid. **The American Journal of Clinical Nutrition**, (s. l.), 1985, v. 42, n. 4, p. 639-643. Disponível: https://doi.org/10.1093/ajcn/42.4.639. Acesso em: 28 abr. 2025.

GASMI, A. *et al.* Neurotransmitters Regulation and Food Intake: The Role of Dietary Sources in Neurotransmission. **Molecules**, Basel, 2022, v. 28, n. 1, p. 210. Disponível em: Neurotransmitters Regulation and Food Intake: The Role of Dietary Sources in Neurotransmission. Acesso em: 28 abr. 2025.

49. FERNANDEZ, M. A.; MARETTE, A. Potential Health Benefits of Combining Yogurt and Fruits Based on Their Probiotic and Prebiotic Properties. **Advances in Nutrition**, (s. l.), 2017, v. 8, n. 1, p. 155S-164S. Disponível em: https://doi.org/10.3945/an.115.011114. Acesso em: 28 abr. 2025.

50. SCHLICK, T. Protein Structure Introduction. **Molecular Modeling and Simulation**: An Interdisciplinary Guide, Nova York, 2010, v. 21. Disponível em: https://doi.org/10.1007/978-1-4419-6351-2_3. Acesso em: 28 abr. 2025.

51. PETER ATTIA-MD. Protein. Disponível em: https://peterattiamd.com/category/nutritional-biochemistry/protein/#:~:text=Instead%2C%20in%20our%20practice%2C%20we,%2Drestricted%20feeding%20(TRF). Acesso em: 28 abr. 2025.

52. HOLESH, J. E.; ASLAM, S.; MARTIN, A. Physiology, Carbohydrates. **Stat Pearls**, Treasure Island, 2023. Disponível em: https://www.ncbi.nlm.nih.gov/books/NBK459280/. Acesso em: 28 abr. 2025.

53. BUETTNER, D.; SKEMP, S. Blue Zones: Lessons From the World's Longest Lived. **American Journal of Lifestyle Medicine**, (s. l.), 2016, v. 10, n. 5, p. 318-321. Disponível em: https://doi.org/10.1177/1559827616637066. Acesso em: 28 abr. 2025.

54. LUSTIG, R. H. Ultraprocessed Food: Addictive, Toxic, and Ready for Regulation. **Nutrients**, 2020, v. 12, n. 11. Disponível em: https://doi.org/10.3390/nu12113401. Acesso em: 28 abr. 2025.

GEARHARDT, A. N.; DIFELICEANTONIO, A. G. Highly Processed Foods Can Be Considered Addictive Substances Based on Established Scientific Criteria. **Addiction**, Abingdon, 2023, v. 118, n. 4, p. 589-598. Disponível em: https://doi.org/10.1111/add.16065. Acesso em: 28 abr. 2025.

55. UNDERFERTH, D. Processed Meat and Cancer: What You Need to Know. **MD Anderson Cancer Center**, 2016. Disponível em: https://www.mdanderson.org/publications/focused-on-health/eat-less-processed-meat.h11-1590624.html#:~:text=Processed%20meats%20are%20meats%20that,meats%20increases%20your%20cancer%20risk.&text=Unfortunately%2C%20when%20these%20processed%20meats,%2C%20cancer%2Dcausing%20substances%20form. Acesso em: 28 abr. 2025.

56. SHI, Z. Gut Microbiota: An Important Link between Western Diet and Chronic Diseases. **Nutrients**, (s. l.), 2019, v. 11, n. 10. Disponível em: https://doi.org/10.3390/nu11102287. Acesso em: 28 abr. 2025.

ATZENI, A. *et al.* Association between Ultra-Processed Food Consumption and Gut Microbiota in Senior Subjects with Overweight/Obesity and Metabolic Syndrome. **Frontiers in Nutrition**, (s. l.), 2022, v. 9. Disponível em: https://doi.org/10.3389/fnut.2022.976547. Acesso em: 28 abr. 2025.

LANE, M. M. *et al.* Ultra-Processed Food Consumption and Mental Health: A Systematic Review and Meta-Analysis of Observational Studies. **Nutrients**, (s. l.),

2022, v. 14, n. 13. Disponível em: https://doi.org/10.3390/nu14132568. Acesso em: 28 abr. 2025.

COLETRO, H. N. *et al.* Ultra-Processed and Fresh Food Consumption and Symptoms of Anxiety and Depression During the COVID-19 Pandemic: COVID Inconfidentes. **Clinical Nutrition Espen**, (s. l.), 2022, v. 47, p. 206-214. Disponível em: Ultra-processed and fresh food consumption and symptoms of anxiety and depression during the COVID – 19 pandemic: COVID Inconfidentes – Clinical Nutrition ESPEN. Acesso em: 28 abr. 2025.

57. SONG, D. K.; KIM, Y. W. Beneficial Effects of Intermittent Fasting: a Narrative Review. **Journal of Yeungnam Medical Science**, (s. l.), 2023, v. 40, n. 1, p. 4-11. Disponível em: https://doi.org/10.12701/jyms.2022.00010. Acesso em: 28 abr. 2025.

58. LONGO, V. D. *et al.* Intermittent and Periodic Fasting, Longevity and Disease. **Nature Aging**, (s. l.), 2021, v. 1, n. 1, p. 47-59. Disponível em: Intermittent and periodic fasting, longevity and disease | Nature Aging. Acesso em: 28 abr. 2025.

59. OKSMAN, O. How Lobbyists Made Breakfast "The Most Important Meal of the Day". **The Guardian**, 2016. Disponível em: https://www.theguardian.com/lifeandstyle/2016/nov/28/breakfast-health-america-kellog-food-lifestyle. Acesso em: 28 abr. 2025.

60. PELZ, M. **Fast Like a Girl**: A Woman's Guide to Using the Healing Power of Fasting to Burn Fat, Boost Energy, and Balance Hormones. Califórnia: Hay House LLC, 2022.

WHEN IS THE RIGHT TIME FOR A WOMAN TO INTERMITTENT FAST. 2021. Vídeo (5min05s). Publicado por Dra. Mindy Pelz. Disponível em: https://www.youtube.com/watch?v=fZSN5vsAWgM. Acesso em: 28 abr. 2025.

61. BERGER, M.; Gray, J. A.; ROTH, B. L. The Expanded Biology of Serotonin. **Annual Review of Medicine**, (s. l.), 2009, v. 60, p. 355-366. Disponível em: https://doi.org/10.1146/annurev.med.60.042307.110802. Acesso em: 28 abr. 2025.

62. ZHANG, N. *et al.* Effects of Dehydration and Rehydration on Cognitive Performance and Mood among Male College Students in Cangzhou, China: A Self-Controlled Trial. **International Journal of Environmental Research and Public Health**, (s. l.), 2019, v. 16, n. 11. Disponível em: https://doi.org/10.3390/ijerph16111891. Acesso em: 28 abr. 2025.

63. ROTHENBERG, D. O.; ZHANG, L. Mechanisms Underlying the Anti-Depressive Effects of Regular Tea Consumption. **Nutrients**, (s. l.), 2019, v. 11,

n. 6. Disponível em: https://doi.org/10.3390/nu11061361. Acesso em: 28 abr. 2025.

64. ROTHENBERG, D. O.; ZHANG, L. Mechanisms Underlying the Anti-Depressive Effects of Regular Tea Consumption. **Nutrients**, (s. l.), 2019, v. 11, n. 6. Disponível em: https://doi.org/10.3390/nu11061361. Acesso em: 28 abr. 2025.

65. HUBERMAN LAB: Maximizing Productivity, Physical & Mental Health with Daily Tools. (S. l.): 2021. *Podcast*. Disponível em: https://www.hubermanlab.com/podcast. Acesso em: 28 abr. 2025.

66. VOLKOW, N. D. *et al*. Caffeine Increases Striatal Dopamine D2/D3 Receptor Availability in the Human Brain. **Translational Psychiatry**, (s. l.), 2015, v. 5, n. 4, p. e549. Disponível em: Caffeine increases striatal dopamine D2/D3 receptor availability in the human brain | Translational Psychiatry. Acesso em: 28 abr. 2025.

67. WALLACE, C. J. K.; MILEV, R. The Effects of Probiotics on Depressive Symptoms in Humans: a Systematic Review. Annals of General Psychiatry, (s. l.), 2017, v. 16, n. 14. Disponível em: https://doi.org/10.1186/s12991-017-0138-2. Acesso em: 28 abr. 2025.

68. YONG, S. J. Antidepressive Mechanisms of Probiotics and Their Therapeutic Potential. **Frontiers in Neuroscience**, (s. l.), 2020, v. 13. Disponível em: https://doi.org/10.3389/fnins.2019.01361. Acesso em: 28 abr. 2025.

69. WALLACE, C. J. K.; MILEV, R. The Effects of Probiotics on Depressive Symptoms in Humans: a Systematic Review. Annals of General Psychiatry, (s. l.), 2017, v. 16, n. 14. Disponível em: https://doi.org/10.1186/s12991-017-0138-2. Acesso em: 28 abr. 2025.

70. TRANTHAM-DAVIDSON, H.; CHANDLER, L. J. Alcohol-Induced Alterations in Dopamine Modulation of Prefrontal Activity. **Alcohol**, Nova York, 2015, v. 49, n. 8, p. 773-779. Disponível em: https://doi.org/10.1016/j.alcohol.2015.09.001. Acesso em: 28 abr. 2025.

71. BISHEHSARI, F. *et al*. Alcohol and Gut-Derived Inflammation. **Alcohol Research**: Current Reviews, (s. l.), 2017, v. 38, n. 2, p. 163-171. Disponível em: Alcohol and Gut-Derived Inflammation – PubMed. Acesso em: 28 abr. 2025.

72. PENN MEDICINE NEWS. Viral Persistence and Serotonin Reduction Can Cause Long COVID Symptoms. Filadélfia, 2023. Disponível em: https://www.pennmedicine.org/news/news-releases/2023/october/penn-study-finds-serotonin-reduction-causes-long-covid-symptoms. Acesso em: 28 abr. 2025.

73. WAXENBAUM, J. A.; REDDY, V.; VARACALLO, M. Anatomy, Autonomic Nervous System. **StatPearls**, Treasure Island, 2023. Disponível em: https://www.ncbi.nlm.nih.gov/books/NBK539845/. Acesso em: 28 abr. 2025.

74. BREIT, S. *et al.* Vagus Nerve as Modulator of the Brain-Gut Axis in Psychiatric and Inflammatory Disorders. **Frontiers in Psychiatry**, (s. l.), 2018, v. 9, n. 44. Disponível em: https://doi.org/10.3389/fpsyt.2018.00044. Acesso em: 28 abr. 2025.

75. ZACCARO, A. *et al.* How Breath-Control Can Change Your Life: A Systematic Review on Psycho-Physiological Correlates of Slow Breathing. **Frontiers in Human Neuroscience**, (s. l.), 2018, v. 12, n. 353. Disponível em: https://doi.org/10.3389/fnhum.2018.00353. Acesso em: 28 abr. 2025.

76. KOMORI, T. The Relaxation Effect of Prolonged Expiratory Breathing. **Mental Illness**, (s. l.), 2018, v. 10, n. 1. Disponível em: The relaxation effect of prolonged expiratory breathing – PubMed. Acesso em: 28 abr. 2025.

77. WAXENBAUM, J. A.; REDDY, V.; VARACALLO, M. Anatomy, Autonomic Nervous System. **StatPearls**, Treasure Island, 2023. Disponível em: https://www.ncbi.nlm.nih.gov/books/NBK539845/. Acesso em: 28 abr. 2025.

78. BREIT, S. *et al.* Vagus Nerve as Modulator of the Brain-Gut Axis in Psychiatric and Inflammatory Disorders. **Frontiers in Psychiatry**, (s. l.), 2018, v. 9, n. 44. Disponível em: https://doi.org/10.3389/fpsyt.2018.00044. Acesso em: 28 abr. 2025.

79. Tônus vagal e respiração:

MAGNON, V.; DUTHEIL, F.; VALLET, G. T. Benefits from One Session of Deep and Slow Breathing on Vagal Tone and Anxiety in Young and Older Adults. **Scientific Reports**, (s. l.), 2021, v. 11. Disponível em: https://doi.org/10.1038/s41598-021-98736-9. Acesso em: 28 abr. 2025.

GERRITSEN, R. J. S.; BAND, G. P. H. Breath of Life: The Respiratory Vagal Stimulation Model of Contemplative Activity. Frontiers in Human Neuroscience, (s. l.), 2018, v. 12, n. 397. Disponível em: https://doi.org/10.3389/fnhum.2018.00397. Acesso em: 28 abr. 2025.

Serotonina e meditação:

KRISHNAKUMAR, D.; HAMBLIN, M. R.; LAKSHMANAN, S. Meditation and Yoga can Modulate Brain Mechanisms that affect Behavior and Anxiety-A Modern Scientific Perspective. **Ancient Science**, (s. l.), 2015, v. 2, n. 1, p. 13-19. Disponível em: http://dx.doi.org/10.14259%2Fas.v2i1.171. Acesso em: 28 abr. 2025.

80. BREIT, S. *et al.* Vagus Nerve as Modulator of the Brain-Gut Axis in Psychiatric and Inflammatory Disorders. **Frontiers in Psychiatry**, (s. l.), 2018, v. 9, n. 44.

Disponível em: https://doi.org/10.3389/fpsyt.2018.00044. Acesso em: 28 abr. 2025.

HULSEY, D. R. *et al.* Norepinephrine and Serotonin Are Required for Vagus Nerve Stimulation Directed Cortical Plasticity. **Experimental Neurology**, (s. l.), 2019, v. 320. Disponível em: https://doi.org/10.1016/j.expneurol.2019.112975. Acesso em: 28 abr. 2025.

MANTA, S. *et al.* Enhancement of the Function of Rat Serotonin and Norepinephrine Neurons by Sustained Vagus Nerve Stimulation. **Journal of Psychiatry and Neuroscience**, (s. l.), 2009, v. 34, n. 4, p. 272-280. Disponível em: Enhancement of the function of rat serotonin and norepinephrine neurons by sustained vagus nerve stimulation. Acesso em: 28 abr. 2025.

WOODYARD, C. Exploring the Therapeutic Effects of Yoga and Its Ability to Increase Quality of Life. **International Journal of Yoga**, (s. l.), 2011, v. 4, n. 2, p. 49-54. Disponível em: Exploring the therapeutic effects of yoga and its ability to increase quality of life – PubMed. Acesso em: 28 abr. 2025.

81. CHAITANYA, S. *et al.* Effect of Resonance Breathing on Heart Rate Variability and Cognitive Functions in Young Adults: A Randomised Controlled Study. **Cureus**, (s. l.), 2022, v. 14, n. 2, p. e22187. Disponível em: Effect of Resonance Breathing on Heart Rate Variability and Cognitive Functions in Young Adults: A Randomised Controlled Study | Cureus. Acesso em: 28 abr. 2025.

82. RAMIREZ, J. M. The Integrative Role of the Sigh in Psychology, Physiology, Pathology, and Neurobiology. **Progress in Brain Research**, (s. l.), 2014, v. 209, p. 91-129. Disponível em: https://doi.org/10.1016/B978-0-444-63274-6.00006-0. Acesso em: 28 abr. 2025.

83. SOHAL, M. *et al.* Efficacy of Journaling in the Management of Mental Illness: a Systematic Review and Meta-Analysis. **BMJ Journals**, (s. l.), 2022, v. 10, n. 1. Disponível em: Efficacy of journaling in the management of mental illness: a systematic review and meta-analysis | Family Medicine and Community Health. Acesso em: 28 abr. 2025.

84. RANCILLAC, A. Serotonin and Sleep-Promoting Neurons. **Oncotarget**, (s. l.), 2016, v. 7, n. 48, p. 78222–78223. Disponível em: Serotonin and sleep-promoting neurons – PMC. Acesso em: 28 abr. 2025.

85. LI, Q. The Association Between Sleep Duration and Excess Body Weight of the American Adult Population: a Cross-Sectional Study of the National Health and Nutrition Examination Survey 2015-2016. **BMC Public Health**, (s. l.), 2021, v. 21, n. 1, p. 335. Disponível em: https://doi.org/10.1186/s12889-021-10369-9. Acesso em: 28 abr. 2025.

86. DOLEZAL, B. A. *et al.* Interrelationship between Sleep and Exercise: A Systematic Review. **Advances in Preventive Medicine**, (s. l.), 2017. Disponível em: https://doi.org/10.1155/2017/1364387. Acesso em: 28 abr. 2025.

87. HARDING, E. C.; FRANKS, N. P.; WISDEN, W. The Temperature Dependence of Sleep. **Frontiers in Neuroscience**, (s. l.), 2019, v. 13, n. 336. Disponível em: The Temperature Dependence of Sleep – PubMed. Acesso em: 28 abr. 2025.

88. BREUS, M. Technology and Sleep. **Sleep Doctor**, 2024. Disponível em: https://sleepdoctor.com/pages/health/technology-and-sleep#:~:text=Studies%20indicate%20that%20screen%20time,certain%20sleep%20disorders%20and%20cancers. Acesso em: 28 abr. 2025.

89. BLUME, C.; GARBAZZA, C.; SPITSCHAN, M. Effects of Light on Human Circadian Rhythms, Sleep and Mood. **Somnologie**, (s. l.), 2019, v. 23, n. 3, p. 147-156. Disponível em: Effects of light on human circadian rhythms, sleep and mood | Somnologie. Acesso em: 28 abr. 2025.

90. O'CALLAGHAN, F.; MUURLINK, O.; REID, N. Effects of Caffeine on Sleep Quality and Daytime Functioning. **Risk Management and Healthcare Policy**, (s. l.), 2018, n. 11, p. 263-271. Disponível em: https://doi.org/10.2147/RMHP.S156404. Acesso em: 28 abr. 2025.

91. ALAHMARY, S. A. *et al.* Relationship Between Added Sugar Intake and Sleep Quality Among University Students: A Cross-sectional Study. **American Journal of Lifestyle Medicine**, (s. l.), 2019, v. 16, n. 1, p. 122-129. Disponível em: https://doi.org/10.1177/1559827619870476. Acesso em: 28 abr. 2025.

92. PARK, S. Y. *et al.* The Effects of Alcohol on Quality of Sleep. **Korean Journal of Family Medicine**, (s. l.), 2015, v. 36, n. 6, p. 294-299. Disponível em: https://doi.org/10.4082/kjfm.2015.36.6.294. Acesso em: 28 abr. 2025.

93. IRISH, L. A. *et al.* The Role of Sleep Hygiene in Promoting Public Health: a Review of Empirical Evidence. **Sleep Medicine Reviews**, (s. l.), 2015, v. 22, p. 23-36. Disponível em: https://doi.org/10.1016/j.smrv.2014.10.001. Acesso em: 28 abr. 2025.

94. WOOD, A. M. *et al.* Gratitude Influences Sleep Through the Mechanism of Pre-Sleep Cognitions. **Journal of Psychosomatic Research**, (s. l.), 2009, v. 66, n. 1, p. 43-48. Disponível em: https://doi.org/10.1016/j.jpsychores.2008.09.002. Acesso em: 28 abr. 2025.

95. JERATH, R.; BEVERIDGE, C.; BARNES, V. A. Self-Regulation of Breathing as an Adjunctive Treatment of Insomnia. **Frontiers in Psychiatry**, (s. l.), 2019, v. 9. Disponível em: https://doi.org/10.3389/fpsyt.2018.00780. Acesso em: 28 abr. 2025.

96. SCULLIN, M. K. *et al.* The Effects of Bedtime Writing on Difficulty Falling Asleep: a Polysomnographic Study Comparing To-Do Lists and Completed Activity Lists. **Journal of Experimental Psychology**: General, (s. l.), 2018, v. 147, n. 1, p. 139-146. Disponível em: https://doi.org/10.1037/xge0000374. Acesso em: 28 abr. 2025.

97. CORDI, M. J.; ACKERMANN, S.; RASCH, B. Effects of Relaxing Music on Healthy Sleep. **Scientific Reports**, (s. l.), 2019, v. 9, n. 1. Disponível em: https://doi.org/10.1038/s41598-019-45608-y. Acesso em: 28 abr. 2025.

Parte 4 – Endorfinas

1. PILOZZI, A.; CARRO, C.; HUANG, X. Roles of β-Endorphin in Stress, Behavior, Neuroinflammation, and Brain Energy Metabolism. **International Journal of Molecular Sciences**, (s. l.), 2020, v. 22, n. 1, p. 338. Disponível em: https://doi.org/10.3390/ijms22010338. Acesso em: 29 abr. 2025.

2. PILOZZI, A.; CARRO, C.; HUANG, X. Roles of β-Endorphin in Stress, Behavior, Neuroinflammation, and Brain Energy Metabolism. **International Journal of Molecular Sciences**, (s. l.), 2020, v. 22, n. 1, p. 338. Disponível em: https://doi.org/10.3390/ijms22010338. Acesso em: 29 abr. 2025.

3. THE CLEVELAND CLINIC. Endorphins. Disponível em: https://my.clevelandclinic.org/health/body/23040-endorphins. Acesso em: 29 abr. 2025.

4. BASSO, J. C.; SUZUKI, W. A. The Effects of Acute Exercise on Mood, Cognition, Neurophysiology, and Neurochemical Pathways: **A Review. Brain Plasticity**, Amsterdã, 2017, v. 2, n. 2, p. 127-152. Disponível em: The Effects of Acute Exercise on Mood, Cognition, Neurophysiology, and Neurochemical Pathways: A Review – PMC. Acesso em: 29 abr. 2025.

5. SCHOENFELD, T. J.; SWANSON, C. A Runner's High for New Neurons? Potential Role for Endorphins in Exercise Effects on Adult Neurogenesis. **Biomolecules**, (s. l.), 2021, v. 11, n. 8. Disponível em: https://doi.org/10.3390/biom11081077. Acesso em: 29 abr. 2025.

6. MATSUNAGA, M. *et al.* Associations Among Central Nervous, Endocrine, and Immune Activities in Response to Stress in Healthy Human Subjects. **Neuropsychobiology**, (s. l.), 2009, v. 60, n. 1, p. 46-52.

7. BRUEHL, S. *et al.* Trait Anger Expressiveness and Pain-Induced Beta-Endorphin Release: Support for the Opioid Dysfunction Hypothesis. **Pain**, (s. l.), 2007, v. 130, n. 3, p. 208-215. Disponível em: PAIN. Acesso em: 29 abr. 2025.

8. BASSO, J. C.; SUZUKI, W. A. The Effects of Acute Exercise on Mood, Cognition, Neurophysiology, and Neurochemical Pathways: **A Review. Brain Plasti-**

city, Amsterdã, 2017, v. 2, n. 2, p. 127-152. Disponível em: The Effects of Acute Exercise on Mood, Cognition, Neurophysiology, and Neurochemical Pathways: A Review – PMC. Acesso em: 29 abr. 2025.

9. HANNA F.; YOU, E., EL-SHERIF, M. Editorial: The Impact of Sedentary Behavior and Virtual Lifestyle on Physical and Mental Wellbeing: Social Distancing from Healthy Living. **Frontiers in Public Health**, (s. l.), 2023, v. 11. Disponível em: https://doi.org/10.3389/fpubh.2023.1265814. Acesso em: 29 abr. 2025.

10. HANNA F.; YOU, E., EL-SHERIF, M. Editorial: The Impact of Sedentary Behavior and Virtual Lifestyle on Physical and Mental Wellbeing: Social Distancing from Healthy Living. **Frontiers in Public Health**, (s. l.), 2023, v. 11. Disponível em: https://doi.org/10.3389/fpubh.2023.1265814. Acesso em: 29 abr. 2025.

11. UNIVERSITY OF TURKU. Social Laughter Releases Endorphins in the Brain. **ScienceDaily**. 1 jun. 2017. Disponível em: https://www.sciencedaily.com/releases/2017/06/170601124121.htm. Acesso em: 29 abr. 2025.

12. PILOZZI, A.; CARRO, C.; HUANG, X. Roles of β-Endorphin in Stress, Behavior, Neuroinflammation, and Brain Energy Metabolism. **International Journal of Molecular Sciences**, (s. l.), 2021, v. 22, n. 1, p. 338. Disponível em: Roles of β-Endorphin in Stress, Behavior, Neuroinflammation, and Brain Energy Metabolism. Acesso em: 27 abr. 2025.

13. PILOZZI, A.; CARRO, C.; HUANG, X. Roles of β-Endorphin in Stress, Behavior, Neuroinflammation, and Brain Energy Metabolism. **International Journal of Molecular Sciences**, (s. l.), 2021, v. 22, n. 1, p. 338. Disponível em: Roles of β-Endorphin in Stress, Behavior, Neuroinflammation, and Brain Energy Metabolism. Acesso em: 27 abr. 2025.

14. ALEXANDER, R. *et al.* The Neuroscience of Positive Emotions and Affect: Implications for Cultivating Happiness and Wellbeing. **Neuroscience and Biobehavioral Reviews**, (s. l.), 2021, v. 121, p. 220-249. Disponível em: https://doi.org/10.1016/j.neubiorev.2020.12.002. Acesso em: 27 abr. 2025.

15. THE CLEVELAND CLINIC. Endorphins. Disponível em: https://my.clevelandclinic.org/health/body/23040-endorphins. Acesso em: 29 abr. 2025.

16. HARBER, V. J.; SUTTON, J. R. Endorphins and Exercise. **Sports Medicine**, Auckland, 1984, v. 1, p. 154-171. Disponível em: https://doi.org/10.2165/00007256-198401020-00004. Acesso em: 29 abr. 2025.

17. HARBER, V. J.; SUTTON, J. R. Endorphins and Exercise. **Sports Medicine**, Auckland, 1984, v. 1, p. 154-171. Disponível em: https://doi.org/10.2165/00007256-198401020-00004. Acesso em: 29 abr. 2025.

18. LEGRAND, D. *et al.* Muscle Strength and Physical Performance as Predictors of Mortality, Hospitalization, and Disability in the Oldest Old. **Journal of the American Geriatrics Society**, (s. l.), 2014, v. 62, n. 6, p. 1030-1038. Disponível em: https://doi.org/10.1111/jgs.12840. Acesso em: 29 abr. 2025.

19. LEGRAND, D. *et al.* Muscle Strength and Physical Performance as Predictors of Mortality, Hospitalization, and Disability in the Oldest Old. **Journal of the American Geriatrics Society**, (s. l.), 2014, v. 62, n. 6, p. 1030-1038. Disponível em: https://doi.org/10.1111/jgs.12840. Acesso em: 29 abr. 2025.

MOLARI, M. *et al.* Impact of Physical and Functional Fitness on Mortality from All Causes of Physically Independent Older Adults. **Archives of Gerontology and Geriatrics**, (s. l.), 2021, v. 97. Disponível em: https://doi.org/10.1016/j.archger.2021.104524. Acesso em: 29 abr. 2025.

LI, C. *et al.* Independent and Joint Associations of Skeletal Muscle Mass and Physical Performance with All-Cause Mortality Among Older Adults: a 12-Year Prospective Cohort Study. **BMC Geriatrics**, (s. l.), 2022, v. 22, p. 597. Disponível em: https://doi.org/10.1186/s12877-022-03292-0. Acesso em: 29 abr. 2025.

20. CRAFT, L. L.; PERNA, F. M. The Benefits of Exercise for the Clinically Depressed. **Primary Care Companion to the Journal of Clinical Psychiatry**, (s. l.), 2004, v. 6, n. 3, p. 104-111. Disponível em: The Benefits of Exercise for the Clinically Depressed. Acesso em: 29 abr. 2025.

21. HENDERSON, K. N. *et al.* The Cardiometabolic Health Benefits of Sauna Exposure in Individuals with High-Stress Occupations. A Mechanistic Review. **International Journal of Environmental Research and Public Health**, (s. l.), 2021, v. 18, n. 3. Disponível em: https://doi.org/10.3390/ijerph18031105. Acesso em: 29 abr. 2025.

22. HENDERSON, K. N. *et al.* The Cardiometabolic Health Benefits of Sauna Exposure in Individuals with High-Stress Occupations. A Mechanistic Review. **International Journal of Environmental Research and Public Health**, (s. l.), 2021, v. 18, n. 3. Disponível em: https://doi.org/10.3390/ijerph18031105. Acesso em: 29 abr. 2025.

23. HUSSAIN, J.; COHEN, M. Clinical Effects of Regular Dry Sauna Bathing: a Systematic Review. **Evidence-Based Complementary and Alternative Medicine**, (s. l.), 2018. Disponível em: https://doi.org/10.1155/2018/1857413. Acesso em: 29 abr. 2025.

24. PILCH, W. *et al.* The Effects of a Single and a Series of Finnish Sauna Sessions on the Immune Response and HSP-70 Levels in Trained and Untrained Men. **International Journal of Hyperthermia**, (s. l.), 2023, v. 40, n. 1. Disponível em: https://doi.org/10.1080/02656736.2023.2179672. Acesso em: 29 abr. 2025.

25. HUSSAIN, J. N.; GREAVES, R. F.; COHEN, M. M. A Hot Topic for Health: Results of the Global Sauna Survey. **Complementary Therapies in Medicine**, (s. l.), 2019, v. 44, p. 223-234. Disponível em: https://doi.org/10.1016/j.ctim.2019.03.012. Acesso em: 29 abr. 2025.

26. KUKKONEN-HARJULA, K.; KAUPPINEN, K. How the Sauna Affects the Endocrine System. **Annals of Clinical Research**, (s. l.), 1988, v. 20, n. 4, p. 262-266. Disponível em: How the sauna affects the endocrine system – PubMed. Acesso em: 29 abr. 2025.

27. LAUKKANEN, T. *et al.* Sauna Bathing Is Inversely Associated with Dementia and Alzheimer's Disease in Middle-Aged Finnish Mem. **Age and Ageing**, (s. l.), 2017, v. 46, n. 2, p. 245-249. Disponível em: https://doi.org/10.1093/ageing/afw212. Acesso em: 29 abr. 2025.

28. HURON, D. Sweet Anticipation: Music and the Psychology of Expectation. **MIT Press Direct**, 2006. Disponível em: https://doi.org/10.7551/mitpress/6575.001.0001. Acesso em: 29 abr. 2025.

29. EDWARDS, V. van. The Benefits of Music: How the Science of Music Can Help You. **Science of People**, 2024. Disponível em: https://www.scienceofpeople.com/benefits-music/. Acesso em: 29 abr. 2025.

30. THOMA, M.V. *et al.* The Effect of Music on the Human Stress Response. **PloS One**, (s. l.), 2013, v. 8, n. 8. Disponível em: https://doi.org/10.1371/journal.pone.0070156. Acesso em: 29 abr. 2025.

31. WITTE, M. de *et al.* Music Therapy for Stress Reduction: a Systematic Review and Meta-Analysis. **Health Psychology Review**, (s. l.), 2022, v. 16, n. 1, p. 134-159. Disponível em: https://doi.org/10.1080/17437199.2020.1846580. Acesso em: 29 abr. 2025.

32. JÄNCKE, L. Music, Memory and Emotion. **Journal of Biology**, (s. l.), 2008, v. 7, n. 6, p. 21. Disponível em: https://doi.org/10.1186/jbiol82. Acesso em: 29 abr. 2025.

33. DINGLE, G. A. *et al.* How Do Music Activities Affect Health and Well-Being? A Scoping Review of Studies Examining Psychosocial Mechanisms. **Frontiers in Psychology**, (s. l.), 2021, v. 12. Disponível em: https://doi.org/10.3389/fpsyg.2021.713818. Acesso em: 29 abr. 2025.

34. TARR, B.; LAUNAY, J.; DUNBAR, R. I. M. Music and Social Bonding: "Self-Other" Merging and Neurohormonal Mechanisms. **Frontiers in Psychology**, (s. l.), 2014, v. 5. Disponível em: https://doi.org/10.3389/fpsyg.2014.01096. Acesso em: 29 abr. 2025.

35. UNIVERSITY OF TURKU. Social Laughter Releases Endorphins in the Brain. **ScienceDaily**. 1 jun. 2017. Disponível em: https://www.sciencedaily.com/releases/2017/06/170601124121.htm. Acesso em: 29 abr. 2025.

36. AKIMBEKOV, N. S.; RAZZAQUE, M. S. Laughter Therapy: a Humor-Induced Hormonal Intervention to Reduce Stress and Anxiety. Current Research in Physiology, (s. l.), 2021, v. 4, p. 135-138. Disponível em: https://doi.org/10.1016/j.crphys.2021.04.002. Acesso em: 29 abr. 2025.

37. UNIVERSITY OF ST. AUGUSTINE FOR HEALTH SCIENCES. How Laughter Can Relieve Stress + Ideas to Laugh It Off. Disponível em: https://www.usa.edu/blog/how-laughter-can-relieve-stress/#:~:text=Lowers%20blood%20pressure%3A%20Laughter%20releases,Mental%20health%20benefits. Acesso em: 29 abr. 2025.

38. PFUNDMAIR, M. Finding Humor in hormones: Oxytocin Promotes Laughing and Smiling. **Biological Psychology**, (s. l.), 2022, v. 172. Disponível em: https://doi.org/10.1016/j.biopsycho.2022.108377. Acesso em: 29 abr. 2025.

39. YADAV, R. K. *et al.* Efficacy of a Short-Term Yoga-Based Lifestyle Intervention in Reducing Stress and Inflammation: Preliminary Results. **The Journal of Alternative and Complementary Medicine**, (s. l.), 2012, v. 18, n. 7. Disponível em: https://doi.org/10.1089/acm.2011.0265. Acesso em: 29 abr. 2025.

40. SURI, M.; SHARMA, R., SAINI, N. Review Article: Neuro-Psychological Correlation Between Yoga, Pain and Endorphins. **International Journal of Adapted Physical Education and Yoga**, (s. l.), 2017, v. 2, n. 9, p. 18-32.

Este livro foi impresso pela Vozes, em 2025, para a HarperCollins Brasil.
O papel do miolo é Avena 70g/m², e o da capa é Cartão 250g/m².